C. Toussaint

Bildgebende Verfahren
in der Diagnostik
von Herzerkrankungen

Bildgebende Verfahren in der Diagnostik von Herzerkrankungen

Petra Klose
Manfred Thelen
Raimund Erbel

Mit einem nuklearmedizinischen
Beitrag von Dagmar Eißner

308 Abbildungen
46 Tabellen

1991
Georg Thieme Verlag
Stuttgart · New York

Anschriften:

Prof. Dr. *Dagmar Eißner*
Abteilung für Nuklearmedizin
Klinikum der Johannes Gutenberg Universität
Langenbeckstr. 1
6500 Mainz

Universitätsprofessor Dr. med. *Raimund Erbel*
Oberarzt der II. Medizinischen Klinik
und Poliklinik der Johannes Gutenberg Universität
Langenbeckstr. 1
6500 Mainz

Dr. *Petra Klose*
Med. Zentrum für Radiologie
Abt. Strahlendiagnostik
Klinikum der Philipps Universität
Baldingerstraße
3550 Marburg

Prof. Dr. *Manfred Thelen*
Leiter des Instituts für klinische Strahlenkunde,
Klinikum der Johannes Gutenberg Universität
Langenbeckstr. 1
6500 Mainz

Einbandentwurf: Renate Stockinger

CIP-Titelaufnahme der Deutschen Bibliothek

Bildgebende Verfahren in der Diagnostik von Herzerkrankungen/Petra Klose ... Mit einem nuklearmed. Beitr. von Dagmar Eissner. – Stuttgart: Thieme, 1991
NE: Klose, Petra

Geschützte Warennamen (Warenzeichen) werden *nicht* besonders kenntlich gemacht. Aus dem Fehlen eines solchen Hinweises kann also nicht geschlossen werden, daß es sich um einen freien Warennamen handele.

Das Werk, einschließlich aller seiner Teile, ist urheberrechtlich geschützt. Jede Verwertung außerhalb der engen Grenzen des Urheberrechtsgesetzes ist ohne Zustimmung des Verlages unzulässig und strafbar. Das gilt insbesondere für Vervielfältigungen, Übersetzungen, Mikroverfilmungen und die Einspeicherung und Verarbeitung in elektronischen Systemen.

© 1991 Georg Thieme Verlag,
Rüdigerstraße 14, D-7000 Stuttgart 30
Printed in Germany

Gesamtherstellung: Appl, Wemding, gesetzt mit Ventura Publisher

ISBN 3-13-747101-X   1 2 3 4 5 6

> **Wichtiger Hinweis:**
> Wie jede Wissenschaft ist die Medizin ständigen Entwicklungen unterworfen. Forschung und klinische Erfahrung erweitern unsere Erkenntnisse, insbesondere was Behandlung und medikamentöse Therapie anbelangt. Soweit in diesem Werk eine Dosierung oder eine Applikation erwähnt wird, darf der Leser zwar darauf vertrauen, daß Autoren, Herausgeber und Verlag große Sorgfalt darauf verwandt haben, daß diese Angabe dem Wissensstand bei Fertigstellung des Werkes entspricht.
>
> Für Angaben über Dosierungsanweisungen und Applikationsformen kann vom Verlag jedoch keine Gewähr übernommen werden. Jeder Benutzer ist angehalten, durch sorgfältige Prüfung der Beipackzettel der verwendeten Präparate und gegebenenfalls nach Konsultation eines Spezialisten festzustellen, ob die dort gegebene Empfehlung für Dosierungen oder die Beachtung von Kontraindikationen gegenüber der Angabe in diesem Buch abweicht. Eine solche Prüfung ist besonders wichtig bei selten verwendeten Präparaten oder solchen, die neu auf den Markt gebracht worden sind. Jede Dosierung oder Applikation erfolgt auf eigene Gefahr des Benutzers. Autoren und Verlag appellieren an jeden Benutzer, ihm etwa auffallende Ungenauigkeiten dem Verlag mitzuteilen.

Vorwort

Das vorliegende Buch ist erster Linie für Radiologen und Internisten gedacht, die die Kardiologie als ihr besonderes Interessengebiet oder ihren Schwerpunkt betrachten. Es kam den Autoren jedoch nicht darauf an, das gesamte Repertoire der kardiologischen Diagnostik darzulegen, das in einem Universitäts- oder Großklinikum vorgehalten wird, sondern sich mit den Verfahren auseinanderzusetzen, die unter dem Aspekt nichtinvasive Vorfelddiagnostik die Stützen bildgebender Diagnostik darstellen. Dies sind die konventionelle Röntgenuntersuchung, die Echokardiographie sowie die nuklearmedizinische Untersuchung. Aus diesen Erwägungen wurde die Angiokardiographie, wo sie für das Verständnis der Zusammenhänge bedeutsam ist, nur in Stichworten gestreift. Die hochgestellten Erwartungen, die an die Computertomographie gestellt wurden, haben sich bis auf wenige Ausnahmen nicht erfüllt. Die Magnetresonanztomographie ist noch ein so junges Verfahren, daß eine abschließende Beurteilung in der Diagnostik des Herzens und der großen Gefäße noch nicht getroffen werden kann. Einige Einsatzgebiete zeichnen sich ab.

Echokardiographie und nuklearmedizinische Untersuchungsverfahren liefern klare funktionelle Aussagen. Die Röntgenologie wird von uns ebenfalls nicht als rein deskriptives Verfahren dargelegt, vielmehr läßt die Interpretation der Röntgenbefunde gleichsam Aussagen zur Funktion zu. Alle Verfahren werden somit nicht nur mit der Zielsetzung einer allein richtigen Diagnose beschrieben, sondern sie streben vielmehr die Beurteilung des Ausmaßes einer Funktionsbeeinträchtigung bei einer bestimmten Diagnose an. Die Festlegung der Prognose und der momentanen und zukünftigen Belastbarkeit sind wesentliche Anliegen an eine solche Diagnostik.

Das besondere Maß an speziellem Wissen ist von einer Fachdisziplin alleine längst nicht mehr aufzubringen, so daß ein Buch vorgelegt wird, welches die drei Fachrichtungen Radiologie, Kardiologie und Nuklearmedizin in fachlicher Gemeinsamkeit vereint.

Kompromisse, die bei der Dokumentation vieler Befunde gemacht werden mußten, schlagen sich darin nieder, daß die skizzenhafte vereinfachende Darstellung oder die begleitende erklärende Zeichnung in vielen Kapiteln das Übergewicht hat. Dieser Kompromiß, d.h. die teilweise Abwendung von der Originalvorlage, trägt aber in manchem auch zu einer gedanklichen Klarheit bei, die das systematische Verständnis zu demonstrierender Befunde erleichtert.

Wir hoffen, daß durch dieses Buch dem kardiologisch interessierten Arzt ein Spektrum bildgebender Untersuchungen mit dem Schwerpunkt nichtinvasiver Verfahren geboten wird, mit dessen Hilfe er die Wertigkeit der Untersuchungen in der Herzdiagnostik abschätzen kann.

Dem Thieme Verlag danken wir für die wie immer ausgezeichnete Zusammenarbeit, den Mitarbeitern der Fotolaboratorien für ihre engagierte Bearbeitung der Bildvorlagen.

Mainz, im Januar 1991   Jürgen Meyer
Manfred Thelen

Inhaltsverzeichnis

Allgemeiner Teil

Einführung in die bildgebenden Verfahren der Herzdiagnostik 3

Methoden der Herzdiagnostik 3
    Konventionelle röntgenologische
    Herzdiagnostik 3
    Seitaufnahme mit Ösophagogramm 4
    Die orientierende Durchleuchtung 4
    Echokardiographie 4
        Physikalische Grundlagen 6
        Grundlagen der Anlotung und Auswertung 9
        Globale Funktionsanalyse 15
        Regionale Funktionsanalyse 17
        Klappenfunktion 20
    Angiographie 23
        Zugangswege des Herzkatheterismus für
        Druck- und Sauerstoffmessungen sowie für
        die Angiokardiographie 24
        Möglichkeiten des Herzkatheters 24
        Selektive Angiokardiographie 26
        Koronarographie 27

Grundlagen der konventionellen röntgenologischen Herzdiagnostik 29

Topographie in den 4 Standardprojektionen ... 29
    Das dorsoventrale Bild (dorsoventraler
    oder posterior-anteriorer Strahlengang) 29
    Das linke Seitbild 30
    Das rechte vordere Schrägbild
    (RAO-Projektion) 32
    Das linke vordere Schrägbild
    (LAO-Projektion) 32

Das Herz des Kindes 32

Röntgenologische Bestimmung der Herzgröße
und des Herzvolumens 32

Vergrößerung der einzelnen Herzkammern
im Röntgenbild 34
    Vergrößerung des linken Ventrikels 34
    Vergrößerung des rechten Ventrikels 35
    Vergrößerung des linken Vorhofes 35
    Vergrößerung des rechten Vorhofes 35

Bedeutung der Lungengefäßzeichnung
für die Herzdiagnostik 36
    Lungenstauung 37
    Pulmonale Hyperämie 37
    Pulmonale Minderdurchblutung 37
    Pulmonal-arterielle Hypertonie
    (Cor pulmonale) 37
    Lymphsystem 39
    Pleura 39

Hypertrophie und Dilatation des Herzens 40

Bildgebende Verfahren bei speziellen Herzerkrankungen

Erworbene Klappenfehler 44

Mitralklappenstenose 44
    Ätiologie und pathologische Anatomie 44
    Pathologische Hämodynamik 44
    Klinik in Stichworten 46
    Echokardiographie 46
    Konventionelle Röntgenuntersuchung 49
    Angiokardiographie und Befunde
    des Herzkatheters 52
    Differentialdiagnose 52

Mitralklappeninsuffizienz 52
    Ätiologie und pathologische Anatomie 52
    Pathologische Hämodynamik 52
    Klinik in Stichworten 53
    Echokardiographie 53
    Konventionelle Röntgenuntersuchung 58
    Angiokardiographie und Befunde
    des Herzkatheters 60
    Differentialdiagnose 61

Aortenklappenstenose 61
    Ätiologie und pathologische Anatomie 61
    Pathologische Hämodynamik 61
    Klinik in Stichworten 61
    Echokardiographie 62
    Konventionelle Röntgenuntersuchung 65
    Angiokardiographie und Befunde
    des Herzkatheters 67
    Differentialdiagnose 67

Aortenklappeninsuffizienz 67
    Ätiologie und pathologische Anatomie 67
    Pathologische Hämodynamik 67
    Klinik in Stichworten 67
    Echokardiographie 68
    Konventionelle Röntgenuntersuchung 73
    Angiokardiographie und Befunde
    des Herzkatheters 74
    Differentialdiagnose 75

Kombinierte Mitral-Aortenklappenfehler 75

Trikuspidalklappenstenose 75
    Ätiologie und pathologische Anatomie 75
    Pathologische Hämodynamik 76
    Klinik in Stichworten 76
    Echokardiographie 76
    Konventionelle Röntgenuntersuchung 77
    Angiokardiographie und Befunde
    des Herzkatheters 78
    Differentialdiagnose 78

Trikuspidalklappeninsuffizienz 78
    Ätiologie und pathologische Anatomie 78
    Pathologische Hämodynamik 78
    Klinik in Stichworten 78
    Echokardiographie 79
    Konventionelle Röntgenuntersuchung 80
    Angiokardiographie und Befunde
    des Herzkatheters 80
    Differentialdiagnose 80

Pulmonalklappenstenose 80

Pulmonalklappeninsuffizienz 80
    Ätiologie und pathologische Anatomie 80
    Pathologische Hämodynamik 81
    Klinik in Stichworten 81
    Echokardiographie 81
    Konventionelle Röntgenuntersuchung 82
    Angiokardiographie 82
    Differentialdiagnose 82

Multivalvuläre Vitien 82

Herzklappenersatz 84

Angeborene Herzfehler 88

Häufigkeit der angeborenen Herzvitien 88

Vorhofseptumdefekt 88
    Pathologische Anatomie 88
    Pathologische Hämodynamik 88
    Klinik in Stichworten 90
    Echokardiographie 90
    Konventionelle Röntgenuntersuchung 92
    Angiokardiographie und Befunde
    des Herzkatheters 95
    Differentialdiagnose 95

Vorhofseptumdefekt mit Mitralstenose
(Lutembacher-Syndrom) 95
    Pathologische Anatomie 95
    Pathologische Hämodynamik 95
    Echokardiographie 95
    Konventionelle Röntgenuntersuchung 96

Canalis atrioventricularis communis 96
    Pathologische Anatomie 96
    Pathologische Hämodynamik 96
    Klinik in Stichworten 96
    Echokardiographie 96
    Konventionelle Röntgenuntersuchung 97
    Angiokardiographie und Befunde
    des Herzkatheters 97
    Differentialdiagnose 97

Ventrikelseptumdefekt 97
    Pathologische Anatomie 97
    Pathologische Hämodynamik 97
    Klinik in Stichworten 98
    Echokardiographie 98
    Konventionelle Röntgenuntersuchung 99
    Angiokardiographie und Befunde
    des Herzkatheters 101
    Differentialdiagnose 101

Ductus Botalli apertus 101
    Pathologische Anatomie 101
    Pathologische Hämodynamik 101
    Klinik in Stichworten 101
    Echokardiographie 102
    Konventionelle Röntgenuntersuchung 102
    Angiokardiographie und Befunde
    des Herzkatheters 102
    Differentialdiagnose 102

Fehleinmündende Lungenvenen 103
    Pathologische Anatomie 103
    Pathologische Hämodynamik 103

Klinik in Stichworten 103
Echokardiographie 104
Konventionelle Röntgenuntersuchung 104
Angiokardiographie und Befunde
des Herzkatheters 104
Differentialdiagnose 104

Transposition der großen Gefäße 104
Pathologische Anatomie 104
Pathologische Hämodynamik 104
Klinik in Stichworten 104
Echokardiographie 106
Konventionelle Röntgenuntersuchung 106
Angiokardiographie und Befunde
des Herzkatheters 107
Differentialdiagnose 107

Truncus arteriosus communis 107
Pathologische Anatomie 107
Pathologische Hämodynamik 107
Klinik in Stichworten 108
Echokardiographie 108
Konventionelle Röntgenuntersuchung 108
Angiokardiographie und Befunde
des Herzkatheters 108

Ebstein-Anomalie 109
Pathologische Anatomie 109
Pathologische Hämodynamik 109
Klinik in Stichworten 109
Echokardiographie 109
Konventionelle Röntgenuntersuchung 110
Angiokardiographie und Befunde
des Herzkatheters 110
Differentialdiagnosen 110

Trikuspidalatresie 111
Pathologische Anatomie 111
Pathologische Hämodynamik 111
Klinik in Stichworten 112
Echokardiographie 112
Konventionelle Röntgenuntersuchung 112

Angiokardiographie und Befunde
des Herzkatheters 112

Fallot-Tetralogie 112
Pathologische Anatomie 112
Pathologische Hämodynamik 113
Klinik in Stichworten 113
Echokardiographie 113
Konventionelle Röntgenuntersuchung 114
Angiokardiographie und Befunde
des Herzkatheters 116
Differentialdiagnose 116

Isolierte Pulmonalstenose 116
Pathologische Anatomie 116
Pathologische Hämodynamik 116
Klinik in Stichworten 116
Echokardiographie 116
Konventionelle Röntgenuntersuchung 117
Angiokardiographie und Befunde
des Herzkatheters 118
Differentialdiagnose 118

Aortenklappenstenose 118
Pathologische Anatomie 118
Pathologische Hämodynamik 119
Klinik in Stichworten 119
Echokardiographie 119
Konventionelle Röntgenuntersuchung 120
Angiokardiographie und Befunde
des Herzkatheters 120
Differentialdiagnose 120

Aortenklappeninsuffizienz 120

Aortenisthmusstenose 120
Pathologische Anatomie 120
Pathologische Hämodynamik 120
Klinik in Stichworten 120
Echokardiographie 120
Konventionelle Röntgenuntersuchung 122
Angiokardiographie und Befunde
des Herzkatheters 123
Differentialdiagnosen 123

Sonstige Herzerkrankungen 125

Linksherzinsuffizienz 125
Ätiologie 125
Pathologische Hämodynamik 125
Klinik in Stichworten 125
Echokardiographie 125
Konventionelle Röntgenuntersuchung 127

Rechtsherzinsuffizienz 133
Ätiologie 133
Pathologische Hämodynamik 133
Klinik in Stichworten 133

Echokardiographie 133
Konventionelle Röntgenuntersuchung 134

Globalinsuffizienz 135

Koronare Herzerkrankung 135
Ätiologie und Pathogenese 135
Pathologische Hämodynamik 136
Klinik in Stichworten 136
Echokardiographie 136
Koronararterien 136

Frühstadium der koronaren
Herzerkrankung 137
Spätstadium der koronaren
Herzerkrankung 139
Konventionelle Röntgenuntersuchung 139
Angiokardiographie 140

Myokardinfarkt 140
 Ätiologie und Pathogenese 140
 Echokardiographie 140
  Ventrikelaneurysma 140
  Ventrikelthromben 140
  Papillarmuskelruptur 144
  Ventrikelseptumruptur 145
  Herzwandruptur 145
  Pseudoaneurysma 145
  Rechtsherzinfarkt 148
  Dressler-Syndrom 149
 Konventionelle Röntgenuntersuchung 149

Hypertonie im großen Kreislauf 151
 Ätiologie und pathologische Anatomie 151
 Pathologische Hämodynamik 152
 Klinik in Stichworten 152
 Echokardiographie 152
 Konventionelle Röntgenuntersuchung 154
 Differentialdiagnose 154

Hypertonie im kleinen Kreislauf (pulmonal-
arterielle Hypertonie, Cor pulmonale) 154
 Ätiologie und pathologische Anatomie 154
 Pathologische Hämodynamik 154
 Klinik in Stichworten 155
 Echokardiographie 155
 Konventionelle Röntgenuntersuchung 155
 Differentialdiagnose 155

Primäre Kardiomyopathien 156
 Dilative Kardiomyopathie 156
  Ätiologie und pathologische Anatomie .. 156
  Pathologische Hämodynamik 157
  Klinik in Stichworten 157
  Echokardiographie 157
  Konventionelle Röntgenuntersuchung .. 157
  Angiokardiographie und Befunde
  des Herzkatheters 159
  Differentialdiagnose 159
 Hypertrophe Kardiomyopathie 159
  Ätiologie und pathologische Anatomie .. 159
  Pathologische Hämodynamik 159
  Klinik in Stichworten 160
  Echokardiographie 160
  Konventionelle Röntgenuntersuchung .. 163
  Angiokardiographie und Befunde
  des Herzkatheters 163
  Differentialdiagnose 163
 Obliterative Kardiomyopathie 163
  Ätiologie und pathologische Anatomie .. 163
  Pathologische Hämodynamik 166

  Klinik in Stichworten 166
  Echokardiographie 166
  Konventionelle Röntgenuntersuchung .. 166
  Angiokardiographie und Befunde
  des Herzkatheters 166
  Differentialdiagnose 166

Sekundäre Kardiomyopathien 167
 Infektiöse Myokarditis 167
 Rheumatische Myokarditis 167
 Postkardiotomiesyndrom 168
 Alkoholtoxische Kardiomyopathie 168
 Amyloidose-Kardiomyopathie,
 Glykogenspeicherkrankheit des Herzens .. 168

Perikard 168
 Perikardzysten und -divertikel 169
  Ätiologie und pathologische Anatomie .. 169
  Pathologische Hämodynamik 169
  Klinik in Stichworten 169
  Echokardiographie 169
  Konventionelle Röntgenuntersuchung .. 169
  Differentialdiagnose 169
 Perikarditis 169
  Ätiologie und pathologische Anatomie .. 169
  Pathologische Hämodynamik 170
  Klinik in Stichworten 170
  Echokardiographie 170
  Konventionelle Röntgenuntersuchung .. 173
  Angiokardiographie und Befunde
  des Herzkatheters 173
  Differentialdiagnose 174
 Pericarditis constrictiva 174
  Ätiologie und pathologische Anatomie .. 174
  Pathologische Hämodynamik 175
  Klinik in Stichworten 175
  Echokardiographie 175
  Konventionelle Röntgenuntersuchung .. 176
  Angiokardiographie und Befunde
  des Herzkatheters 177
  Differentialdiagnose 177
 Perikardaplasie 177

Anomalien des Aortenbogens und
seiner Gefäße 178
 Pathologische Anatomie 178
 Pathologische Hämodynamik 179
 Klinik in Stichworten 179
 Echokardiographie 179
 Konventionelle Röntgenuntersuchung 179
 Angiokardiographie, Aortographie 181

Anomalien der großen Körpervenen 182
 Pathologische Anatomie 182
 Pathologische Hämodynamik 183
 Klinik in Stichworten 183
 Echokardiographie 183
 Konventionelle Röntgenuntersuchung 184
 Angiokardiographie, Kavographie,
 Phlebographie 184

Weitere bildgebende Diagnostik

Computertomographie 188

Physikalische Grundlagen 188
Methodische Voraussetzungen 189
Technische Bemerkungen 189
Klinische Anwendung 189
    Erworbene Herzerkrankungen 189
    Kongenitale Herzerkrankungen 189
    Koronare Herzerkrankungen 189
    Durchgängigkeit von aortokoronaren
    Bypasses 190

Kardiomyopathien 190
Herztumoren 191
Perikard 191
Aorta 193
Pulmonalarterien 194

Weiterentwicklung der konventionellen CT . . 194
    EKG-getriggerte CT 194
    Cine-CT (dynamic spacial reconstructor) . . 194

Magnetresonanztomographie 195

Physikalische Grundlagen 195
Methodische Voraussetzungen 199
Technische Bemerkungen 199
Klinische Anwendung 199
    Erworbene Klappenfehler 199
    Kongenitale Herzerkrankung 199

Koronare Herzerkrankung 200
Kardiomyopathie 200
Herztumoren 201
Perikard 202
Aorta 202
Cine-MRT (Schnellbildverfahren) 203

Digitale Subtraktionsangiographie 206

Physikalische Grundlagen 206
Methodische Voraussetzungen 207
Technische Bemerkungen 207
Indikationen zur intravenösen DSA des
Herzens 208

Indikationen zur intraarteriellen DSA des
Herzens 208
Digitale Angiographie 208

Nuklearmedizinische Herzdiagnostik   D. Eißner 210

Grundlagen und technische Voraussetzungen . 210
Myokardszintigraphie 211
    Myokardperfusion 211
    Infarktszintigraphie 217
    Myokardstoffwechsel 218

Radionuklidventrikulographie (RNV) 218
    Äquilibrium-Radionuklidventrikulographie 218
    First-pass-Radionuklidventrikulographie . . 219

Literatur 222

Konventionelle Röntgendiagnostik 222
Digitale Subtraktionsangiographie 225
Computertomographie 225

Magnetresonanztomographie 226
Echokardiographie 227
Nuklearmedizin 229

Sachverzeichnis 231

Farbtafeln I–VI nach Seite 132

Allgemeiner Teil

Einführung in die bildgebenden Verfahren der Herzdiagnostik

Methoden der Herzdiagnostik

Als invasive und nichtinvasive Methoden zur Diagnostik des Herzens stehen folgende Untersuchungen zur Verfügung:
- konventionelle Röntgenaufnahme des Herzens (4 Strahlenrichtungen, dorsoventrales Bild, linkes Seitbild, rechtes vorderes Schrägbild, linkes vorderes Schrägbild), Seitaufnahme mit Ösophagogramm, Durchleuchtung,
- Echokardiographie,
- Angiokardiographie,
- nuklearmedizinische Untersuchungsverfahren,
- digitale Subtraktionsangiographie,
- Computertomographie,
- Magnetresonanztomographie.

Der Einsatz der jeweiligen Untersuchungsmethoden wird von der Fragestellung bestimmt, die sich aufgrund der klinischen Befunde ergeben hat. Jede Röntgenuntersuchung des Herzens beginnt bei der Erstaufnahme mit einer d.-v. (dorsoventralen) und linken Seitaufnahme, bei der der Ösophagus durch KM-Gabe kontrastiert ist. Für die Anwendung der übrigen Methoden hat zu gelten, daß jeweils die Untersuchungsart einzusetzen ist, die leicht durchführbar und für den Patienten risikoarm ist, wobei unter diesen Aspekten insbesondere die Echokardiographie Bedeutung erlangt hat.

Die Spezialmethoden der Angiokardiographie stehen dabei als invasive Methoden am Ende des kardiologischen Untersuchungsganges.

Eine Sonderstellung nehmen die Szintigraphie, die Computertomographie und Kernspintomographie ein, da diese Methoden, obwohl sie nicht-invasive Untersuchungsmethoden darstellen, wegen des technischen und materiellen Aufwandes erst dann eingesetzt werden, wenn die Aussagekraft der oben geschilderten Methoden erschöpft ist. Da sich Szintigraphie, CT, MRT und letztendlich auch die DSA (DA) auf spezielle sinnvolle Indikationen beschränken, sollen sie in eigenen Übersichtskapiteln behandelt werden.

Konventionelle röntgenologische Herzdiagnostik

Grundlage jeder Röntgenuntersuchung des Herzens sind die d.-v. Aufnahme (Strahlengang von dorsal nach ventral, Brust des Patienten filmnah) sowie die linke Seitaufnahme (linke Thoraxseite filmnah). Röntgenaufnahmen des Herzens sollen mit einem Fokus-Film-Abstand von 2 m durchgeführt werden. Auf diese Weise werden die Aufnahmen praktisch im parallelen Strahlengang angefertigt, wobei der große Abstand eine Abbildungsverzerrung weitgehend ausschließt. Für die Größenbeurteilung des Herzens ergeben sich dann nur geringe Fehlerbreiten, die unter klinischen Belangen nicht ins Gewicht fallen. Die Herzfernaufnahme soll in Inspirationsstellung angefertigt werden. Wird sie fälschlicherweise in Exspiration durchgeführt, so werden Herz und Mediastinum durch die Abdominalorgane im Thoraxraum hochgedrängt und auf diese Weise eine pathologische Herzverbreiterung vorgetäuscht (Abb. 1). Unter praktischen Gesichtspunkten werden Thoraxaufnahmen im Liegen nur dann angefertigt, wenn bei einem schwerkranken Patienten die

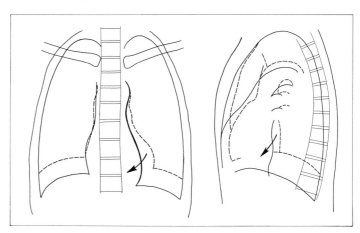

Abb. 1 Änderung der Herzkontur in In- und Exspiration. Durchgezogene Linie = Inspiration. Gestrichelte Linie = Exspiration. Übersichts- und Seitbild.

Herzfernaufnahme eine zu große Belastung darstellt. Für diese sogenannte Bettaufnahme gilt, daß aus technischen Gründen der Fokus-Film-Abstand in der Regel nur noch 1 m beträgt. Außerdem verläuft der Strahlengang, bedingt durch die Rückenlage des Patienten, von ventral nach dorsal. Es treten damit also Vergrößerungsfaktoren auf, die auf der Herzfernaufnahme nicht berücksichtigt werden müssen. Für die Beurteilung bedeutet dies, daß ein Herz unter sogenannten Bettaufnahmebedingungen größer erscheint als auf einer Herzfernaufnahme.

Nicht nur durch unterschiedliche Patientenlagen, sondern auch durch verschiedene Atemstellungen kann die Herzform auf dem Röntgenfilm in unterschiedlicher Weise zur Darstellung kommen (Abb. 2). Wenn nicht mit Sicherheit feststeht, daß standardisierte Aufnahmebedingungen eingehalten wurden, sollte die Beurteilung der Herzform und -größe mit entsprechender Zurückhaltung erfolgen.

Seitaufnahme mit Ösophagogramm

Der im hinteren Mediastinum verlaufende Ösophagus steht oberhalb der Trachealbifurkation in unmittelbarem Kontakt mit dem Aortenbogen. Nach einem kurzstreckigen Verlauf dorsomedial der Aorta descendens hat die Speiseröhre Kontakt mit der Herzhinterwand, die vom linken Vorhof und linken Ventrikel gebildet wird. Diese engen Lagebeziehungen zwischen Ösophagus und Herzhinterwand lassen sich diagnostisch verwerten. Lage- und Größenänderungen dieser Herzhöhlen führen zu Verlaufsvarianten der Speiseröhren, die für bestimmte Herzerkrankungen typisch sein können. Hierbei ist zu beachten, daß schon der normale Ösophagus bestimmte Impressionen zeigt (Abb. 3).

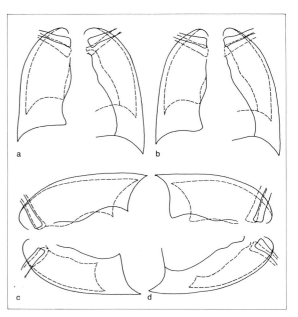

Abb. 2 Änderung der Herzkontur in Abhängigkeit von der Patientenlagerung.
a = Rückenlage, **b** = Bauchlage, **c** = Rechtslage, **d** = Linkslage.

Es hat sich als zweckmäßig erwiesen, das Ösophagogramm in linker Seitstellung durchzuführen. Diese Maßnahme kann mit der ohnehin erforderlichen linksseitlichen Thoraxaufnahme kombiniert werden.

Die orientierende Durchleuchtung

Die Durchleuchtung des Herzens, die unter Drehung des Patienten durchgeführt werden kann, ist dann indiziert, wenn Verkalkungen im Bereich des Herzens gesucht oder die Herzrandbewegung beurteilt werden soll. Die Durchleuchtung kann Auskunft geben über:
- verkalkte Koronararterien (Abb. **4c**),
- verkalkte Herzklappen (Abb. **4a, b**),
- Verkalkungen des Myo- oder Perikards (Abb. **4d–f**),
- Bewegung und Lokalisation implantierter Schrittmacher,
- Dys-, Hypo- oder Akinesie des Herzrandes,
- Schleuder- und Kippbewegungen von implantierten Klappenringen.

Echokardiographie

Die Ultraschalluntersuchung des Herzens – Echokardiographie – erlaubt als nichtinvasives Untersuchungsverfahren in der ein- und zweidimensionalen Technik eine vollständige Analyse der Morphologie und Funktion des Herzens bettseitig auch bei schwerstkranken Patienten. Aussagen über Fluß- und Druckverhältnisse werden mittels Doppler-Technik möglich.

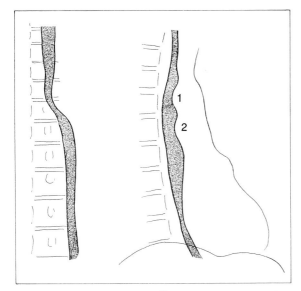

Abb. 3 Lagebeziehung des Ösophagus und physiologische Impression durch
1 = den Aortenbogen, 2 = den linken Hauptbronchus. Übersichts- und Seitbild.

Abb. 4 Lokalisation intrakardialer Verkalkungen:
a = verkalkter Mitralklappenring, Übersichts- und Seitbild,
b = Verkalkung der Aorten- (Ao) und Mitralklappe (Mi), Seitbild,
c = Verkalkung des R. interventricularis anterior (RIA) der linken Herzkranzarterie, RAO-Projektion,
d = Verkalkung der linken Vorhofwand, Übersichts- und Seitbild,
e = Verkalkung des Perikards, kalzifizierende Perikarditis, Übersichtsbild, RAO-Projektion,
f = verkalktes myokardiales Aneurysma, Übersichtsbild
(nach Meschan 1981).

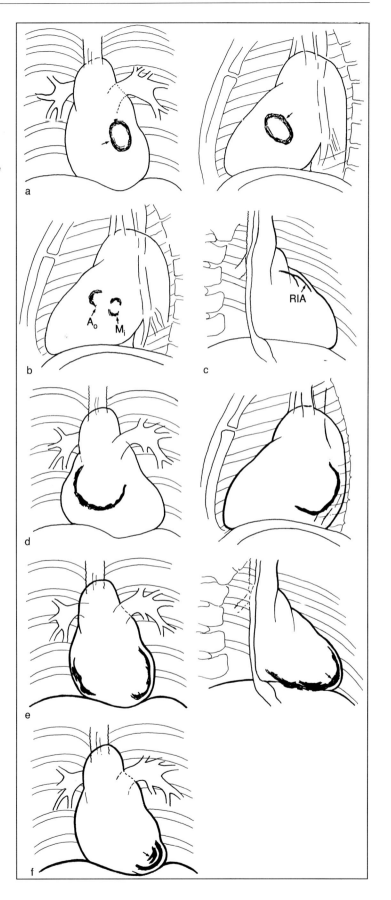

6 Einführung in die bildgebenden Verfahren der Herzdiagnostik

Physikalische Grundlagen

Die *eindimensionale M-mode-(Motion-mode-)Darstellung* wird in Kombination mit der *zweidimensionalen Echokardiographie* unter Verwendung sowohl mechanischer als auch elektronischer Sektorscanner durchgeführt. Der Vorteil der mechanischen Schallköpfe liegt in der höheren Auflösung, mit dem wesentlichen Nachteil, daß die ein- und zweidimensionalen Echokardiogramme nicht gleichzeitig dargestellt werden können. Dies wiederum ist ein grundsätzlicher Vorteil der elektronischen Sektorscanner. Für beide Systeme können Kreisausschnitte von 80–90 Grad erfaßt werden. Die Frequenz der verwendeten Schallköpfe liegt zwischen 2,25 und 5 MHz, je nach Anforderung an die Untersuchung. Je höher die Schallfrequenz, um so niedriger die Eindringtiefe. Daher werden für die Anschallung des Herzens, die in der Tiefe von 5–25 cm erfolgt, vorzugsweise 2,25- und 3,5-MHz-Schallköpfe verwendet.

Die Bildfrequenz mit 30 Bildern/s erlaubt eine Echtzeitdarstellung. In einer Anlottiefe von 21 cm bestehen die Bilder aus 80–100 Linien und bei 15 cm aus 130–140 Linien.

Das physikalisch erreichbare axiale Auflösungsvermögen wird bei üblicher eindimensionaler Darstellung mit 0,5–0,7 mm angegeben, das laterale Auflösungsvermögen mit 1 und 3 mm, in Abhängigkeit von der Wandler-Ergometrie, der Ultraschallfrequenz und dem Achsenabstand.

Wesentlich für das Verständnis ist, daß der erfaßte Kreissektor räumlich einen Kegel mit elliptischer Schnittfläche darstellt. Dies ist die Erklärung für evtl. auftretende Scheibchendickenartefakte, die die Ursache für Fehlinterpretationen darstellen können.

Bei der *Doppler-Echokardiographie* wird kontinuierlich (continuous-wave, CW-Doppler-Technik) oder impulsartig (pulsed wave, PW-Doppler-Technik) Ultraschall ausgesandt. In den von der Pulsströmung zurückgestreuten Anteilen (Abb. 5) der Strahlung wird nicht die reflektierte Energie erfaßt, sondern der Doppler-Effekt; es werden also die kleinen Frequenzänderungen des zurückgestreuten Signals (im Vergleich zum ausgesandten Signal) angezeigt, die aufgrund der Bewegung der den Ultraschall streuenden Erythrozyten entstehen. Damit werden Parameter der Blutströmung vollständig auf nichtinvasive Weise erfaßbar.

Die durch den Doppler-Effekt verursachten Frequenzänderungen liegen im Hörschallbereich. Unter einfachen Bedingungen sind die Doppler-Verschiebungen proportional zur Strömungsgeschwindigkeit in der streuenden Region. Im allgemeinen hat man es aber mit einer Überlagerung von unterschiedlichen Geschwindigkeiten zu tun. Das Doppler-Signal wird daher in vielen Geräten einer elektronischen Spektralanalyse zugeführt, so daß die resultierenden Spektren als Funktion der Zeit dargestellt und dokumentiert werden können (Abb. 6). Die Doppler-Verschiebung ist stark ab-

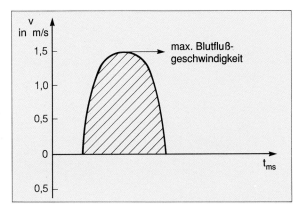

Abb. 6 Schematische Darstellung der Beziehung zwischen Blutflußgeschwindigkeit und Doppler-Frequenz. Auf der x-Achse wird die Zeit, auf der y-Achse die Doppler-Frequenz bzw. Flußgeschwindigkeit aufgetragen. Die Amplitude der Spektralkurve ist um so höher, je höher die Flußgeschwindigkeit ist.

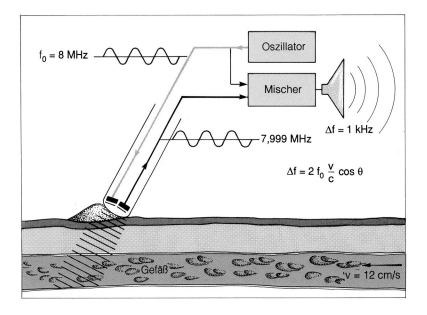

Abb. 5 Darstellung des Prinzips der Doppler-Technik. Ein Ultraschallstrahl mit einer Frequenz von 8 MHz wird durch fließende Erythrozyten mit 7,999 MHz zurückgeworfen. Dies entspricht einer Frequenzverschiebung von 1 KHz. Diese Frequenzverschiebung kann über einen Lautsprecher hörbar gemacht werden. Die Doppler-Verschiebung ist abhängig von der Fließgeschwindigkeit (V), der Ausgangsfrequenz (f_0) und dem Winkel Cosinus des Ultraschall-Strahls und der Flußrichtung. (Entwurf von Kranzbühler)

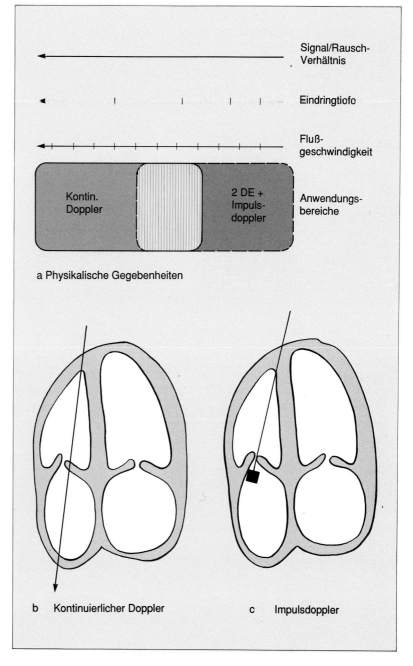

Abb. 7 Physikalische Gegebenheiten, bezogen auf das Signal-Rauschverhältnis, die Eindringtiefe und Flußgeschwindigkeit (**a**). Anwendungsbereiche für den kontinuierlichen Doppler, der Hochgeschwindigkeitsmessungen erlaubt und eine hohe Eindringtiefe hat (**b**). Gepulster Doppler, der Flußrichtung lokalisiert und Geschwindigkeit bestimmen kann, eine geringe Eindringtiefe besitzt und nur geringe Flußgeschwindigkeiten bestimmen kann (**c**).

hängig vom Winkel zwischen Strömung und Schallstrahl, so daß dieser Winkel für quantitative Bestimmungen bekannt sein muß. Als effektive Geschwindigkeit wird die Geschwindigkeit bezeichnet, die vom Doppler-Verfahren ohne Winkelkorrektur erfaßt wird. Die effektive Geschwindigkeit ist meist geringer als die wahre Geschwindigkeit. Beträgt der Winkel zwischen der Strömung und dem Schallstrahl 90 Grad, ist die effektive Geschwindigkeit 0, da die Doppler-Verschiebung verschwindet.

Zwei Arten von Doppler-Systemen unterscheidet man: den kontinuierlich-emittierenden Doppler (CW-Doppler = Continuous-wave-Doppler) mit einem Sende- und Empfängerkristall sowie den gepulsten Doppler (PW-Doppler = Pulsed-wave-Doppler) mit einem Kristall, in dem abwechselnd ein Schallimpuls ausgesandt und, nach Umschaltung, das reflektierte Signal empfangen wird. Beim CW-Doppler wird die Sendefrequenz in Abhängigkeit von der Meßtiefe bestimmt, eine Begrenzung der maximal meßbaren Geschwindigkeit besteht nicht. Er ist also für die Erfassung hoher Flußgeschwindigkeiten geeignet. Von Nachteil ist es, daß entlang des CW-Strahles alle Geschwindigkeiten gemessen werden, auch Signale anderer Gefäße und somit die Lokalisation einer hohen Flußgeschwindigkeit nicht exakt differenzierbar ist (Abb. **7**).

8　Einführung in die bildgebenden Verfahren der Herzdiagnostik

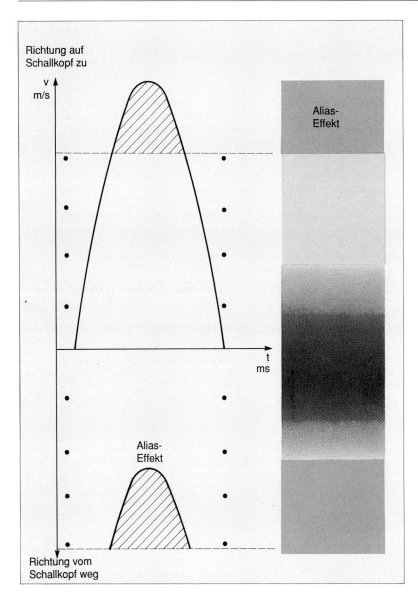

Abb. 8　Darstellung des Alias-Effektes, wie er bei Flußgeschwindigkeitsmessungen (linke Bildhälfte) und Farb-Doppler-Messungen (rechte Bildhälfte) auftritt, wenn die Grenzgeschwindigkeit überschritten wird.

Der PW-Doppler mißt dagegen nur in einer bestimmten Tiefe, Echos aus dem Nah- oder Fernbereich werden nicht registriert (tiefenselektive Messung). Die Erfassung höherer Flußgeschwindigkeiten erfordert eine Erhöhung der Doppler-Frequenz; dies geschieht jedoch beim PW-Doppler auf Kosten der Eindringtiefe (Abb. 7).

Überschreitet man beim PW-Doppler die Grenz-Flußgeschwindigkeit, so kommt es zur paradoxen Registrierung, indem die Strömungssignale invertiert im Nachbarkanal unterhalb oder oberhalb der Nullinie zur Abbildung kommen (Abb. 8) und eine Umkehr der Strömungsrichtung vorgetäuscht wird. Diese systembedingte Fehlmessung wird als **Alias-Effekt** bezeichnet. Solche Alias-Fehler treten z. B. bei Klappenstenosen auf (Beispiel: 15 cm Eindringtiefe, 2,5 MHz: Alias-Effekt bei effektiven Geschwindigkeiten von mehr als etwa 0,6 m/s). Daher werden z. B. für Gradientenbestimmungen bei Klappenstenosen kontinuierliche Doppler-Verfahren benutzt, da hier ein Meßbereich bis zu 10 m/s zur Verfügung steht.

Die Kombination von Impuls-Doppler-Verfahren und zweidimensionalen Schnittbildverfahren erleichtert die Doppler-Untersuchung wesentlich, da sich der Untersucher bei der Auswahl der Meßregion an einem anatomischen Bild orientieren kann. Trotzdem kann es sehr zeitaufwendig sein, einen begrenzten Bereich mit gestörten Strömungsverhältnissen (z. B. kleiner Shunt) in mehreren Schnittebenen zu lokalisieren. Selbst wenn eine geeignete Schnittebene ausgewählt ist, ist es schwierig, die Doppler-Information (z. B. Spektren) aus mehreren Regionen zusammenfassend zu dokumentieren und zu interpretieren. Mehrkanal-Doppler-Verfahren können die Strömungsparameter in zahlreichen Meßfenstern entlang einer Linie des Sektorbildes simultan und damit übersichtlich erfassen. Auf dieser

Basis werden die **farbkodierten Doppler-Bilder** (Farbdopplerechokardiographie, Color-doppler, CD) entsprechend einer Ultraschallangiographie gewonnen. Die Strömungsbilder werden den herkömmlichen Schnittbildern, dem gewählten Bild, überlagert (Abb. 9, s. Farbtafel I). Üblicherweise wird in den farbkodierten Doppler-Bildern die Strömung auf den Schallkopf zu in roten Farbtönen und die Strömung vom Schallkopf weg in blauen Farbtönen wiedergegeben. Die Intensität der Farben entspricht dem Betrag der effektiven Geschwindigkeit. Eine Grünbeimischung dient dem Anzeigen der Breite der Geschwindigkeitsverteilung (Wirbel, Turbulenzen). Damit kann die Interpretation der flächenhaften Verteilung der Blutströmung erleichtert und die Strömungsrichtung besser dargestellt werden. Bei der Betrachtung von Doppler-Bildserien muß berücksichtigt werden, daß der physikalisch und technisch bedingte Zeitaufwand für die Erfassung eines jeden Doppler-Bildes wesentlich größer ist als der Bedarf für den Aufwand des herkömmlichen Sektorbildes (Gewebebild). Zur genauen Geschwindigkeitserfassung müssen nämlich mehr (typischerweise 4–8) Ultraschallimpulse ausgesandt, empfangen und analysiert werden. Die Bildrate des dargestellten Doppler-Bildes muß sich bei höherer Anforderung an die Genauigkeit der Geschwindigkeitsbestimmung verringern. Dies führt dazu, daß bei Aussendung von 8 Impulsen in dieselbe Richtung bei 20 Bildern pro Sekunde der Sektor verkleinert werden muß, um eine genügend hohe Auflösung noch zu erreichen.

Eine Vereinfachung ergibt sich dadurch, daß statt der zweidimensionalen Darstellung die M-mode-Darstellung gewählt wird und so eine genügend hohe zeitliche Auflösung erreicht werden kann. Die minimal erfaßte Geschwindigkeit unter typischen Untersuchungsbedingungen liegt bei 3 cm/s. Bei der Doppler-Bilddarstellung ist die Geschwindigkeitsgrenze entsprechend in Abhängigkeit von der Eindringtiefe und dem Sektorwinkel ungünstiger.

Die genannten Beschränkungen des Doppler-Bildverfahrens wirken so zusammen, daß Doppler-Bild, Impuls- und CW-Doppler-Verfahren ergänzend verwandt werden.

Grundlagen der Anlotung und Auswertung

M-mode-Echokardiographie

Die M-mode-Echokardiographie zur Erfassung der Aorten- und Mitralklappe sowie der Trikuspidal- und Pulmonalklappenbewegung und des Durchmessers des linken Ventrikels erfolgt nach standardisierten Richtlinien von links parasternal. In der Abb. 10 sind schematisch die Anlotung und die erfaßten Strukturen dargestellt. Im Bild des linken Ventrikels (Abb. 11) sind die Stellen der Auswertung des enddiastolischen (DD) und endsystolischen (DS) Durchmessers nach dem Prinzip der „Leading-edge"-Methode wiedergegeben. Zusätzlich eingezeichnet ist die Bestimmung der Wanddicke des linken Ventrikels nach den Richtlinien der American Society of Echocardiography (ASE) oder nach der PENN Convention (s. Abb. 212).

Aus diesen Werten wird die prozentuale Durchmesserverkürzung berechnet:

$$\%D = \frac{DD-DS}{DD} \times 100\%$$

Diese Größe hat sich als der wesentliche Parameter zur Charakterisierung der Ventrikelfunktion im M-mode-Echokardiogramm herausgestellt. Aus der Darstellung der Mitralklappenbewegung wird ferner zur Bestimmung der linksventrikulären Funktion der EPSS-Abstand ermittelt (Abstand Septum zu E-Punkt der Mitralklappenbewegung).

Die markanten Punkte der Mitralklappenbewegung zeigt Abb. 12. Dabei liegen diesen Punkten folgende Bewegungsabläufe zugrunde:
D: Beginn der Öffnungsbewegung
E: maximale Öffnungsbewegung
F: Ende der Wiederschließungsbewegung am Ende der frühdiastolischen Füllung
EF: Steilheit der Strecke läßt auf den Grad einer stenosierten Klappe schließen
A: maximale Öffnung des vorderen Mitralsegels nach der Vorhofkontraktion
CD: beschreibt das Verhalten der Klappensegel während der linksventrikulären Systole

Im Bild der Aorta (Abb. 13) wird neben der Weite des linken Vorhofs und des Aortenrohres auch die Bewegung der Klappensegel analysiert und, unter Berücksichtigung des EKG, die Berechnung der systolischen Zeitintervalle möglich. Die Beurteilung der Bewegung der Trikuspidal- und Pulmonalklappe ist nur unter Zuhilfenahme des M-modes möglich.

Die Tab. 1 gibt die aus der Literatur und dem eigenen Labor ermittelten Normalwerte für die M-mode-Echokardiographie wieder.

Tabelle 1 M-mode Echokardiographie, Normalwerte.

	Normalwert
Systolischer Durchmesser	1,4– 2,0 cm/m^2
Diastolischer Durchmesser	2,3– 3,2 cm/m^2
Prozentuale Durchmesserverkürzung	25 –35%
Interventrikuläre Septumdicke	0,5– 1,3 cm
Hinterwanddicke	0,5– 1,3 cm
Durchmesser der Aorta ascendens	2,0– 4,0 cm
Durchmesser der rechten Pulmonalarterie	< 1,1 cm/m^2
Durchmesser des linken Vorhofs	2,5– 4,5 cm
E-Punkt-Septumabstand	< 0,7 cm
EF-Slope	3,5–11,7 cm/s

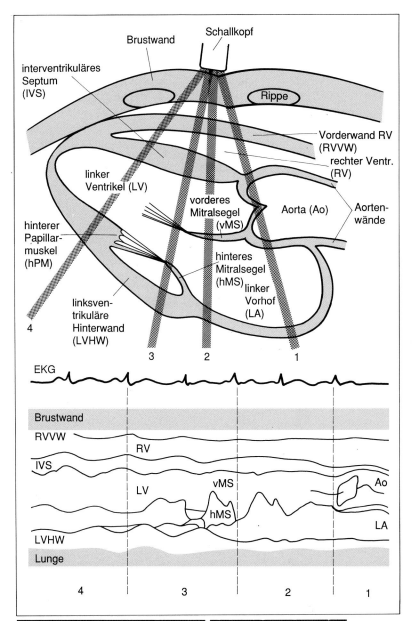

Abb. 10 M-mode echokardiographische standardisierte Anlotung des Herzens im Längsschnitt (aus Effert u. Mitarb.: Echokardiographie. Springer, Berlin 1979).

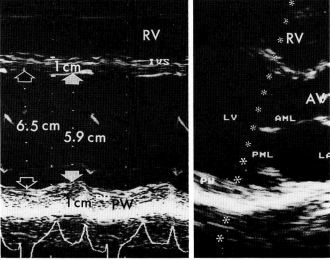

Abb. 11 Anschallung des linken Ventrikels kurz unterhalb des Mitralsegels in Höhe der Chordae tendineae mit eingezeichneter Auswertung des enddiastolischen und endsystolischen Durchmessers des linken Ventrikels von 6,5 bzw. 5,9 cm und gleichzeitiger Bestimmung des Durchmessers von Septum und Hinterwand. Neben der Dilatation des linken Ventrikels ist eine verminderte Kontraktion des Septums und der Hinterwand erkennbar.
RV/LV = rechter/linker Ventrikel,
IVS = interventrikuläres Septum,
PW = Hinterwand,
AML/PML = vorderes/hinteres Mitralsegel
(VMS, HMS),
AV = Aortenklappe,
LA = linker Vorhof.

Abb. 12 Längsschnittdarstellung des linken Ventrikels im zweidimensionalen Echokardiogramm. M-mode-Echokardiogramm der Mitralklappe (linke Bildhälfte) und zweidimensionales Echokardiogramm (rechte Bildhälfte). Eingezeichnet der E-Punkt-Septum-Abstand (EPSS). Normalerweise beträgt dieser Wert weniger als 0,7 cm. Der EPSS-Abstand ist ein Maß für die Funktion des linken Ventrikels (**a**). Schema des Bewegungsmusters der Mitralklappe (**b**). Abkürzungen s. Text und Abb. **11**.

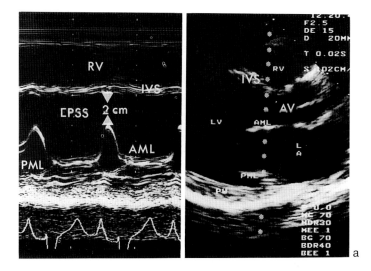

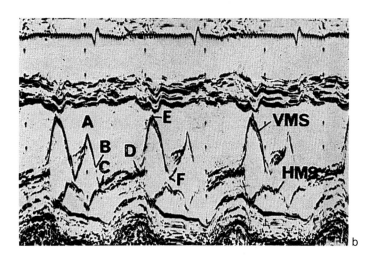

Abb. 13 M-mode-Darstellung der Aorta mit den Aortenklappensegeln sowie dem rechtsventrikulären Ausflußtrakt, des Aortensegels, der Austreibungszeit (AZ) und des Durchmessers des linken Vorhofs in Systole und des Durchmessers der Aorta in Diastole (aus Effert u. Mitarb.: Echokardiographie. Springer, Berlin 1979).

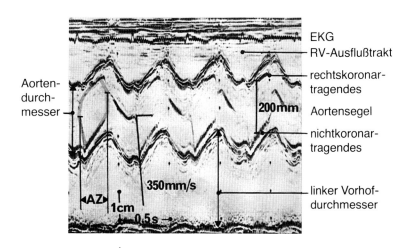

Zweidimensionale Echokardiographie

Grundsätzlich kann das Herz in beliebig viele Schnitte mittels zweidimensionaler Echokardiographie zerlegt werden. Die verwendeten standardisierten Schnitte stehen orthogonal zueinander.

In der langen Achse werden parasternal (Abb. 14) und apikal (Abb. 15) der linke Ventrikel mit Ein- und Ausstrom sowie das Aorten- und Mitralsegel erfaßt. Dabei ist die apikale Längsschnittdarstellung, das sog. RAO-Äquivalent, besonders für die Analyse des linken Ventrikels geeignet.

In der kurzen Achse können in der parasternalen Querschnittdarstellung durch Schwenken des Schallstrahles beide Vorhöfe, beide Ventrikel sowie Aorta-, Mitral- und Pulmonalklappe sichtbar gemacht werden (Abb. 16).

Die rechtsventrikuläre Ein- und Ausstrombahn wird im parasternalen Querschnitt gemäß Abb. 17 dargestellt. Ebenso wie die parasternale lange Achse (Abb. 14) eignet sich dieser Schnitt zu Diameterberechnungen des linken Ventrikels.

Zur Beurteilung der Mitral- und Trikuspidalklappenfunktion wird zusätzlich der apikale 4-Kammerschnitt herangezogen (Abb. 18). Da in über 90% selbst bei schwerkranken Patienten dieser Anlotschnitt erfaßt werden kann, besitzt er besondere Bedeutung für die Beurteilung der Funktion des Herzens und zur Analyse pathologischer Veränderungen. Diese Schnittebene eignet sich im besonderen Maße für die Doppler-Untersuchungen, da parallel zur axialen Anlotung der Ausstrom in beide Ventrikel erfaßt und somit günstige Bedingungen für die Quantifizierung von Flußgeschwindigkeit und Verteilung vorliegen.

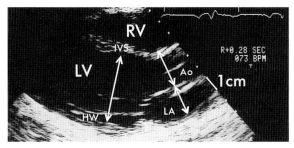

Abb. 14 Zweidimensionales echokardiographisches Längsschnittbild des linken und rechten Ventrikels bei linksparasternaler Anlotung. Eingezeichnet sind die Ausmessungsstellen für den Durchmesser der Aorta und des linken Vorhofs und für den Durchmesser des linken Ventrikels. Entsprechend dem mitregistrierten EKG handelt es sich um ein enddiastolisches Bild. Abkürzungen s. Abb. 11 (aus Erbel u. Mitarb.: Dtsch. med. Wschr. 110 [1985] 123–128).

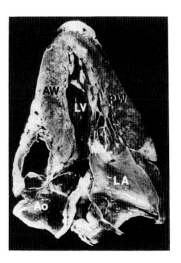

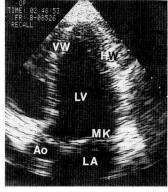

Abb. 15 Apikale Längsschnittsdarstellung des linken Ventrikels in einem Schnittbild, das dem rechtsschrägen Projektionsbild des Kineventrikulogramms entspricht und daher RAO-Äquivalentschnitt genannt wird. Vergleichend sichtbar ist, daß das zweidimensionale echokardiographische Schnittbild dem anatomischen Schnittbild entspricht. Zwischen linkem Ventrikel (LV) und der Aorta (Ao) kommt der Ausflußtrakt des rechten Ventrikels zur Darstellung. VW/HW = Vorderwand/Hinterwand, MV = Mitralklappe. Abkürzungen s. Abb. 11 (aus Erbel u. Mitarb.: Dtsch. med. Wschr. 110 [1985] 123–128).

Methoden der Herzdiagnostik 13

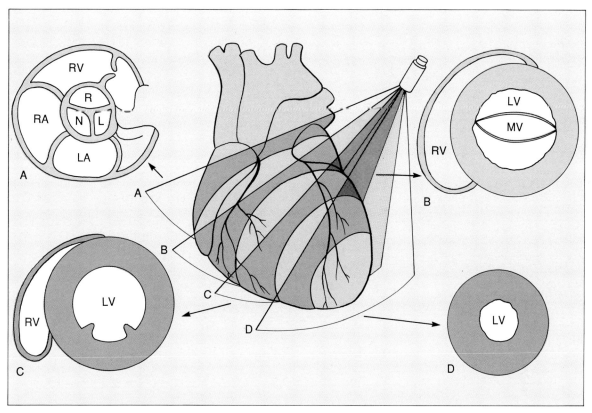

Abb. 16 Linksparasternale Querschnittsdarstellung der Basis des Herzens mit der trikuspiden Aortenklappe und dem rechtskoronartragenden, linkskoronartragenden und nichtkoronartragenden Segel (R, L, N). Durch Schwenkung des Schallstrahls wird ein Querschnitt der Mitralklappe, des linken Ventrikels in Höhe der Papillarmuskeln und des linken Ventrikels unterhalb der Papillarmuskeln erzeugt. Abkürzungen s. Abb. 11.

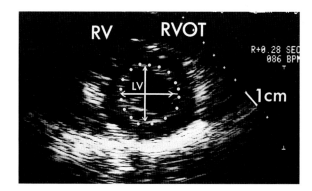

Abb. 17 Zweidimensionale echokardiographische Querschnittsdarstellung des linken Ventrikels mit rechtsventrikulärem Einflußtrakt (RV) und rechtsventrikulärem Ausflußtrakt (RVOT). Eingezeichnet sind die Auswertungsstellen für die Durchmesserbestimmung des linken Ventrikels (LV) (aus Erbel u. Mitarb.: Dtsch. med. Wschr. 110 [1985] 123 bis 128).

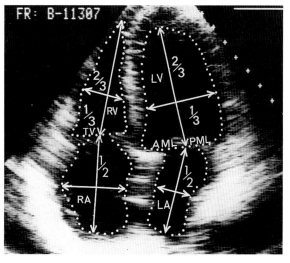

Abb. 18 4-Kammerschnittsdarstellung des linken Ventrikels im zweidimensionalen Echokardiogramm. Eingezeichnet sind die Ausmessungsstellen für die Durchmesser- und Längsachsenbestimmung des linken und rechten Ventrikels (LV/RV) und des linken und rechten Vorhofs (LA/RA). Eingezeichnet zusätzlich sichtbar das Trikuspidalsegel (TV) und das vordere und hintere Mitralsegel (AML/PML) (aus Erbel u. Mitarb.: Dtsch. med. Wschr. 110 [1985] 123–128).

14 Einführung in die bildgebenden Verfahren der Herzdiagnostik

Sowohl der 4-Kammerschnitt als auch der Querschnitt können subkostal angelotet werden; dies ist jedoch bei Jugendlichen und Kindern wesentlich einfacher als bei Erwachsenen, insbesondere bei Adipositas. Dieser Schnitt ist bei bestehendem Lungenemphysem eine Alternative, durch die die Darstellung der V. cava inferior mit den Lebervenen und die Einmündung in den rechten Vorhof gelingt. Die suprasternale Anlotung dient zur Darstellung des Aortenbogens und der abgehenden Halsgefäße im Quer- und Längsschnitt sowie der Pulmonalarterie (Abb. 19). Mit diesen Schnitten können Aortendissektionen und Aneurysmabildungen erfaßt werden. Die Ausmessung der Pulmonalarterie und die Beurteilung der Bewegung des intraatrialen Septums dienen zur Erfassung einer pulmonalen Druckerhöhung bei Shunt-Vitien, primärer und sekundärer pulmonaler Hypertonie und akuter Lungenembolie.

Kontrastechokardiographie

Zur Definition anatomischer Strukturen, aber auch zur Erfassung einer Trikuspidalinsuffizienz oder Erkennung von Rechts-links-Shunt bei Ventrikel- oder Vorhofseptumdefekten wird die Kontrastechokardiographie verwandt. Als besonders geeignet hat sich die Kontrastechokardiographie mittels der Gelatinelösung (Gelifundol) erwiesen, da sich mit geringen Mengen dieses Plasmaexpanders, die über einen 3-Wege-Hahn aufgeschüttelt werden, ausgezeichnete Kontrastierungen mit hoher Reproduzierbarkeit erzielen lassen. Die Nebenwirkungsrate dieser Kontrastechokardiographie ist aufgrund der Angaben in der Literatur und der eigenen Untersuchungen ausgesprochen gering. Besteht ein Vitium mit deutlichem Rechts-links-Shunt, dürfen nur minimale Mengen echokardiographischer Kontrastmittel und unter äußerster Vorsicht injiziert werden, da in diesen Fällen passagere Schwindelattacken als Zeichen einer passageren zerebralen Ischämie vereinzelt beschrieben werden.

Transösophageale Echokardiographie

Durch Adipositas, Lungenemphysem und Thoraxdeformitäten, Dyspnoe und Beatmung sind in 20 bis 30% der Fälle Untersuchungen auf der Intensivstation nur eingeschränkt möglich. Diese wesentlichen Limitationen werden durch die transösophageale Technik überwunden. Die Abb. 20 zeigt schematisch die typischen Anlotpunkte mit der räumlichen Orientierung bei dieser Methode. Ist also ein Echokardiogramm aus diagnostischen Gründen erfor-

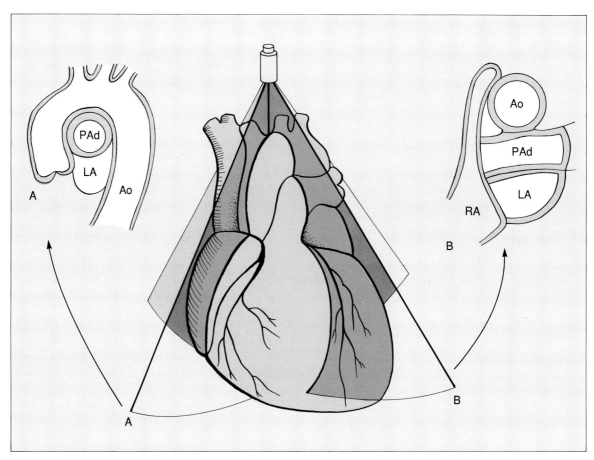

Abb. 19 Schematische Darstellung der suprasternalen Anlotung der Aorta (Ao) im Längsschnitt (**A**) und Querschnitt (**B**). Zusätzlich eingezeichnet die Anlotung der rechten Pulmonalarterie (PAd) und des linken und rechten Vorhofs (LA/RA).

Methoden der Herzdiagnostik

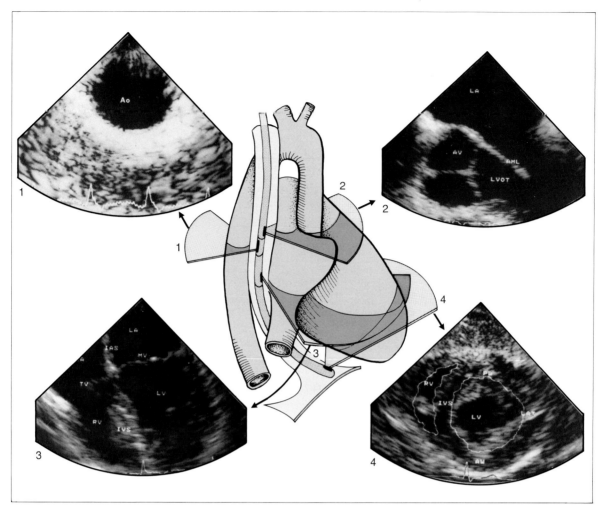

Abb. 20 Schematische Darstellung der transösophagealen echokardiographischen Untersuchungstechnik mit Anschallung der deszendierenden Aorta (Ao) (1), des Querschnitts des linken und rechten Ventrikels (LV/RV) im transgastralen Anschnitt durch den linken Leberlappen (4), des 4-Kammerschnitts (3) und des Ausflußtraktes des linken Ventrikels (LVOT) (2). Abkürzungen s. Abb. 11. Wegen anfänglich fehlender Standardisierung sind einige Bilder seitenverkehrt wiedergegeben.

derlich, kann dies mit wenigen Ausnahmen (Ösophaguskarzinom) mit dieser Technik gewonnen werden. Das flexible Echoskop, bei dem die Seitblickoptik durch Ultraschallkristalle ersetzt ist, wird in Linksseitenlage nach Rachenanästhesie in den Ösophagus vorgeführt. Für die Anschallung des linken Ventrikels ist z. T. die transgastrale Anlotung notwendig (Abb. 20, 4). Es empfiehlt sich die Vorausapplikation eines Analgetikums (z. T. Temgesic) mit oder ohne Sedativum (Valium) bei starkem Würgereflex.

Globale Funktionsanalyse

Die Normalwerte für die Auswertung der zweidimensionalen Echokardiogramme werden in der Abb. 21 wiedergegeben. Die Normalwerte für die transösophageale Echokardiographie erscheinen in der Tab. 2.

Da mit der zweidimensionalen Echokardiographie die gesamte Kontur des linken Ventrikels in multiplen Schnittebenen dargestellt wird (Abb. 22), kann entsprechend der Kineangiographie des linken Ventrikels auch mit dieser Methode das enddiastolische und endsystolische Volumen unter Verwendung entsprechender Algorithmen berechnet werden. Aufgrund von Untersuchungen an Herzmodellen, isolierten Herzen sowie Vergleichsuntersuchungen bei Patienten im simultanen und nichtsimultanen Vergleich ist die Schlußfolgerung erlaubt, daß eine Genauigkeit vorliegt, die für die klinische Routine notwendig ist. Dies wird belegt durch retro- und prospektive Untersuchungen, die eine hohe Sensitivität und Spezifität für die Bestimmung der globalen und für die regionale Funktion im Vergleich zur Angiokardiographie und Szintigraphie zeigen.

Als Algorithmus hat die Scheibchensummationsmethode die höchste Genauigkeit gebracht. Die Normalwerte für die Bestimmung der Volumina und der Ejektionsfraktion des linken und rechten Ventrikels sind in der Tab. 3 aufgelistet. Die Flächen-

16　Einführung in die bildgebenden Verfahren der Herzdiagnostik

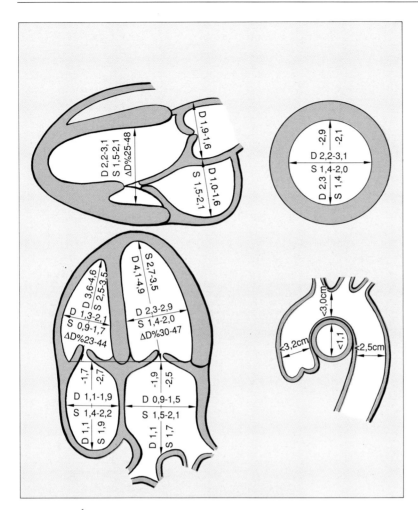

Abb. 21　Normalwerte der zweidimensionalen Echokardiographie für die Längs- und Querschnittsdarstellung, 4-Kammerschnittsdarstellung und für die suprasternale Anlotung (Angaben in cm/m^2). Angegeben sind die diastolischen (D) und systolischen (S) Grenzwerte des Streubereiches. Außerdem ist für den linken und rechten Ventrikel die prozentuale Durchmesserverkürzung (ΔD%) angegeben. Für die großen Gefäße sind außer für die Pulmonalarterie Normierungen auf die Körperoberfläche nicht vorgenommen worden (aus Erbel u. Mitarb. Springer, Berlin 1985, S. 88–97).

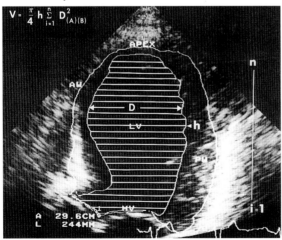

Abb. 22　Apikale Längsschnittsdarstellung des linken Ventrikels mit Darstellung der Spitze des Herzens (Apex), der Vorderwand (AW), der Hinterwand (PW) und der Mitralklappe (MV). Eingezeichnet sind die endsystolischen und enddiastolischen Konturen des linken Ventrikels mit den eingezeichneten Scheibchen zur Volumenbestimmung des linken Ventrikels mittels der Scheibchensummationsmethode. Wünschenswert ist bei der Scheibchensummationsmethode, daß die Anzahl der Scheibchen mehr als 20 beträgt. Oben angegeben der Algorithmus (aus Erbel u. Mitarb. Z. Kardiol. 78 [1989] Suppl. 7, 131–142).

Längen-Methode ist als Alternative zu betrachten, wenn kein Computer zur Verfügung steht. Auch die reine qualitative Abschätzung bei der bloßen Betrachtung der Echokardiogramme hat sich als sinnvoll erwiesen, da eine hohe Korrelation zu quantitativen Auswertungen erzielt wurde. Die Enddiastole wird zum Zeitpunkt der Spitze der R-Zacke ausgewertet, die Endsystole als die kleinste linksventrikuläre Silhouette am Ende der T-Welle festgelegt. Aus der Differenz von enddiastolischem (EDV) und endsystolischem (ESV) Volumen berechnet sich das Schlagvolumen; die Austreibungsfraktion (Ejektionsfraktion) errechnet sich gemäß der Formel:

$$\% EF = \frac{EDV - ESV}{EDV} \times 100$$

Tabelle 2 Normalwerte (cm/m^2) transösophagealer Echokardiographie.

LV		Querschnitt	$\bar{x}$ ±2S	Bereich
	DD	↔	2,6±0,4	2,2– 3,0
		↕	2,5±0,3	2,2– 2,8
	DS	↔	1,7±0,3	1,4– 2,0
		↕	1,7±0,3	1,4– 2,0
	%D	↔	3,5±8	27 –43
		↕	3,3±8	25 –41
LA	DD	↕	1,6±0,4	1,2– 2,0
	DS	↕	2,4±0,5	1,9– 2,9
	DD	↔	0,8±0,7	0,1– 1,5
	DS	↔	1,5±0,6	0,9– 2,1
RV		Längsschnitt		
Querachse	DD		1,5±0,3	1,2– 1,8
	DS		1,0±0,2	0,8– 1,2
Längsachse	DD		2,7±0,4	2,3– 3,1
	DS		2,2±0,4	1,8– 2,6
RA	DD	↶	1,8±0,4	1,4– 2,2
	DS	↶	2,4±0,5	1,6– 2,6
	DD	↘	2,1±0,5	1,6– 2,6
	DS	↘	2,1±0,4	1,5– 2,3
Ao a		↔	1,9±0,4	1,5– 2,3
		↕	1,4±0,4	1,1– 1,7
Fläche cm^2/m^2			4,0±1,2	2,8– 5,2
Ao d		↔	1,3±0,3	1,0– 1,6
		↕	0,9±0,2	0,7– 1,1
Fläche cm^2/m^2			1,9±0,8	1,1– 2,7

DD/DS = diastolischer/systolischer Durchmesser, LV/LA = linker Ventrikel/Vorhof, RV/RA = rechter Ventrikel/Vorhof, Aoa/d = Aorta ascendens/descendens (aus Drexler u. Mitarb.: Amer. J. Cardiol. 65 [1990] 1491–1496).

Diese Größe hat die höchste prognostische Wertigkeit bei koronarer Herzerkrankung für die perioperative Letalität und nach erfolgreicher Reanimation. Verlaufsuntersuchungen sind möglich, da vergleichende Untersuchungen zur Kineventrikulographie belegen, daß auftretende Änderungen sowohl der Volumina, aber auch insbesondere der Austreibungsfraktion zuverlässig in ihrem Ausmaß und ihrer Richtung erfaßt werden.

Regionale Funktionsanalyse

Die regionale Funktionsanalyse des linken und rechten Ventrikels spielt insbesondere bei koronarer Herzerkrankung eine dominierende Rolle. Die Größe eines Myokardinfarktes kann direkt nichtinvasiv nicht bestimmt werden. Das Ausmaß der Wandbewegungsstörung steht jedoch in einem direkten Zusammenhang zur Infarktgröße. Daher stellt die Analyse der Ausdehnung der Wandbewegungsstörung eine wichtige Aufgabe dar. Neben der computergestützten Auswertung nach der Radianten-, Halbachsen- oder Flächenmethode hat sich für die Akutsituation zur schnellen und semiquantitativen Beurteilung die von Heger und Mitarbeitern inaugurierte Methode bewährt. Die Abb. 23 und 24 zeigen die Einteilung des linken und rechten Ventrikels in basale, mediale und apikale Abschnitte. Für jedes Segment wird das Ausmaß der Kontraktion beurteilt und entsprechend einem Score bewertet: 0 = Hyperkinesie, Normokinesie, 1 = Hypokinesie, 2 = Akinesie, 3 = Dyskinesie, 4 = Aneurysma. Die Summe der Scores pro Segment wird durch die Zahl der Segmente dividiert. Das Ergebnis steht als Regionaler Score für das Ausmaß der Wandbewegungsstörung.

Quantitativ bedeutet eine Hypokinesie eine Verkürzung von weniger als 25%, aber mehr als 5%; Akinesie eine Verkürzung von weniger als 5%, aber mehr als 0%; eine Dyskinesie eine Zunahme des Durchmessers während der Kontraktion. Der Vorteil der Score-Methode liegt in der höheren Erfolgsrate bei der Auswertung von zweidimensionalen Echokardiogrammen und der z.T. sogar besseren Erfassung von nichttransmuralen, im Vergleich zu transmuralen Infarkten. Entsprechend der betroffenen Koronararterien werden typische Muster der Wandbewegungsstörung gefunden.

Die Höhe des Scores steht umgekehrt proportional in Beziehung zur Höhe der Ejektionsfraktion und besitzt damit eine wesentliche prognostische Bedeutung. Patienten mit hohem Risiko nach akutem Myokardinfarkt (Score mehr als 10) werden mit einer Sensitivität von 88% und Spezifität von 86% erkannt, wobei 50% der Todesfälle dieser Hochrisikopatienten noch innerhalb der ersten 4 Monate auftreten.

Tabelle 3 Normalwerte für die Bestimmung des enddiastolischen und endsystolischen Volumens (EDV/ESV), des Schlagvolumens (SV) und der Ejektionsfraktion (EF), To/Tu = obere/untere Toleranzgrenze (aus Erbel u. Mitarb.: Dtsch. med. Wschr. 107 [1982] 1872–1877).

	EDV (ml)	EDVI (ml/m^2)	ESV (ml)	ESVI (ml/m^2)	SV (ml)	SVI (ml/m^2)	EF (%)
linker Ventrikel							
$\bar{x}$	116	65	48	27	68	38	59
S	23	11	12	6	15	7	6
To	154	82	67	36	92	50	69
Tu	79	47	28	17	44	26	49
rechter Ventrikel							
$\bar{x}$	74	40	25	14	49	26	66
S	16	8	7	3	13	6	8
To	100	52	37	19	70	36	79
Tu	48	28	13	9	28	17	54

18 Einführung in die bildgebenden Verfahren der Herzdiagnostik

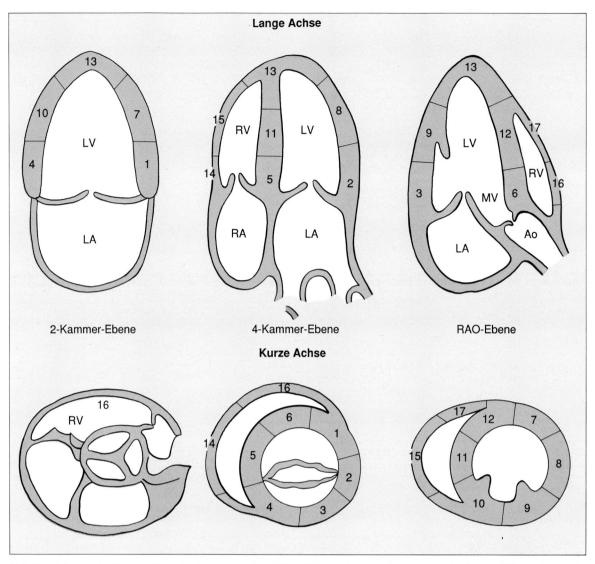

Abb. 23 Längsschnittsdarstellung des Herzens in der RAO-, 4-Kammer- und 2-Kammerschnittebene mit Numerierung der Wandsegmente für den rechten und linken Ventrikel (LV/RV).

Methoden der Herzdiagnostik 19

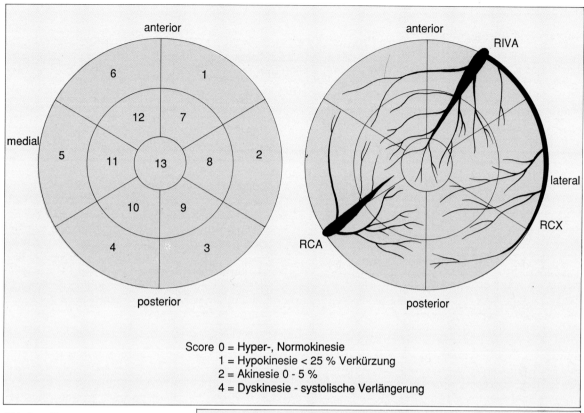

Score 0 = Hyper-, Normokinesie
1 = Hypokinesie < 25 % Verkürzung
2 = Akinesie 0 - 5 %
4 = Dyskinesie - systolische Verlängerung

Abb. 24 Darstellung der 13 Segmente des linken Ventrikels in der Summation (linke Bildhälfte) mit der entsprechenden Gefäßversorgung (rechte Bildhälfte) durch den R. interventricularis anterior (RIVA) und R. circumflexus (RCX) der linken Koronararterie sowie die rechte Koronararterie (RCA). Für jedes Segment empfiehlt sich die Angabe der Wandbewegung in normal, hypokinetisch, akinetisch und dyskinetisch. Prognostisch ungünstig ist, wenn ein Score-Wert von 10 überschritten wird (aus Bubenheimer, P.: Doppler-Echokardiographie. Edition Medizin, Weinheim 1989).

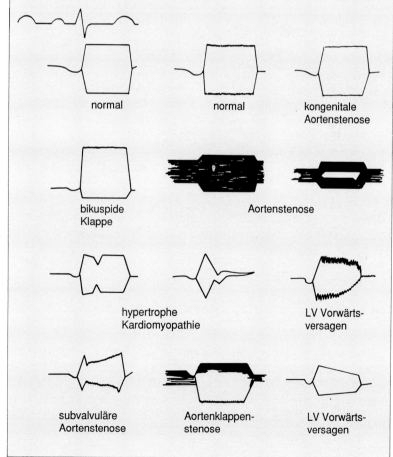

Abb. 25 Schematische Darstellung der normalen Bewegung der Aortenklappe mit im M-mode-Echokardiogramm erkennbaren Bewegungsanomalien (nach Hurst 1985).

Klappenfunktion

M-mode-Echokardiographie

Die Möglichkeiten der M-mode-Echokardiographie in der Klappendiagnostik sind in den Abb. **25** bis **28** für die Aorten- und Mitralklappe wiedergegeben. Insbesondere wegen der hohen Geschwindigkeit der Klappenbewegung wird die eindimensionale Echokardiographie aufgrund ihres hohen Auflösungsvermögens für die Beurteilung herangezogen.

Zweidimensionale Echokardiographie

Die zweidimensionale Echokardiographie hilft zur Beurteilung der Folgeerscheinungen und zur Erkennung einer Volumen- oder Druckbelastung der Herzkammern sowie zur Beurteilung der Aufweitung des rechten und linken Vorhofs.

Eine sichere Schweregradbeurteilung mittels ein- und zweidimensionaler Echokardiographie ist nur semiquantitativ möglich unter Einbeziehung der Größenverhältnisse der Ventrikel und des Hypertrophiegrades der Herzkammern. Eine Ausnahme stellen die Mitral- und Aortenstenosen dar, da mit Hilfe der zweidimensionalen Echokardiographie die Klappenöffnungsfläche – eine wesentliche Größe zur Schweregradbeurteilung dieses Vitiums – sicher bestimmt werden kann.

Doppler-Echokardiographie

Gerade bei den Klappenvitien, aber auch bei Kardiomyopathien, hat die Doppler-Echokardiographie unter Einschluß der Farb-Doppler-Echokardiographie wesentlich zu einer Verbesserung der Diagnostik beigetragen, da nun über die Ermittlung der Flußgeschwindigkeit und Verteilung auch maximale und mittlere Klappengradienten berechnet werden können. Sowohl von apikal als auch subkostal, rechts parasternal und suprasternal können Flußgeschwindigkeiten im CW-Doppler bestimmt werden. Werden so die Flußgeschwindigkeiten vor (V_1) und hinter einer Obstruktion (z. B. Klappenstenose) (V_2) gemessen, so gilt die **Bernouilli-Gleichung** (Abb. **29**). Es besteht eine direkt proportionale Beziehung zwischen den maximalen Geschwindigkeiten V_1 und V_2 und den Druckgradienten P_1 und P_2. V_1 kann vernachlässigt werden, wenn die Flußgeschwindigkeit vor der Obstruktion niedrig ist. Dann kann **zur Berechnung des Druckgradienten die vereinfachte Formel nach Hatle** angewandt werden:

$$P = 4 \times V_2^{\,2} \text{ (mmHg)}$$

hiervon abgeleitet

$$P_{max} = 4 \times V^2_{max} \text{ (mmHg)}$$

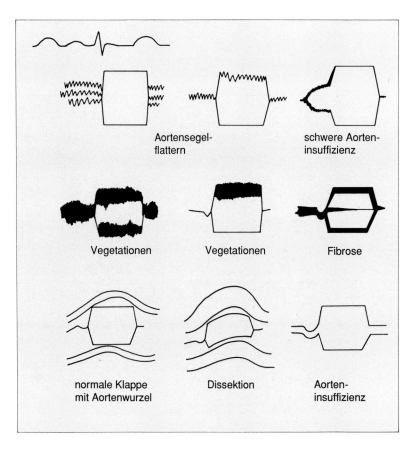

Abb. **26** M-mode-Darstellung der Aortenklappe mit typischen pathologischen Bewegungsmustern bei unterschiedlichen Erkrankungen (nach Hurst 1985).

Abb. 27 Schematische Darstellung der Bewegung der Mitralklappe im M-mode-Echokardiogramm bei verschiedenen Erkrankungen (nach Hurst 1985).

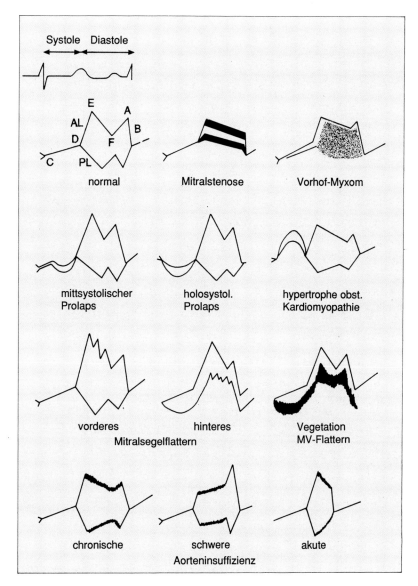

Aortenklappenfehler

Ein Gradient von 0–40 mmHg entspricht einem Schweregrad I, 40–70 mmHg einem Schweregrad II und mehr als 70 mmHg einem Schweregrad III, gemessen aus der Rückzugskurve im Herzkatheter. Mit der Doppler-Echokardiographie können zuverlässig schwere Stenosen mit hoher Sensitivität erfaßt werden. Unsicherheiten bestehen noch bei Stenosen mittleren Schweregrades.

Empfehlenswert ist die Berechnung der Klappenöffnungsfläche nach der Kontinuitätsgleichung, um den Einfluß des Herzminutenvolumens auf den Gradienten mitzuberücksichtigen (Abb. 30).

Neben der klinischen Bewertung unter Einschluß der Blutdruckamplitude eignet sich für die Schweregradbeurteilung der Aorteninsuffizienz die Beurteilung der Regurgitation im Farb-Doppler-Echokardiogramm. Länge und Breite dieser Regurgitation im Verhältnis zur Größe des Ventrikels scheinen ein Maß für die Schwere der Aorteninsuffizienz zu sein.

Mitralklappenfehler

Die Bestimmung von Gradienten bei Mitralklappenstenosen mittels der kontinuierlichen Doppler-Untersuchung ergibt hervorragende Korrelationen zu invasiv gewonnenen Daten. Die Farb-Doppler-Echokardiographie (auf der Basis des gepulsten Systems) zeigt jedoch, daß der Einstrom-Jet z. T. stark exzentrisch gelegen ist und damit ohne Korrektur zum Einfallswinkel deutliche Unterschätzungen des Gradienten zu erwarten sind. Durch Korrektur der Anschallung und Berücksichtigung des Cosinus des Winkels kann die Berechnung verbessert werden. Die Jet-Geschwindigkeit (maximale Flußgeschwindigkeit) überschreitet deutlich den Grenzwert des Meßbereiches. Allerdings kehrt hier das Signal nicht um, sondern es tritt ein Farbumschlag

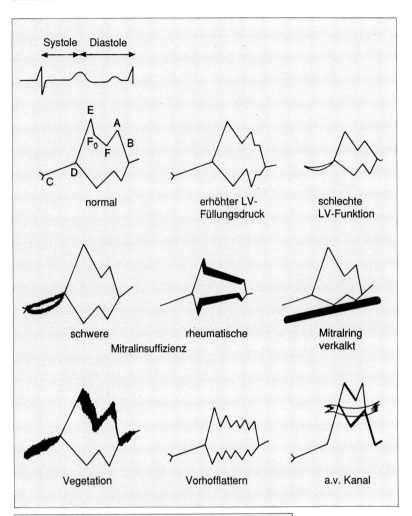

Abb. 28 Schematische Darstellung der Bewegung der Mitralklappe mit pathologischen Formationen des Anlotbefundes (nach Hurst 1985).

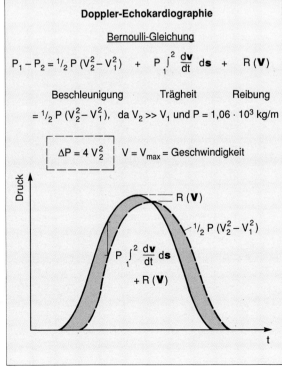

Abb. 29 Darstellung der Bernoulli-Gleichung, die bei der Doppler-Echokardiographie modifiziert benutzt wird, um den Klappengradienten über die Flußgeschwindigkeitsbestimmung zu analysieren. P = Druck, V = Flußgeschwindigkeit. In Abhängigkeit von Druck und Zeit sind die Einflüsse auf die drei Größen Beschleunigung, Trägheit und Reibung der Bernoulli-Gleichung eingezeichnet.

(Alias-Phänomen des Farb-Dopplers) ein. Die Struktur des Jets erinnert stark an ein Pfauenauge und wird als **„Pfauenaugen-Phänomen"** bezeichnet. Bei der Mitralstenose besteht neben der Quantifizierung mittels zweidimensionaler Echokardiographie die zusätzliche Möglichkeit, die **Mitralklappenöffnungsfläche (MÖF) nach der von Hatle angegebenen Formel** zu berechnen:

$$\text{MÖF} = \frac{220}{T_{1/2}} \; (\text{cm}^2)$$

$T_{1/2}$ = Druckhalbwertszeit (Abb. 31).

Bei der Druckhalbwertszeit handelt es sich um die Zeit, in der der Spitzengradient über der Klappe (Pmax) während der Diastole auf die Hälfte ($P_{1/2}$) des Ausgangswertes abfällt.

1. $P_{max} = 4\, V_{max}^2$
2. $P_{1/2} = 4\, V_{1/2}^2$
3. $4\, V_{1/2}^2 = \tfrac{1}{2}(4\, V_{max}^2)$
4. $V_{1/2}^2 = \tfrac{1}{2}\, V_{max}^2$
5. $V_{1/2} = \dfrac{V_{max}}{\sqrt{2}}$

Die Druckhalbwertszeit ist also $P_{1/2}$ bzw. $V_{1/2}$ zugeordnet und kann an der Kurve direkt abgelesen werden (s. auch Abb. 60).

Die Regurgitation in den linken Vorhof ist vielfach gering und exzentrisch, so daß die Aufdeckung mittels gepulstem oder kontinuierlichem Doppler schwierig sein kann. Durch die Anschallung aus verschiedenen Positionen mit der Farb-Doppler-Kardiographie ist die Diagnostik wesentlich erleichtert worden. Wie bei der Aorteninsuffizienz, kann die Ausdehnung des Jets im Verhältnis zur Vorhofgröße zur Abschätzung des Schweregrades herangezogen werden.

Angiographie

Bei einer Reihe von Herzerkrankungen ist die Diagnose nur durch die invasive Untersuchungsmethode der Angiographie zu erbringen. Neben der gezielten Injektion von Kontrastmittel in die einzelnen Herzhöhlen (selektive Lävokardiographie, selektive Dextrokardiographie) hat der Herzkatheter die Möglichkeit der Druckmessung, der Messung der Sauerstoffsättigung sowie der Sondierung von Shunt-Verbindungen. Insbesondere die intraarterielle digitale Subtraktionsangiographie (DSA) und die elektronisch verstärkte digitale Angiographie (DA) sind nach der Weiterentwicklung der digitalen Bildtechnik in Konkurrenz zu der konventionellen Angiokardiographie getreten. Während sich die intravenöse DSA auf einige Fragestellungen beschränkt, ist die intraarterielle DSA bei besserer KM-Ökonomie in ihren qualitativen und funktionellen Aussagen gleichwertig, bzw. bei besserer KM-Ökonomie der konventionellen Angiographie oft überlegen (s. dazu spezielles Kapitel der digitalen Subtraktionsangiographie).

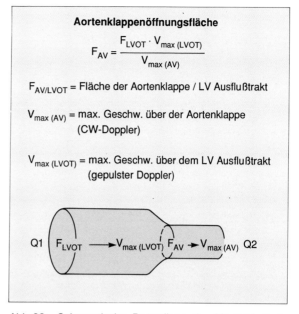

Abb. 30 Schematische Darstellung der Möglichkeit der Bestimmung der Klappenöffnungsfläche mittels der Kontinuitätsgleichung. Nach dem Dreisatz gelingt die Berechnung der Aortenklappenöffnungsfläche aus dem Verhältnis des Durchflußvolumens Q1 zu Q2.

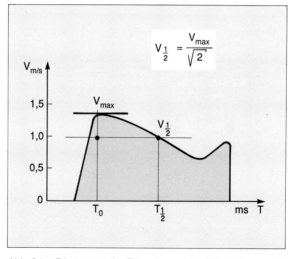

Abb. 31 Diagramm der Berechnung der Mitralöffnungsfläche aus der Druckhalbierungszeit $T_{1/2}$.

Zugangswege des Herzkatheterismus für Druck- und Sauerstoffmessungen sowie für die Angiokardiographie

Die einzelnen Herzhöhlen sind durch die verschiedenen Zugänge zu erreichen.

Man unterscheidet:
a) die venöse Herzkatheteruntersuchung von einer peripheren Vene in der Ellenbeuge oder von der V. femoralis aus. Hiermit ist die Messung von Druck- und Sauerstoffsättigungsverhältnissen in dem Lungenstrom, in der Ein- und Ausflußbahn des rechten Ventrikels und in den verschiedenen Etagen des rechten Vorhofes sowie den Hohlvenen möglich. Ferner gelingt die Sondierung von Vorhofseptumdefekten und fehleinmündenden Lungenvenen oder Hohlvenen. Es läßt sich ferner nach dem Fick-Prinzip das Herzminutenvolumen unter Verwendung der arteriovenösen Sauerstoffdifferenz, bezogen auf die Sauerstoffaufnahme (S. 25), ermitteln. An die venöse Herzkatheteruntersuchung kann eine Pulmonalisangiographie oder eine Dextrographie angeschlossen werden;
b) die transseptale Herzkatheteruntersuchung von der rechten V. femoralis aus. Durch den transseptalen Herzkatheter sind nach Punktion des Vorhofseptums Druckmessungen und O_2-Sättigungsbestimmungen in den Pulmonalvenen, im linken Vorhof und linken Ventrikel möglich. Dies wird zur Diagnosesicherung von Mitralfehlern ausgenutzt. Zur Bestimmung des Druckgradienten zwischen linkem Vorhof und linker Kammer bei stenosierter Mitralklappe wird zusätzlich ein zweiter Katheter arteriell auf retrogradem Wege von der A. femoralis in den linken Ventrikel plaziert. Es sind über beide Katheter somit simultane Druckmessungen in der linken Kammer bzw. im linken Vorhof möglich;
c) retrograde arterielle Sondierung der Aorta und des linken Ventrikels von der Aorta femoralis. Diese Technik dient zur Druckmessung in der linken Kammer und in der Aorta, insbesondere zur Erstellung einer Druckrückzugskurve, mit der z. B. das Ausmaß einer Aortenklappenstenose gemessen wird. Dieser Zugang gilt als Methode der Wahl zur Aortographie und Lävokardiographie;
d) transbrachiale Sondierung der Aorta und des linken Ventrikels von der A. brachialis. Die transbrachiale Katheterisierung wird dann durchgeführt, wenn der retrograde arterielle Zugang zur Durchführung einer Lävokardio- oder Aortographie von den Femoralarterien aus nicht möglich ist (z. B. Aortenisthmusstenose, Beckenarterienverschluß).

Möglichkeiten des Herzkatheters

Druckmessung

Einen Überblick über normale Druckwerte gibt Abb. 32. Eine Steigerung der systolischen Druckwerte findet sich im linken bzw. rechten Ventrikel bei Widerstandsbelastung im nachgeschalteten Kreislauf (z. B. Aortenisthmusstenose, Aortenstenose, systemisch-arterielle Hypertonie bzw. Pulmonalstenose, pulmonal-arterielle Hypertonie). Eine insuffiziente Ventrikelfunktion geht mit einer Erhöhung der enddiastolischen Druckwerte einher. Diagnostisch direkt vewertbare Ergebnisse liefert die Druckmessung, wenn z. B. Druckdifferenzen vor und hinter einer Herzklappe gemessen werden, womit eine Klappenstenose bewiesen werden kann. Zur Beurteilung des sogenannten pulmonal-kapillären Verschlußdruckes lassen sich Ballonkatheter über den rechten Ventrikel und die A. pulmonalis bis vor die Lungenkapillaren schieben. Blockt man für die kurze Zeit der Druckmessung den Ballon, der auf der präkapillären Ebene liegen soll (sog. „wedge position"), so registriert das Katheterspitzenmanometer Druckwerte des nachgeschalteten venösen Kreislaufabschnittes. Bei kontinuierlicher Messung in der sog. „wedge position" würden Perfusionsstörungen nicht zu vermeiden sein.

Da die Druckwerte in den Lungenvenen annähernd mit dem linksatrialen Mitteldruck übereinstimmen und dieser mit dem linksventrikulären enddiastolischen Druck, informiert der pulmonalkapilläre Verschlußdruck über die Druckverhältnisse im linken Herzen. Da der pulmonal-kapilläre Verschlußdruck auch dem enddiastolischen Pulmonalarteriendruck entspricht, wird für das Monitoring des Füllungsdruckes des linken Ventrikels in der Regel dieser Druck gemessen.

Messung der Sauerstoffsättigung

Die Messung der Sauerstoffsättigung läßt (Tab. 4) die Lokalisation von Kurzschlußverbindungen zwischen rechtem und linkem Herzen sowie zwischen den großen Gefäßen zu und erlaubt Aussagen über deren Lage und Ausmaß. Bei einem Vorhofdefekt bzw. fehleinmündenden Lungenvenen ist der Sauerstoffgehalt des Blutes im rechten Vorhof erhöht und höher als in der V. cava. Beim isolierten Ventrikelseptumdefekt ist der Sauerstoffgehalt im rechten Ventrikel höher als im rechten Vorhof. Beim offenen Ductus arteriosus Botalli ist der Sauerstoffgehalt in der Pulmonalarterie höher als im rechten Herzen.

Herzzeitvolumina und abgeleitete Parameter

Die Messung des Herzzeitvolumens ist möglich nach dem Fick-Prinzip. Demgemäß ist die Aufnahme oder Abgabe eines Indikators durch ein Organ gleich dem Produkt aus Blutfluß und arteriovenösem Konzentrationsunterschied. Das Fick-Prinzip bedient sich des Indikators Sauerstoff.

Abb. 32 Übersicht über Druckkurven und Druckwerte der unterschiedlichen Herzkammern und großen Gefäße. Bei den Vorhofdruckkurven unterscheidet man a, c- und v-Welle und das x- und y-Tal. Typisch für eine Insuffizienz der Mitral- oder Trikuspidalklappen ist eine Aufhebung des x-Tales mit einer Erhöhung der v-Welle. Bei Compliancestörung des linken und rechten Ventrikels ist die a-Welle gegenüber der v-Welle erhöht. Bei Vorhofflimmern fehlt die a-Welle.

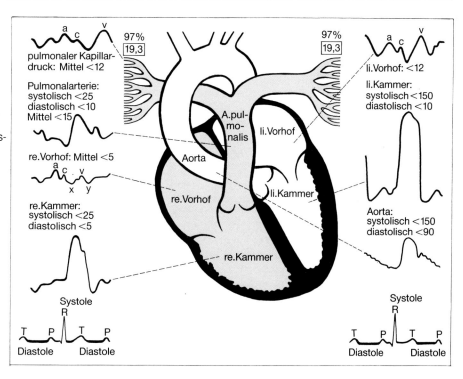

Tabelle 4 Sauerstoffgehalt in Vol% und Sauerstoffsättigung in % in den Herzkammern und großen Gefäßen.

	Vol%	%
Aorta	19	95
Linker Ventrikel	19	95
Linker Vorhof	19	95
A. pulmonalis	15	75
Rechter Ventrikel	15	75
Rechter Vorhof	15	75

Bei Kenntnis der Sauerstoffaufnahme (Spirometer) läßt sich das Herzminutenvolumen über die Messung der Konzentration von Sauerstoff in den Lungenarterien und den Lungenvenen nach folgender Formel berechnen:

$$HMV = \frac{O_2\text{-Aufnahme (ml } O_2/\text{min)}}{\text{arteriovenöse } O_2\text{-Differenz (ml } O_2/\text{l Blut)}}$$

HMV = Herzminutenvolumen

Da die Lungenvenen nur transseptal zu erreichen sind und die in der Aorta bestimmte O_2-Konzentration der Lungenvenenkonzentration entspricht, wird die arterielle O_2-Sättigung zur Berechnung verwandt. Einfacher als die Berechnung des HMV über das Fick-Prinzip ist die Bestimmung mit Hilfe der Indikatorverdünnungsmethode. Verwandt wird heute fast nur noch die Thermodilutionsmethode. Die für die Rechtsherzsondierung verwandten Katheter besitzen dazu eine weitere Öffnung 30 cm distal der Spitze mit separatem Lumen und außerdem eine Thermistor-Sonde an der Katheterspitze.

Durch Injektion kalter Kochsalzlösung, d.h. unter der Körpertemperatur liegender Kochsalzlösung, im Bolus wird eine kontinuierliche Änderung der Temperatur in Spannungsänderung umgesetzt. Durch Kenntnis der Temperaturdifferenz, der Injektionsmenge und der Integrierung der Spannungsänderung wird das Herzminutenvolumen nach folgender Formel berechnet:

$$HMV\ [l/min] = \frac{(1,08)\ CT\ (60)\ VI\ (TB-TI)}{1,22\ TB\ (t)\ dt}$$

CT = Korrekturfaktor
60 = Sekunde/Minute
VI = Injektionsvolumen
TI = Injektionsdauer
TB = Bluttemperatur
1,22 = Kompensationsfaktor für die integrierte Fläche nach dem 30% Schnitt
TB (t) dt = Integral für Bluttemperaturwechsel

Die Methode wird heute vollcomputerisiert über bettseitig verwendbare Geräte angeboten und auf allen Intensivstationen verwandt. Daher stehen neben Druck- auch Herzleistungsparameter zur Verfügung.

Sondierung von Shunt-Verbindungen

Durch Sondierungen sind folgende Mißbildungen direkt nachweisbar:

Vorhofseptumdefekt, Einmündung von Lungenvenen in den rechten Vorhof, hoher und tiefer Ventrikelseptumdefekt, offener Ductus arteriosus Botalli.

Selektive Angiokardiographie

Bei der selektiven Angiokardiographie wird Kontrastmittel in eine Herzkammer oder ein zentrales Gefäß eingebracht, so daß die Kontrastmittelpassage durch einen Teil oder das gesamte Herz und die großen Gefäße verfolgt werden kann (Abb. 33). Man spricht von selektiver Lävokardiographie, selektiver Dextrokardiographie, Pulmonalisangiographie und Aortographie. Die Aufgabe der Angiokardiographie ist es, Informationen über Herzanatomie und -funktion zu liefern, wobei sie grundsätzlich durch Druckmessungen vor, während und nach der Kontrastmittelinjektion ergänzt wird. Soll die Druckmessung während der Ventrikulographie durchgeführt werden, muß ein spezieller Katheter verwandt werden, der über einen an der Katheterspitze angebrachten Druckaufnehmer mit einem zusätzlichen Lumen die Kontrastinjektion erlaubt. Diese simultane Aufzeichnung von Druck und Volumen dient zur Erstellung von Druckvolumenschleifen, die zur Berechnung der Herzarbeit und -leistung notwendig sind. Über den spitzennahen Druckaufnehmer gelingt die Druckregistrierung fast dämpfungsfrei.

Die Darstellung erfolgt meist in 2 Ebenen (biplane RAO/LAO-Darstellung oder biplane posteroanteriore/linkslaterale Darstellung). Die Aufzeichnung erfolgt röntgenkinematographisch auf Film (35 mm Film, bis zu 60 Bilder pro Sekunde). Neben der Darstellung der Herzanatomie ist die Angiokardiographie bzw. die neue Technik der DA (s. dort) eine Methode zur Herzvolumenberechnung. Diese erfolgt nach der Scheibchensummations-, Simpson- oder Flächenlängenmethode unter Annahme eines Rotationsellipsoides. Weitere davon abgeleitete Parameter, mittels derer Aussagen über die Herzfunktion möglich sind, sind:
- das Schlagvolumen (enddiastolisches-endsystolisches Volumen),
- die Austreibungsfraktion (Schlagvolumen: enddiastolisches Volumen),
- Regurgitationsvolumen bei Klappeninsuffizienzen (angiokardiographisch bestimmtes Schlagvolumen – HMV nach der Fick-Methode).

Indikationen zur selektiven Lävokardiographie

(selektive Plazierung des Katheters in den linken Ventrikel, Zugang retrograd perkutan über die A. femoralis, seltener transbrachial)
- Aortenklappenfehler
- Mitralklappenfehler
- Ventrikelseptumdefekt mit Links-rechts-Shunt
- Canalis atrioventricularis communis
- Beurteilung der Myokardfunktion, insbesondere bei koronarer Herzerkrankung, insbesondere präoperativ
- Aneurysmabildung des linken Ventrikels
- Wandbewegungsstörungen des linken Ventrikels
- Kardiomyopathien

Indikation zur selektiven Dextrokardiographie

(selektive Plazierung des Katheters in die rechte Herzkammer, Zugang perkutan retrograd über die V. femoralis)
- Pulmonalklappenfehler
- Trikuspidalklappenfehler
- Trikuspidalatresie
- Vitien mit Rechts-links-Shunt (z. B. Fallot-Symptomkomplex, Vitien mit Shunt-Umkehr)
- Rechtsinfarkt
- Pericarditis constrictiva

Die Kombination von Laevokardiographie und Dextrokardiographie ist bei der Transposition der großen Gefäße, dem Truncus und Pseudotruncus arteriosus communis erforderlich.

Indikation zur selektiven Aortographie

(selektive Plazierung des Katheters in der Aorta ascendens, Zugang retrograd perkutan über die A. femoralis, seltener transbrachial)
- Aortenklappeninsuffizienz
- thorakales Aortenaneurysma
- Aortenisthmusstenose
- Aneurysma des Sinus aortae
- Ductus arteriosus Botalli apertus

Indikation zur selektiven Pulmonalisangiographie

(selektive Plazierung des Katheters in den Pulmonalishauptstamm, Zugang retrograd über die V. femoralis)
- Lungenembolie
- organische und relative Pulmonalklappeninsuffizienz
- AV-Fisteln der Lunge
- Tumoren des linken Vorhofs
- Durchlaufangiographie zur Darstellung des linken Vorhofs und linken Ventrikels, z. B. nach Aorten- und Mitralklappenersatz

Kontraindikation für die Angiographie

- schwere Kontrastmittelallergie
- akute Herzinsuffizienz
- floride entzündliche Herzerkrankung
- Hyperthyreose
- eingeschränkte Nierenfunktion

Komplikationen

Alle Methoden der Angiokardiographie sind invasive Eingriffe, da das Blutgefäßsystem durch Katheter oder Punktionsnadeln erschlossen wird. Die Komplikationen sind unter 2 Aspekten zu betrachten:
a) lokale Komplikationen am Ort der Punktionsstelle,
b) Komplikationen am Herzen,
c) Komplikationen durch Kontrastmittel.

Zu a) Die lokalen Komplikationen an der Punktionsstelle (Nachblutung, Thrombose, Embolie, AV-Fistelbildung, Aneurysma) entsprechen denjenigen aller anderen perkutanen Katheterangiographien (0,3–1%)

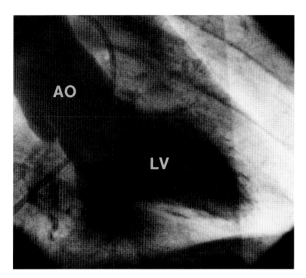

Abb. 33 Angiokardiogramm des linken Ventrikels (Lävokardiogramm, Cineventrikulogramm), liegender Pigtail-Katheter im linken Ventrikel, Systole mit KM-Ejektion in die Aorta.

Zu b) Leichte kardiale Komplikationen in Form von EKG-Veränderungen, Tachykardien – ausgelöst durch Berührung des Endokards – und ischämieinduzierte pektanginöse Beschwerden und Rhythmusstörungen sind häufig und verlangen entsprechende medikamentöse Maßnahmen evtl. sogar den Abbruch der Untersuchung.

Zu c) Die fortschreitende Entwicklung von Röntgenkontrastmitteln hat ernste Komplikationen wie z.B. Arrhythmien oder Asystolien nach Koronarographien seltener gemacht. Empfehlenswert sind nichtionische Kontrastmittel, bei denen Natrium oder Megluminsalz durch hydrophile Gruppen ersetzt werden und sich durch das Fehlen des Säureanteils durch eine sehr niedrige Osmolarität bei gleich hohem Jodgehalt auszeichnen.

Koronarographie

Zur angiographischen Darstellung der Herzkranzgefäße ist die selektive Koronarographie die Methode der Wahl. Sie erfolgt entweder über den transfemoralen Zugang (Methode nach Judkins) oder über eine Arteriotomie oder Punktion der Ellenbeugenarterie (Methode nach Sones). Der Vorteil der Sones-Methode liegt darin, daß das komplette Untersuchungsprogramm, d.h. die Sondierung der rechten und linken Herzkranzarterie sowie das obligat anzufertigende Lävogramm ohne Katheterwechsel durchgeführt werden können. Es muß jedoch ggf. eine Arteriotomie in Kauf genommen werden. Bei der Judkins-Methode ist als wesentlicher Vorteil die unkomplizierte Femoralarterienpunktion anzuführen. Allerdings muß hier zur Durchführung des kompletten Untersuchungsprogrammes ein dreifacher Katheterwechsel durchgeführt werden, da die rechte und linke Koronararterie nur durch speziell gekrümmte Katheter zu sondieren ist. Vorteilhaft ist die bessere und stabilere Lage des Katheters zur Kontrastinjektion oder Intervention. Für die Lävokardiographie ist dann ein weiterer Spezialkatheter erforderlich. Bei der Durchleuchtung bedient man sich des Röntgenbildverstärkers bzw. des Röntgenfernsehens. Die Dokumentation der Koronarographie erfolgt kinematographisch auf 35-mm-Film. Die gebräuchlichsten Darstellungsebenen sind die 30-Grad-RAO- und 90-Grad-LAO-Projektionen sowie kaudokraniale LAO-Projektionen. Ziel der verschiedenen Projektionsebenen ist es, die Koronararterien und ihre Äste im Profil darzustellen, um die Ausdehnung der stenotischen Prozesse, den Stenosegrad, die pathomorphologischen Gefäßveränderungen und Kollateralkreisläufe genau zu erfassen. Das Lumen eines gesunden intakten Koronargefäßes stellt sich als gleichmäßiges, glattes, homogenes Band dar; ein pathologisches Gefäß zeigt sich vermehrt geschlängelt als Ausdruck einer diffusen Koronarsklerose, umschrieben eingeengt (konzentrisch oder exzentrisch) oder langstreckig stenosiert. Hämodynamisch wirksam ist eine Stenose über 70%, wobei die Stenose um so gravierender ist, je weiter proximal sie sitzt. Langsam eingetretene zentrale Verschlüsse können mit dem Leben vereinbar sein, wenn sich suffiziente Umgehungskreisläufe bilden.

Die Lävokardiographie geht der Koronarographie voraus, da die Kontrastmittelinjektion potentiell negativ inotrop wirkt und so eine fälschlich reduzierte Funktion des linken Ventrikels nach vorausgehender Koronarographie bestimmt würde.

Indikationen zur selektiven Koronarographie

– koronare Herzerkrankung
– Status der Koronarien vor Klappenersatz
– Verlaufsanomalien von Koronararterien vor Herzoperationen

Komplikationen

– schwere Arrhythmien (Kammerflimmern 0,7 bis 1,3%)
– temporäre oder reversible Asystolien (0,1–0,2%)
– Myokardinfarkt (fehlerhafte intramurale Injektion, Thrombose oder Embolie der sondierten Koronararterie, Dissektion der Intima durch Kathetermanipulation [0,6%])
– zerebrale Embolien (bei arteriosklerotisch veränderter Aorta, Ablösen von arteriosklerotischen Plaques durch die Katheterspitze, Abschwemmen von Thromben an der Katheterspitze)
– Lungenembolie

Der diagnostische Zugewinn durch die angiographische Abklärung soll in jedem einzelnen Kapitel gesondert besprochen werden.

Grundlagen der konventionellen röntgenologischen Herzdiagnostik

Topographie in den 4 Standardprojektionen

Bei der Herzfernaufnahme gibt es 4 verschiedene Standardprojektionen, 2 davon sind gebräuchlich:
- das dorsoventrale Bild
- das linke Seitbild
- das rechte vordere Schrägbild (right anterior oblique view = RAO-Projektion)
- linkes vorderes Schrägbild (left anterior oblique view = LAO-Projektion)

Das dorsoventrale Bild (dorsoventraler oder posterior-anteriorer Strahlengang)

Wie eine halbschematische anatomische Darstellung des Herzens (Abb. 34) zeigt, stellt sich das Herz im Röntgenbild lediglich als homogenes Organ dar. Hieraus ergibt sich der Zwang, aus den Konturen des Herzens und deren Änderung Rückschlüsse auf die Topographie der einzelnen Herzhöhlen zu ziehen. Bei diesem Verfahren, das Röntgenbild des Herzens zu analysieren, kann aber nur die Aussage getroffen werden, welcher Herzabschnitt randständig ist und auch dies ist nicht immer sicher. Die Ausdehnung der Herzhöhlen ist somit nur unvollkommen zu beurteilen.

Beim normalen Herzen (Abb. 35) entspricht die oberste linke Begrenzung des Mediastinums dem distalen Aortenbogen. Nach unten schließen sich Aorta descendens, das Pulmonalissegment, linkes Herzohr (als Teil des linken Vorhofes) und linker Ventrikel an. Bei dem sogenannten Pulmonalissegment handelt es sich meist um den Hauptstamm, selten um den linken Hauptast der Pulmonalarterie. Dieser Platz wird unter normalen Verhältnissen nie vom Conus pulmonalis, der muskulären distalen Ausstrombahn der rechten Kammer eingenommen. Die Herzspitze wird vom linken Ventrikel gebildet. Das Septum interventriculare ist im konventionellen Bild nicht abgrenzbar. Die Grenze zwischen rechter und linker Kammer findet sich im

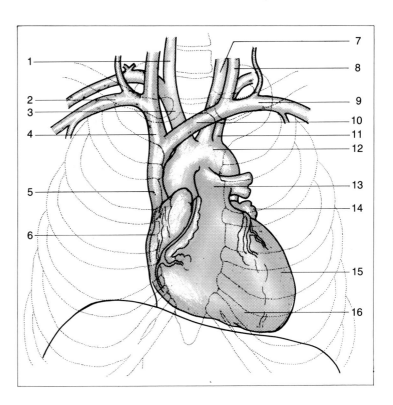

Abb. 34 Halbschematische anatomische Darstellung des Herzens und der großen Gefäße.
1 = A. carotis communis dextra
2 = V. subclavia sinistra
3 = Truncus brachiocephalicus
4 = V. brachiocephalica dextra
5 = V. cava superior
6 = Atrium dexter
7 = A. carotis communis sinistra
8 = V. jugularis sinistra
9 = V. subclavia sinistra
10 = V. brachiocephalica sinistra
11 = A. subclavia sinistra
12 = Arcus aortae
13 = Truncus pulmonalis
14 = Atrium sinistrum (Herzohr)
15 = Ventriculus sinister
16 = Ventriculus dexter (nicht randbildend).

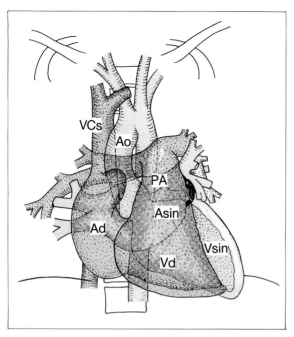

Abb. 35 Schematische anatomische Gliederung des Herzens im Übersichtsbild.
Ao = Aorta,
PA = Truncus pulmonalis,
Ad = Atrium dextrum,
Asin = Atrium sinistrum,
Vd = Ventriculus dexter,
VCs = V. cava superior,
Vsin = Ventriculus sinister.

Das linke Seitbild

Die vordere Herzkontur im linken Seitbild wird im unteren Drittel des Sternums gebildet vom Ausflußtrakt des rechten Ventrikels, dem supravalvulären Anteil der Pulmonalarterie und der Aorta ascendens. Die V. cava superior sowie der Arcus aortae und die größeren Äste der A. pulmonalis bilden die hintere Herz- und Gefäßkontur. Es folgen kaudal der linke Vorhof und der linke Ventrikel (Abb. 36). Die hintere Herzkontur, das Zwerchfell und die Wirbelsäule schließen den retrokardialen Raum ein. Bei tiefer Inspiration werden ferner supradiaphragmale Anteile der V. cava inferior sichtbar.

Die Seitenansicht ist zur Lokalisation von Klappenverkalkungen besser geeignet als die d.-v. Übersicht. Zieht man eine Linie vom linken Hauptbronchus zum anterioren kostophrenischen Sulkus, so sind oberhalb dieser Linie liegende Klappenverkalkungen der Aorten- und Pulmonal-, unterhalb liegende Klappenverkalkungen der Mitral- und Trikuspidalklappe zuzuordnen (Abb. 38 und 39). Das linke Seitbild ist also für die Beurteilung folgender Herzkammern geeignet:
- rechter Ventrikel,
- linker Vorhof,
- linke Kammer.

Bereich der Herzvorderfläche und ist damit im konventionellen Röntgenbild nicht zu erkennen. Die konkave Eindellung des linken Herzrandes zwischen Aorta und Ventrikel (Herztaille oder Herzbucht) kann unterschiedlich ausgeprägt sein. Eine ausgefüllte, konvexbogig begrenzte Herzbucht ist nicht ohne weiteres pathologisch. Dies gilt besonders für Kinder und Jugendliche bis etwa 16 Jahre, bei denen das Pulmonalissegment physiologisch leicht prominent ist.

Die rechte Begrenzung des Mediastinums beginnt kranial mit der oberen Hohlvene, an die sich die Aorta ascendens anschließt. Diese tritt im fortgeschrittenen Alter durch zunehmende Dilatation im Aszendensbereich deutlich hervor. Weiter nach kaudal schließt sich dann der rechte Vorhof an. Sowohl beim normalen als auch beim vergrößerten rechten Ventrikel wird der rechte Herzrand allein durch den rechten Vorhof eingenommen. Ausnahmen bilden Rotations- und Lageanomalien des Herzens. Im d.-v. Bild sind damit zu beurteilen:
- V. cava superior,
- rechter Vorhof,
- Aorta ascendens und Arcus aortae,
- Truncus pulmonalis,
- linkes Herzohr (als Teil des linken Vorhofes),
- linker Ventrikel.

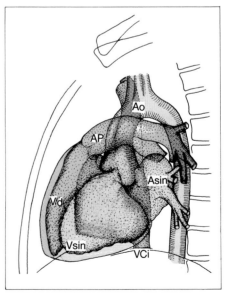

Abb. 36 Schematische anatomische Gliederung des Herzens im Seitbild.
Ao = Aorta,
AP = Truncus pulmonalis,
Asin = Atrium sinistrum,
Vd = Ventriculus dexter,
VCi = V. cava inferior,
Vsin = Ventriculus sinister.

Topographie in den 4 Standardprojektionen 31

Abb. 37 Schematische anatomische Gliederung des Herzens in der **a**) links- und **b**) rechtsschrägen Projektion.
Ao = Aorta,
Aod = Aorta descendens,
Ad = Atrium dextrum,
AP = Truncus pulmonalis,
Vd = Ventriculus dexter,
Vsin = Ventriculus sinister,
VCs = V. cava superior,
Asin = Atrium sinistrum.

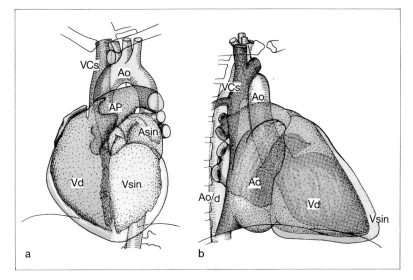

Abb. 38 Projektion der Herzklappen in der Übersichtsaufnahme und im Seitbild. A = Aortenklappe, P = Pulmonalklappe, M = Mitralklappe, T = Trikuspidalklappe.

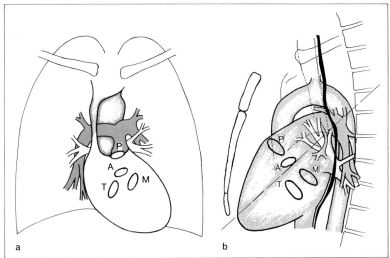

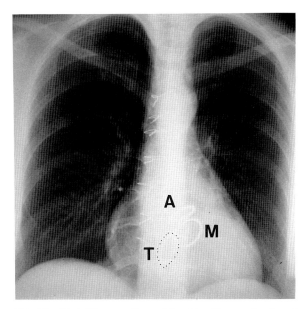
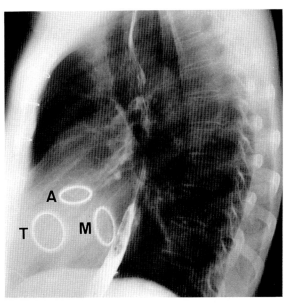

Abb. 39 Projektion von 3 ersetzten Herzklappen in vitro: A = Aortenklappenersatz, M = Mitralklappenersatz, T = Trikuspidalklappenersatz (im Übersichtsbild zur Verdeutlichung gepunktet).

Das rechte vordere Schrägbild (RAO-Projektion)

Der Patient dreht sich um etwa 60 Grad mit der rechten Schulter zum Film. Damit kann die linke Herzkontur völlig aus der Wirbelsäule herausgedreht werden. Die rechte Herzbegrenzung wird nun im oberen Anteil gebildet von der Hinterseitenwand des linken Vorhofes und im unteren Anteil vom rechten Vorhof. Die linke Herzbegrenzung wird von der aszendierenden Aorta geformt, nach kaudal vom Hauptstamm der rechten Pulmonalarterie und dem rechtsventrikulären Ausflußtrakt (Abb. 37).

Das rechte vordere Schrägbild eignet sich somit zur Beurteilung:
– des linken Vorhofes,
– der Ausflußbahn des rechten Ventrikels.

Das linke vordere Schrägbild (LAO-Projektion)

Der Patient dreht sich um 60 Grad mit der linken Schulter zum Film. Dies ist die einzige Projektion, in der der linke Vorhof freiprojeziert ist. Der linke Vorhof bildet das obere Drittel der linken dorsalen Herzkontur. Die unteren $2/3$ der Herzkontur nimmt der linke Ventrikel ein. Die rechte Herzkontur formt überwiegend der rechte Vorhof und supradiaphragmal für ein kleines Stück der rechte Ventrikel (Abb. 37).

In der LAO-Projektion lassen sich die großen Gefäßstämme des großen und kleinen Kreislaufs voneinander frei projizieren.

Das linke vordere Schrägbild eignet sich zur Beurteilung:
– des linken Vorhofes,
– des linken Ventrikels,
– des rechten Vorhofes,
– des Verlaufes der Aorta thoracalis,
– der linken Pulmonalishauptarterie.

Die Beschreibung der Projektionen in LAO- und RAO-Projektion hat heutzutage insbesondere für die DSA, die konventionelle Angiographie und die Durchleuchtung Bedeutung, da man sich in den allermeisten Fällen routinemäßig mit der d.-v. und seitlichen Röntgenaufnahme des Thorax begnügt.

Das Herz des Kindes

Das Herz des Neugeborenen ist relativ groß. Bei teilweise erheblichen Unterschieden im einzelnen Fall zeigt das Herz des jungen Kindes einige Besonderheiten gegenüber dem Röntgenbild, das man im späten Kindesalter und beim Erwachsenen sieht. Es ist meist weniger gegliedert als dieses. Die oberen Herzabschnitte, d. h. die Herzbasis sowie das obere Mediastinum in Höhe von Aorta und Pulmonalis, sind sehr breit. Die einzelnen Strukturen lassen sich an den Rändern nicht abgrenzen (Abb. 40).

Zweifellos ist diese infantile Form des Herzschattens zum Teil durch die räumlichen Verhältnisse bedingt, da sich der kindliche Brustkorb durch seine geringe Höhe, aber eine große Tiefe auszeichnet. Die geringe Höhe ist durch einen für dieses Alter physiologischen Zwerchfellhochstand bedingt. Hierdurch werden Herz und Gefäße gestaucht, so daß ihre Abgrenzung voneinander nur sehr schwierig bzw. unmöglich ist.

Von großer Bedeutung für die Bewertung des Herzbefunds beim jungen Kind ist die Thymusdrüse. Durch ihre Lage im vorderen oberen Mediastinum ist sie von den großen Gefäßen nicht abzugrenzen und täuscht dadurch ein sehr breites Gefäßband vor.

Mit zunehmendem Alter erfährt die Herzkontur eine Veränderung ihrer relativen Größe und Form, bis etwa im Schulalter allmählich die Verhältnisse erreicht sind, wie sie beim Erwachsenen vorgefunden werden. Die Formänderung beruht in erster Linie auf der Verkleinerung der Thymusdrüse. Dadurch wird der suprakardiale Abschnitt des Mediastinums schmäler. Aortenbogen, Pulmonalishauptstamm und das linke Herzohr sind immer deutlicher abgrenzbar. Neben diesen Veränderungen spielt freilich auch die Umformung durch das fortschreitende Wachstum des Brustraums eine bedeutende Rolle. Der Brustraum wird länger. Hierdurch kommt es insgesamt zu einer Streckung des Mediastinums sowie des Herzens, so daß die Ausprägung der Herzbucht deutlicher wird. Auch die Herzzwerchfellwinkel sind im Schulalter annähernd so ausgebildet wie beim Erwachsenen. Ein Befund, der etwa bis 16 Jahre erhalten bleibt, ist die Vorwölbung des Pulmonalishauptstammes. Bis zu diesem Alter ist diese Veränderung physiologisch anzusehen. Persistiert sie, so muß eine valvuläre Pulmonalstenose mit poststenotischer Dilatation der Pulmonalarterie ausgeschlossen werden.

Röntgenologische Bestimmung der Herzgröße und des Herzvolumens

Die im Röntgenbild erkennbare Vergrößerung des Herzens ist ein wichtiger Indikator für eine Herzerkrankung. Wenn auch keine feste Korrelation zum Grad der Herzerkrankung besteht, so ergibt doch die Angabe eines über die Norm vergrößerten Herzens und besonders die Verlaufsbeobachtung dem Kliniker eine wichtige Information. Die Größenbewertung des Herzens erfolgt mit Hilfe der herzfernen Aufnahme. Das Röntgenbild, das mit einem 2-m-Fokus-Film-Abstand angefertigt wird, reproduziert das Herz auf dem Röntgenbild in annähernd normaler Größe, da der Verlauf der Röntgenstrahlen fast parallel zur Seitenausdehnung des Herzens verläuft. Das gängigste Herzmaß, das auf dem d.-v. Röntgenbild gewonnen werden kann, ist der Transversaldurchmesser des Herzens.

Röntgenologische Bestimmung der Herzgröße und des Herzvolumens 33

Abb. 40 Schematische Darstellung der Herzkammern und großen Gefäße bei Neugeborenen (gestrichelte Linie = Thymus), Kleinkindern und Jugendlichen.

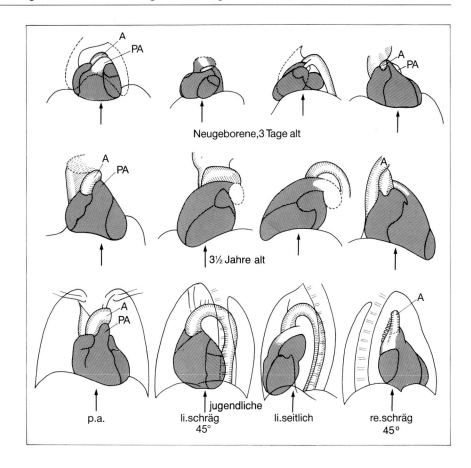

Es handelt sich dabei um die Summe der größten Entfernung des äußersten rechten und linken Herzrandes von der Mittellinie (Abb. 41).

Setzt man dieses Maß in Relation zum Thoraxquerdurchmesser (Abb. 41), so erhält man den CT-Quotienten (cardiothoracic ratio). Es soll am normal großen Herzen ein Verhältnis 1:2 nicht überschritten werden. Eine Überschreitung des CT-Quotienten bedeutet in jedem Fall eine pathologische Vergrößerung. Bei der Ausmessung des CT-Quotienten ist jedoch zu beachten, daß dieses Maß von der Atemlage, dem Zwerchfellstand und der Thoraxform abhängt. So kann z. B. bei einem paretischen Zwerchfellhochstand bzw. einem Pectus excavatus der CT-Quotient nicht zur Beurteilung einer Herzvergrößerung herangezogen werden. Aussagekräftig und von klinischer Relevanz ist der CT-Quotient insbesondere bei Verlaufsbeobachtungen. Zur Berechnung des relativen Herzvolumens nach Amundson ist die röntgenologische Ausmessung des Längen- und Breitendurchmessers notwendig (Abb. 42), ferner die Berechnung des größten Ausmessers des Herzens im Seitbild, dem Tiefendurchmesser.

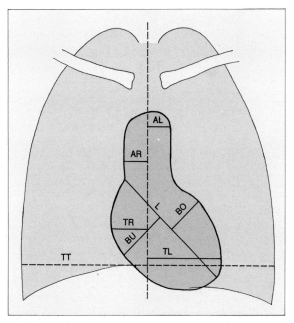

Abb. 41 Herzmaße im Übersichtsbild. Herztransversaldurchmesser T = TR + TL, CT-Quotient = Thoraxtransversaldurchmesser TT : T, AL = Durchmesser der linksseitigen Aorta, AR = Durchmesser der rechtsseitigen Aorta (AL + AR = 1,8 bis 3,8 cm), L = längste Diagonale durch das Herz, B = BU + BO, senkrecht auf L stehende Diagonale.

34 Grundlagen der konventionellen röntgenologischen Herzdiagnostik

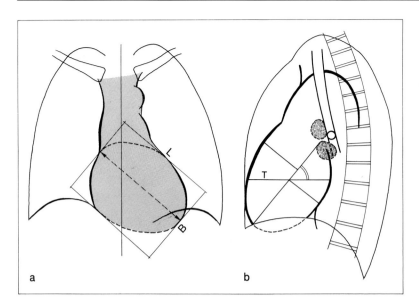

Abb. 42 Berechnung des Herzvolumens aus **a**) Übersichts- und **b**) Seitbild.
L = Länge,
B = Breite,
T = maximaler Tiefendurchmesser.

$$V = \frac{0{,}4 \times L \times B \times T}{KO}$$

Formel nach Amundson zur Berechnung des Herzvolumens

V   = relatives Herzvolumen
L   = Längendurchmesser
B   = Breitendurchmesser
KO = Körperoberfläche
T   = Tiefendurchmesser

Seit der Einführung der sonographischen, angiographischen und nuklearmedizinischen Methoden zur Bestimmung des Herzvolumens kommt dem Röntgennativbild bei dieser Fragestellung nur noch geringe Bedeutung zu.

Vergrößerung der einzelnen Herzkammern im Röntgenbild

Vergrößerung des linken Ventrikels

Da der linke Ventrikel im d.-v. Röntgennativbild links randbildend ist, führt seine Vergrößerung zu einer Linksverbreiterung des Herzens mit einer Zunahme des Transversaldurchmessers. Die linke Herzkontur ist dabei vermehrt gerundet. Die isolierte Verbreiterung des Herzens nach links durch den vergrößerten linken Ventrikel betont die Herzbucht und gibt dem Herz eine „aortale" Konfiguration (Abb. 43).

Der Quotient aus Herzquerdurchmesser zu Thoraxquerdurchmesser wird größer als 0,50.

Im Seitbild reicht das Herz weiter nach dorsal und füllt den Retrokardialraum aus. Der vergrößerte linke Ventrikel überragt die V. cava inferior dabei um mehr als 18 mm (Abb. 44). Wird ein Ösophagogramm durchgeführt, so wird der Ösophagus in sei-

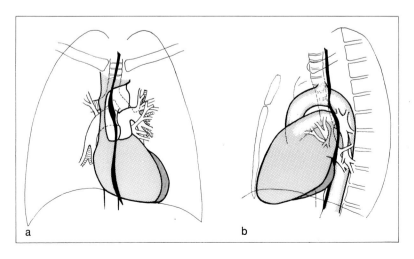

Abb. 43 Formänderung des Herzens durch eine Vergrößerung des linken Ventrikels im Übersichts- (**a**) und Seitbild (**b**).

nem unteren Anteil durch den vergrößerten linken Ventrikel konvexbogig verdrängt, ober aber der vergrößerte linke Ventrikel gleitet neben dem Ösophagus nach dorsal.

Vergrößerung des rechten Ventrikels

Der röntgenologische Nachweis eines vergrößerten rechten Ventrikels wird durch die Tatsache erschwert, daß die rechte Kammer im d.-v. Bild nirgends randständig ist. Nur bei einer ausgeprägten Vergrößerung des rechten Herzens (wie bei angeborenen Herzvitien, einer schweren Mitralstenose oder einem schweren Cor pulmonale) kann er links randbildend werden, weil durch die Rotation des Herzens der linke Ventrikel nach dorsal verlagert wird. Die beste Einstellungsebene zum Nachweis einer Vergrößerung des rechten Ventrikels ist die linksseitliche Aufnahme, bei der eine Vergrößerung des rechten Ventrikels durch eine Dichtezunahme des retrosternalen Raumes und vorderen oberen Mediastinums nachzuweisen ist, da sich die rechtsventrikuläre Ausflußbahn über eine größere Fläche dem Sternum dorsal anlegt (Abb. 45). Ferner führt die Verlagerung und Rotation des Herzens zu einer Dorsalverlagerung des linken Ventrikels, die in der Seitaufnahme die Wirbelsäule überlappen kann.

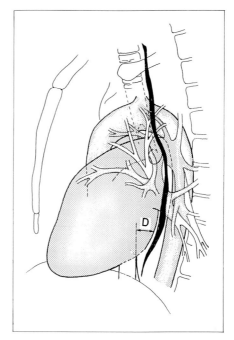

Abb. 44 Einengung des Retrokardialraumes durch den linken Ventrikel. D = Distanz zwischen hinterer Kontur der V. cava inferior und der Hinterwand des linken Ventrikels. D darf im Normalfall 1,8 cm nicht überschreiten (aus Hoffmann u. Rigler: Radiology 85 [1965] 93).

Vergrößerung des linken Vorhofes

Am linken Herzrand füllt in der d.-v. Aufnahme der vergrößerte linke Vorhof bzw. das vergrößerte linke Herzohr die Herzbucht unterhalb des Pulmonalissegmentes konvexbogig aus (Abb. 46). Nach rechts kann der linke Vorhof in der Kontur des rechten Vorhofes durch eine zweite Kontur (Doppelkontur) erkennbar werden, die dem normalerweise nicht sichtbaren Eigenschatten des vergrößerten linken Vorhofes entspricht. Ein stark vergrößerter linker Vorhof überragt sogar die Kontur des Rechten und wird randbildend. Die extreme Vorhofvergrößerung führt zur Anhebung der Trachealbifurkation.

Im linken Seitbild pelottiert ein vergrößerter linker Vorhof im Ösophagogramm den Ösophagus und verlagert ihn unmittelbar unterhalb der Karina nach dorsal. Ist der linke Ventrikel gleichzeitig nicht vergrößert, so bleibt der unmittelbar supradiaphragmal gelegene Anteil des Ösophagus in Normalposition (Abb. 46).

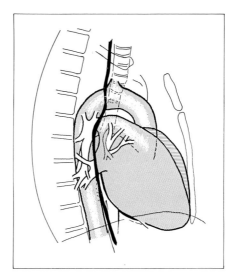

Abb. 45 Formänderung des Herzens durch eine Vergrößerung des rechten Ventrikels im Seitbild.

Vergrößerung des rechten Vorhofes

Im d.-v. Bild zeigt sich eine Vergrößerung des rechten Vorhofes durch eine Verbreiterung des Herzens nach rechts mit Zunahme des CT-Quotienten; die Konvexität des rechten Herzrandes nimmt zu (Abb. 47).

36 Grundlagen der konventionellen röntgenologischen Herzdiagnostik

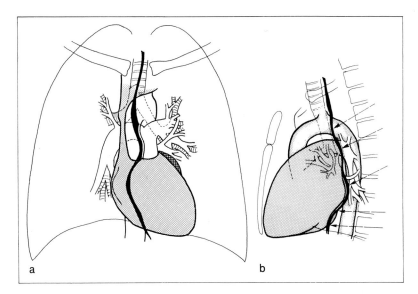

Abb. 46 Formänderung des Herzens durch eine Vergrößerung des linken Vorhofes im Übersichts- (**a**) und Seitbild (**b**).

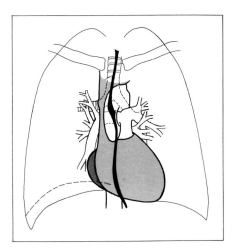

Abb. 47 Formänderung des Herzens durch eine Vergrößerung des rechten Vorhofes im Übersichtsbild.

Bedeutung der Lungengefäßzeichnung für die Herzdiagnostik (Abb. 48)

Aufgrund der niedrigen intravasalen Drucke im Lungenkreislauf beeinflußt die Schwerkraft die Durchblutung der Lunge in weit größerem Maße als dies im großen Kreislauf der Fall ist. In den Lungenunterfeldern addieren sich zu den intravasalen Drucken noch die hydrostatischen Druckwerte, so daß die Gefäße der Unterfelder in stehender Position stärker gefüllt sind, als die Gefäße der Oberfelder. In der Tat sind die Unterfelder im Stehen 3mal stärker durchblutet als die Oberfelder. Dementsprechend zeigt das d.-v. Röntgenbild bei normalen Druckwerten im kleinen Kreislauf eine stärkere Gefäßzeichnung basal als apikal. Das normale Querschnittsverhältnis der Gefäße zwischen Spitze und Basis beträgt 0,8:1. Eine Umverteilung dieses Durchblutungsverhältnisses kann daher auf eine pulmonale oder kardiale Erkrankung hinweisen (Tab. 5).

Tabelle 5 Röntgenmorphologie der Lungengefäßzeichnung bei Veränderungen des pulmonalen Druckes auf dem Boden angeborener oder erworbener Herzvitien.

Weite apikale Venen und Arterien, sog. basoapikale Umverteilung	Pulmonal-venöse Hypertension bei früher Mitralstenose, Herzinsuffizienz, Vorhoftumoren
Enge Venen basal, weite Venen apikal, enge Arterien peripher, zentrale weite Arterien	Pulmonal-arterielle Hypertonie bei später Mitralstenose, chronischer Herzinsuffizienz
Weite Arterien und Venen in allen Lungenfeldern	Hyperämie bei z. B. ASD, VSD, Ductus Botalli
Enge Arterien und Venen in der Peripherie, weite zentrale Pulmonalarterien	Schwere pulmonal-arterielle Hypertonie mit Gefäßproliferationen bei ASD, VSD, Ductus Botalli
Enge Arterien und Venen, zentral und peripher	Hypoämie z. B. bei Pulmonalstenose, Ebstein-Anomalie Perikarderguß, Vitien mit Rechts-links-Shunt (Fallot-Gruppe) relative Trikuspidalinsuffizienz auf dem Boden einer Rechtsherzinsuffizienz
Enge Arterien und Venen in der Peripherie, weite zentrale Pulmonalarterien	Pulmonal-arterielle Hypertonie bei Lungen-Sarkoidose, Pneumokoniose, Panarteriitis nodosa, primär pulmonale Hypertonie

Abb. 48 Normale Aufzweigung des Gefäßbaumes mit physiologisch verstärkter Durchblutung der Unterfelder. Normale Gefäßdurchmesser: rechte apikale Oberlappenvene kleiner als 5 mm, rechte Pulmonalarterie 9–15 mm, also kleiner als 16 mm, linke Unterlappenarterie 4 mm (nach Meshan 1981).

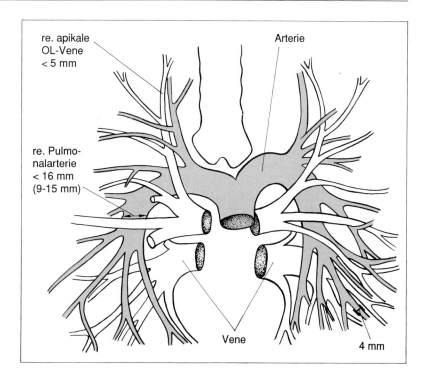

Lungenstauung

Wenn der Blutstrom bei seinem Rückfluß aus den Lungen in das Herz behindert wird (Herzinsuffizienz, dekompensierte Aortenstenose, Mitralstenose, Vorhofthromben usw.), so staut sich das Blut retrograd in die Venen des kleinen Kreislaufs zurück. Es kommt zunächst zu einer Erweiterung der Oberlappenvenen.

Aufgrund der ohnehin schon höheren intravasalen Drucke in den Unterfeldern liegt bei dieser zusätzlichen Drucksteigerung in den Gefäßen der intravasale Druck höher als der kolloidosmotische Druck und es folgt ein Flüssigkeitsaustritt in das Interstitium mit Anhebung des interstitiellen Druckes. Diese Anhebung des Gewebsdruckes führt im weiteren Verlauf in den basalen Lungenabschnitten zu einer Drosselung der Durchblutung. Es kommt zu einer Blutumverteilung mit weiten Arterien und Venen in den Oberfeldern und engen Gefäßen in den Lungenunterfeldern durch Gefäßkompression des Interstitiums (Abb. 49 A, B), was sich im Röntgennativbild als Resultat der linksventrikulären Einflußstauung neben einer Vergrößerung des linken Vorhofes sichtbar macht. Bei einer schweren Mitralstenose oder chronischen Herzinsuffizienz führt die zusätzliche aktive Vasokonstriktion der arteriellen Gefäße mit Intimaproliferation zu einer pulmonal-arteriellen Drucksteigerung. Man findet die Zeichen der pulmonal-arteriellen Hypertonie mit weiten zentralen Pulmonalarterien und einer Engstellung der Arterien in der Peripherie (Abb. 49 C).

Pulmonale Hyperämie

Die generelle Steigerung der Lungendurchblutung (aktive Lungenhyperämie bei Kurzschlußverbindungen wie ASD, VSD, Ductus Botalli) führt zu einer Volumenbelastung und damit Erweiterung aller Lungenarterien und Venen (Abb. 49 D). Die dauerhafte Einwirkung der Mehrdurchblutung führt im Bereich des arteriolen Endothels zu einer Hyperplasie, an den Intimaschichten der kleinen Gefäße zu einer Fibrose. Die hierdurch ausgelöste Widerstandserhöhung im Spätstadium bewirkt die Ausbildung einer pulmonal-arteriellen Hypertonie mit weiten zentralen und engen peripheren Lungenarterien (Abb. 49 E) sowie auf kardialer Seite zu einer Shunt-Umkehr mit Rechts-links-Shunt.

Pulmonale Minderdurchblutung

Zeigt die Lunge das Bild der Minderdurchblutung mit engen peripheren und zentralen Gefäßen (Abb. 49 F), so läßt dies auf ein vermindertes Blutangebot an die Lungen denken bei hämodynamisch wirksamer Pulmonalstenose, Vitien mit primärem Rechts-links-Shunt (Fallot-Gruppe), Ebstein-Anomalie, Perikarderguß oder auch bei relativer Trikuspidalinsuffizienz auf dem Boden der globalen Herzinsuffizienz.

Pulmonal-arterielle Hypertonie (Cor pulmonale)

Von den kardial bedingten Ursachen der pulmonal-arteriellen Hypertonie sind die Formen des Lungenhochdrucks abzugrenzen, die primär auf Lun-

38 Grundlagen der konventionellen röntgenologischen Herzdiagnostik

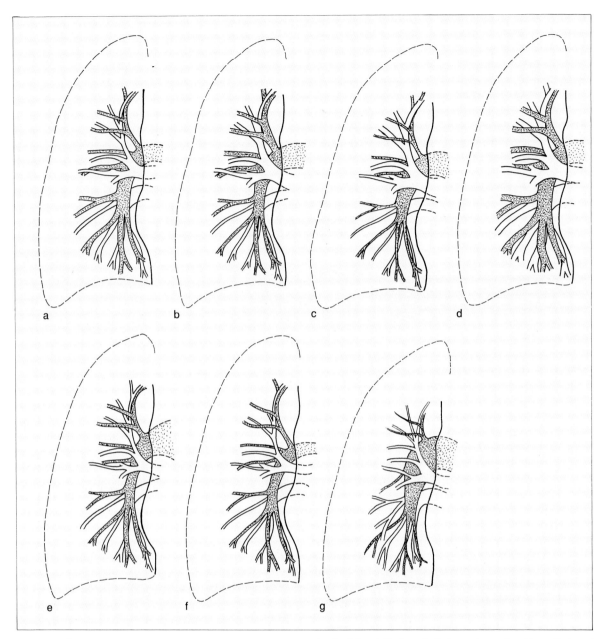

Abb. 49 Änderung der Gefäßweite und -verteilung bei geänderter pulmonaler Hämodynamik, weiß = Vene, gepunktet = Arterie.
a = normale Gefäßweite und -verteilung,
b = Gefäßverhältnisse bei pulmonal-venöser Stauung mit weiten Oberlappenvenen und weniger gefüllten Gefäßen der Unterfelder,
c = Gefäßverhältnisse bei der pulmonal-arteriellen Hypertonie in der Folge einer chronischen Lungenstauung mit weiten zentralen Pulmonalarterien, noch leicht erweiterten Oberlappenvenen und sonst engen arteriellen und venösen peripheren Gefäßen,
d = Gefäßverhältnisse bei der pulmonalen Hyperämie mit Erweiterung der Pulmonalarterien und der peripheren Arterien und Venen aufgrund der Mehrdurchblutung,
e = pulmonal-arterielle Hypertonie auf dem Boden der lang andauernden Hyperämie,
f = Gefäßverhältnisse bei pulmonaler Minderdurchblutung mit engen peripheren und zentralen Gefäßen,
g = Gefäßverhältnisse bei pulmonal-arterieller Hypertonie (Cor pulmonale parenchymale) mit enger Gefäßperipherie und weiten zentralen Pulmonalarterien.
(nach Meshan 1981)

generkrankungen zurückzuführen sind. Neben Zeichen, die für eine pulmonal-arterielle Hypertonie sprechen (weite zentrale Pulmonalarterien, Kaliberreduktion zur Peripherie) (Abb. **49G**) zeigt die Lunge Zeichen der Grunderkrankung. Eine Erweiterung der zentralen Pulmonalarterien kann dann diagnostiziert werden, wenn die Weite der rechten Pulmonalarterie 16 mm überschreitet (Abb. **48**). Beim chronisch-obstruktiven Syndrom mit Ausbildung eines Emphysems zeigt die Lunge eine generelle Transparenzerhöhung. Es kommt zum Untergang der Interalveolarsepten mit Verlust des Kapillarbettes und über diesen Mechanismus zur Ausbildung einer präkapillären pulmonal-arteriellen Hypertonie. Ferner führt eine interstitielle Lungengerüsterkrankung (Sarkoidose, Pneumokoniose) oder eine Panarteriitis nodosa der Lunge über eine Gefäßrarifizierung zu einem Lungenhochdruck. Die peripheren Arterienäste zeigen sich dabei verengt, die Venen sind ebenfalls eng als Folge des verminderten Lungendurchflusses. Das rechte Herz zeigt die Zeichen der Druckbelastung, es entwickelt sich definitionsgemäß ein Cor pulmonale (s. dort).

Lymphsystem

Ein interstitielles Lungenödem geht mit einer Abtransportstörung von Gewebsflüssigkeit über die Lymphbahnen einher, so daß diese eine Kaliberzunahme zeigen und im konventionellen Röntgenbild sichtbar werden. Der Nachweis von Lymphbahnen auf der d.-v. Thoraxaufnahme gelingt bei den folgenden Störungen der Hämodynamik und Lymphzirkulation:
- pulmonal-venöse Hypertension bei Mitralklappenfehler bzw. chronischem oder akutem Linksherzversagen bis hin zum Lungenödem,
- primär lymphatische Erkrankungen,
- Tumorerkrankungen (sogenannte Lymphangiosis carcinomatosa).

Die genannten Veränderungen sind erkennbar an den Kerley-A- und Kerley-B-Linien (Abb. **50**). Diese Linien sind Summationsbilder vieler verdickter Septen. Kerley-A-Linien sind etwa 1 mm dicke und mehrere zentimeterlange Verdichtungslinien, die perihilär angeordnet sind. Kerley-B-Linien finden sich in der Lungenperipherie. Sie bilden dünne horizontal angeordnete, ca. 1 cm lange Linien und sind meist im Bereich der kostophrenischen Winkel zu erkennen. Sie stellen verdickte Interlobärsepten und erweiterte Lymphspalten dar. Konfluierende Kerley-B-Linien (schwere Formen pulmonal-venöser Hypertension bei Mitralstenose) führen zu einer netzförmigen interstitiellen Lungenzeichnung.

Bei schwerer chronischer pulmonal-venöser Stauung (insbesondere bei schwerer Mitralstenose) können im Lungengerüst der basalen Abschnitte Pigmentablagerungen (Hämosiderin als Ausdruck der Erythrozytenmigration) stattfinden, aus denen sich verknöchernde hämosiderofibrotische Herde entwickeln (DD: verkalkte tuberkulöse Herde, diese sind aber vorwiegend in den apikalen Lungenabschnitten lokalisiert).

Pleura

Als Folge der Flüssigkeitsüberlastung des Lungeninterstitiums, z.T. durch den erhöhten venösen Lungendruck, z.T. durch venöse Hypoxie, die zur Kapillardurchlässigkeit führt, treten Pleuraergüsse auf. Erstes Zeichen des beginnenden Pleuraergusses ist die Pleuraverdickung zwischen den einzelnen Lungenlappen. Durch vermehrte Transsudation bilden sich im nachfolgenden Pleuraergüsse unterschiedlicher Ausdehnung aus. Diese können lageabhängig auf dem Zwerchfell liegen und beim ste-

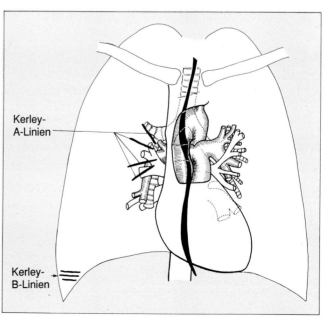

Abb. **50** Darstellung der Kerley-Linien bei interstitieller pulmonaler Flüssigkeitseinlagerung.

henden Patienten an der lateralen Thoraxwand sichelförmig ansteigen (entsprechend der Ellis-Damoiseau-Linie) (Abb. 51). Pleuraergüsse können aber auch subpulmonal gelegen sein, so daß die lateralen Pleurablätter nicht auseinandergedrängt sind. Diese Form von Pleuraergüssen, vor allem wenn sie gering sind, entziehen sich der Röntgenaufnahme im d.-v. Strahlengang. Sie lassen sich am besten durch eine Aufnahme in entsprechender Seitenlage des Patienten dokumentieren (Abb. 52), da sie sich immer an den tiefsten Lungenpartien ausbreiten. Seltener sind interlobär angeordnete Pleuraergüsse (Abb. 53), die differentialdiagnostisch zu Schwierigkeiten bei der Abgrenzung gegenüber soliden Lungen- oder Pleuratumoren führen können.

Die Formvariabilität dieser Ergußansammlungen (beweisbar durch Thoraxaufnahmen in verschiedenen Körperpositionen) oder der Nachweis einer Flüssigkeitsansammlung durch Ultraschalluntersuchung klärt die Differentialdiagnose aber in den meisten Fällen. Pleuraergüsse treten in der rechten Thoraxhälfte häufiger als in der linken auf, da hier eine größere Pleurafläche (3 Lungenlappen) Flüssigkeit abgibt als in der linken Thoraxhälfte. Überdies kann intraabdominelle Flüssigkeit (Aszites bei Rechtsherzinsuffizienz) über direkt nachgewiesene lymphatische Verbindungen aus dem Bauchraum in die rechte Pleura drainiert werden.

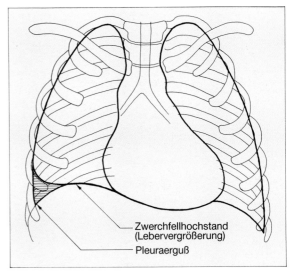

Abb. 51 Schema eines rechtsseitigen Pleuraergusses mit konkavförmig ansteigender Linie.

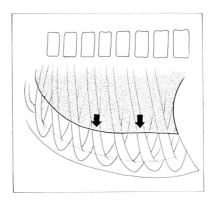

Abb. 52 Schemazeichnung einer Linksseitenlage mit frei auslaufendem Erguß.

Hypertrophie und Dilatation des Herzens

Die Entwicklung einer ventrikulären Hypertrophie beinhaltet einen der prinzipiellen Mechanismen, mit denen das Herz eine erhöhte Belastung kompensiert. Stellt der erste Stimulus für die Hypertrophie die Drucküberlastung dar, also die systolische Erhöhung der Wandspannung, so führt dies zu einer parallelen Reduplikation von Sarkomeren in den Muskelfibrillen, zu einer Wandverdickung aufgrund der hypertrophierten Einzelzelle und zu einer konzentrischen Hypertrophie mit kleinem Innenvolumen des Herzens. Nach der Laplaceschen Beziehung ist die Wandverdickung der adäquate Mechanismus, die systolische Wandspannung zu reduzieren.

$$S = \frac{R \times \text{delta } P}{D}$$

S = Wandspannung
R = Radius
delta P = Druckdifferenz
D = Wanddicke

Als adaptiver Vorgang auf die chronische Drucküberlastung kann zusätzlich eine gewisse Dilatation vorliegen, ohne daß dabei schon von einer myogenen Kontraktionsinsuffizienz gesprochen werden könnte. Die Hypertrophie steht bei der isolierten Drucküberlastung jedoch stets im Vordergrund.

Ist auf der anderen Seite der primäre Stimulus der Hypertrophie die Volumenüberlastung, also die Erhöhung der diastolischen Wandspannung bei dilatierter Kammer, so führt dies zu einer Faserverlängerung in Serie und zu einer exzentrischen Hypertrophie mit erweitertem Innenvolumen. Die Wandverdickung ist bei der Volumenüberlastung geringer als bei der Drucküberlastung, aber sie ist beim kompensierten Herzen ausreichend, um gemäß der Laplaceschen Beziehung den erweiterten Radius zu kompensieren und damit die Wandspannung gering zu halten. Bei der Volumenüberlastung steht die Dilatation also im Vordergrund, die Hypertrophie ist sekundär.

Beispiele für eine Drucküberlastung des linken Ventrikels

Aortenstenose
Aortenisthmusstenose
systemisch-arterielle Hypertonie

Hypertrophie und Dilatation des Herzens 41

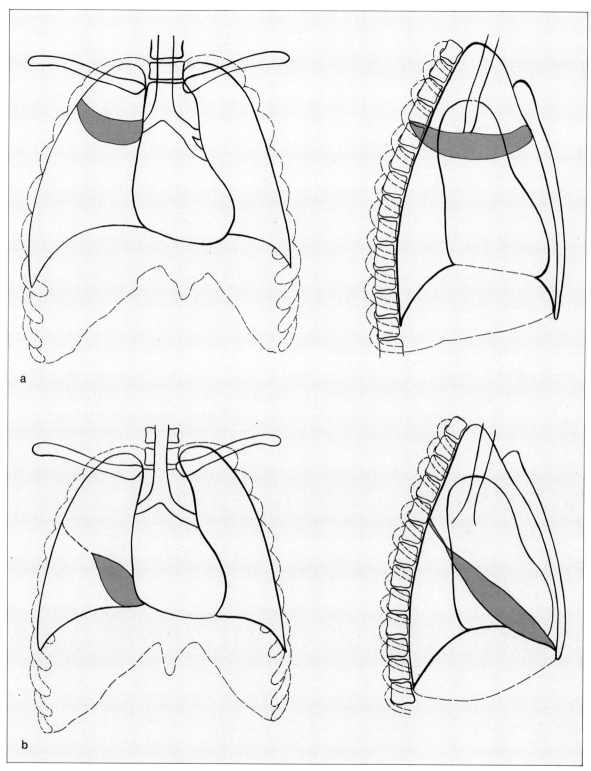

Abb. 53 Pleuraergüsse im Interlobium. **a** = Nebenseptum, **b** = Hauptseptum.

Beispiele für Volumenüberlastung des linken Ventrikels

Aorteninsuffizienz
Mitralinsuffizienz
Ventrikelseptumdefekt
offener Ductus arteriosus Botalli
aortopulmonales Fenster
AV-Fistel

Beispiele für eine Drucküberlastung des rechten Ventrikels

Pulmonalstenose
Pulmonal-arterielle Hypertonie als Folge von:
– primärer Parenchymerkrankung
– primärer Lungengefäßobstruktion
– Shunt-Vitium
– schwerem Mitralvitium
– sehr spätem Aortenvitium
– Einflußstauung vor dem linken Herz wie Linksherzinsuffizienz und Vorhoftumor
– chronisch rezidivierender Lungenembolie

Beispiele für eine Volumenüberlastung des rechten Ventrikels

Vorhofseptumdefekt
Trikuspidalinsuffizienz
Pulmonalisinsuffizienz

Bildgebende Verfahren bei speziellen Herzerkrankungen

Erworbene Klappenfehler

Mitralklappenstenose

Ätiologie und pathologische Anatomie

- rheumatische Endokarditis als häufigste Ursache (2–3 Wochen nach Infektion des oberen Respirationstraktes meist mit A-Streptokokken kommt es zur überschießenden immunologischen Reaktion und immunkomplexbedingten Gewebeschädigung)
- akute bakterielle Endokarditis
- Mitralstenose und ASD (Lutembacher-Syndrom)

Symptomatik wie bei Mitralstenosen:
- Vorhoftumoren, Myxom-Tumoren, Kugelthromben der Klappen
- angeborene Membran im linken Vorhof im Sinne Cor triatum

Die rheumatische Erkrankung der Mitralklappe kann sich an 3 Stellen manifestieren:
- an den Kuspides (Segel)
- an den Kommissuren (Verbindung der Segel)
- an den Chordae tendineae (Sehnenfäden)
- Mischform

In der überwiegenden Zahl der Fälle kommt es zu einer Schrumpfung und Verdickung der Mitralkuspides mit Fusionierung der Kommissuren. Auch die Chordae tendineae können von der Endokarditis befallen sein. Sind auch diese stark verdickt und verkürzt, so werden sie starr und die Klappe ist weder zur Öffnung noch zur Schließung fähig, so daß ein kombiniertes Mitralvitium mit Stenosierung und gleichzeitiger Insuffizienz resultiert.

Pathologische Hämodynamik

Normalerweise beträgt die Mitralklappenöffnung 4–6 cm². Eine milde mittelgradige Mitralstenose liegt vor bei einer Reduzierung der Klappenöffnungsfläche bis auf 2,5 cm², eine schwere Mitralstenose bei einer Öffnungsfläche von unter 1 cm². Die Verengung der Mitralklappe führt je nach Ausmaß der Stenosierung zu einer Drucküberlastung des linken Vorhofs. Die Erhöhung des linksatrialen Druckes auf Werte von 20–25 mm Hg (linksatrialer Mitteldruck normal 6 mm Hg) ermöglicht in Ruhe noch eine normale Auswurfleistung des linken Vorhofes und eine normale diastolische Ventrikelfüllung. Es beginnt jedoch bereits eine Vergrößerung des linken Vorhofes durch eine Zunahme seiner enddiastolischen Füllung in Verbindung mit dem normalen Zufluß aus den Lungenvenen. Die Erhöhung des linksatrialen Druckes führt retrograd auch zu Rückwirkungen im kleinen Kreislauf mit passiver Anhebung der Druckwerte in den Lungenvenen und Kapillaren (Abb. 54). Bei ausgeprägter Mitralstenose (Öffnungsfläche < 1 cm²) dilatiert der linke Vorhof erheblich, wohingegen der linke Ventrikel in Folge des mangelnden Zuflusses atrophiert. Der Rückstrom in den kleinen Kreislauf ist

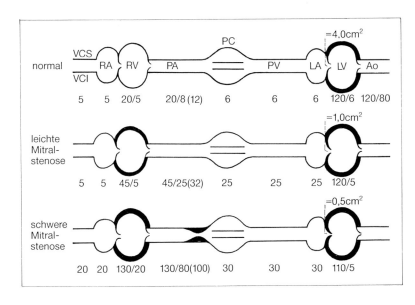

Abb. 54 Entwicklung der Druckwerte im nachgeschalteten kleinen Kreislauf bei einer Mitralstenose mit unterschiedlicher Klappenöffnungsfläche (nach Braunwald 1980).

Mitralklappenstenose

Tabelle 6   Folgen der Mitralklappenstenosierung an Herz und Lungengefäßen (LAP = linksatrialer Druck).

LAP	linker Vorhof	Lungengefäße
< 10 mm Hg	normal groß	(PV <10mmHg)
10–15 mm Hg	beginnende Vergrößerung	weite Oberlappenvenen (PV 10-15mmHg)
15–20 mm Hg	leichte Vergrößerung	Verengung der basalen Lungengefäße (PV 15-20mmHg)
20–25 mm Hg	merkliche Vergrößerung	Gefäßumverteilung s. o. und interstitielles Ödem (PV 20-25mmHg)
> 25 mm Hg akut	deutliche Vorhofvergrößerung	Gefäßumverteilung s. o. und intraalveoläres Ödem (PV 25-35mmHg)

Tabelle 6   (Fortsetzung)

LAP	linker Vorhof	Lungengefäße
25–35 mm Hg und mehr chronisch	Vergrößerung des linken Vorhofes u. rechten Ventrikels	Pulmonal-arterielle Hypertonie, weite zentrale und enge periphere Arterien
PA Pulmonalarteriendruck > 50 mm Hg	Vergrößerung des linken Vorhofes, rechten Ventrikels, rechten Vorhofes	Rückgang der pulmonal-venösen Stauung (PA >50mmHg, PV <10mmHg)

mit einer deutlichen Druckerhöhung in den Lungengefäßen verbunden. Übersteigt der linksatriale Druck 20–25 mm Hg, so kommt es zur Transsudation in das Lungeninterstitium. Die akute Erhöhung des transvalvulären Druckgradienten bei Belastung kann bei der schweren Mitralstenose zum Auftreten eines Flüssigkeitsaustritts in die Alveolen und damit zu einem alveolären Lungenödem führen. Die chronische Einwirkung der Druckerhöhung im pulmonalen Gefäßbett (bei Werten über 25 mm Hg) führt neben der pulmonal-venösen Hypertension letztlich auch zur pulmonal-arteriellen Hypertonie (Tab. 6). Für die Entwicklung der pulmonal-arteriellen Hypertonie lassen sich im wesentlichen 3 Gründe anführen:
– die passive Rückwirkung des erhöhten linksatrialen Druckes in den arteriellen Schenkel,
– die reaktive Konstriktion der Arteriolen,
– organisch-obliterative Veränderungen im pulmonalen Gefäßbett, die sich bis zur Sklerose der großen Lungenarterien ausweiten können.

Die chronische Drucküberlastung des rechten Herzens durch die Widerstandserhöhung im kleinen Kreislauf führt zur Entwicklung einer Rechtsherzhypertrophie mit nachfolgender sekundärer Dilatation. Am Ende dieser Entwicklung steht die Rechtsherzinsuffizienz mit relativer Trikuspidalinsuffizienz, wobei zu diesem Zeitpunkt die Lungenstauung wieder rückläufig ist und klinisch Zeichen der Rückstauung in den großen Kreislauf vorherrschend sind (Aszites, periphere Ödeme).

Erworbene Klappenfehler

Klinik in Stichworten

Symptome:
- Belastungsdyspnoe, Ruhedyspnoe, nächtliche Orthopnoe
- Husten, blutiger Auswurf (Erythrozytenmigration bei hohem linksatrialem Druck)
- Angina-pectoris-ähnliche Thoraxschmerzen
- Herzstolpern, Herzrasen als Ausdruck des Vorhofflimmerns durch Vorhofüberdehnung

Komplikationen:
- Lungenödem
- Thromboembolien
- Aufpfropfung einer infektiösen Endokarditis

Auskultation:
(Abb. 55)
- paukender 1. Herzton (Rückstauung des ausgespannten Segels der Mitralis)
- präsystolisches Crescendo-Geräusch (entsprechend der spätsystolischen Vorhofkontraktion, nicht bei Vorhofflimmern)
- Mitralöffnungston (behinderte Öffnung der Mitralklappe)
- niederfrequentes Diastolicum vom Decrescendo-Typ (Einstromgeräusch durch die verengte Klappe)

Punctum maximum:
Herzspitze

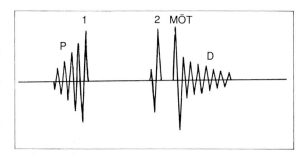

Abb. 55 Auskultationsbefunde bei Mitralstenose.
P = präsystolisches Geräusch,
1, 2 = erster und zweiter Herzton,
MÖT = Mitralöffnungston,
D = diastolisches Geräusch
(nach Karobath u. Buchstaller 1976).

Echokardiographie (Tab. 7)

M-mode-Echokardiographie (Abb. 27)

- EF-slope = frühdiastolische Schließungsbewegung verzögert, da verlangsamter Einstrom über die versteifte Klappe (s. Abb. 12)
- verdicktes Mitralklappenecho mit Mehrfachreflektion durch Verkalkung und Sklerose der Mitralklappe
- Vorhofvergrößerung (Blutrückstau)

2D-Echokardiographie (Abb. 56)

- verdicktes hinteres und vorderes Mitralsegel mit zum Teil verdickten Chordae tendineae (Abb. 57)
- Mitralöffnungsfläche reduziert (Anschallung im linksparasternalen Querschnitt) (Abb. 58)
- vergrößerter linker Vorhof
- Vorhofthromben (Stase des Blutes im linken Vorhof mit verzögertem Fluß)
- bei pulmonaler Druckerhöhung PA-Erweiterung, RA- und RV-Dilatation (Trikuspidalinsuffizienz)

Tabelle 7 Mitralstenose.

Schweregrad	Symptome	Auskultation Abstand II. HT-MÖT	EKG	Rö.-Thorax	2dE-MÖF	Echokardiogramm/ Herzkatheter
I	keine	> 0,09 s	SR, normal	Zentralschatten	> 3 cm²	EF Slope verlangsamt, LA↑ Pfauenaugenphänomen (CD) m. Gradient LV/LA < 5 mmHg
II	bei starker Belastung	0,07–0,09	SR P-sinistroatriale	LA vergrößert, Karinaspreizung, verstrichene Herztaille	2–3 cm²	LA↑ m. Gradient LV/LA 5–10 mmHg
III	bei geringer Belastung	0,05–0,07	Vorhofflimmern	Doppelkontur LA/RA	1–2 cm²	PA↑, RV-Druck↑ (CW) m. Gradient LV/LA 10–20 mmHg
IV	a) Beschwerden in Ruhe, Ödeme, Halsvenenstauung b) Hepatosplenomegalie	< 0,05	Vorhofflimmern, Rechtsbelastungszeichen, inkompletter RBBB	Zeichen der pulmon.-ven. Stauung, Pleuraerguß	< 1 cm²	RV↑, VCI↑, Trikuspidalinsuffizienz (CD), Perikarderguß m. Gradient LV/LA > 20 mmHg

LA/RA = linker/rechter Vorhof, SR = Sinusrhythmus, LV/RV = linker/rechter Ventrikel, MÖT = Mitralöffnungston, m. Gradient = mittlerer Gradient, VCI = V. cava inferior, CD = Farbdoppler, CW = kontinuierlicher Doppler, RBBB = Rechtsschenkelblock, HT = Herzton (nach Loogen 1977)

Mitralklappenstenose

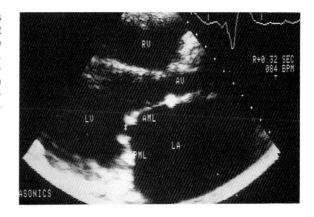

Abb. 56 Zweidimensionales echokardiographisches Längsschnittbild bei schwerer Mitralstenose. Erkennbar ist das aufgeblähte vordere Mitralsegel (AML) und das hintere Mitralsegel (PML) mit fehlender optimaler Separation (*). Die Segel bleiben nah beieinander und die Separation beträgt weniger als 1 cm (*). Der linke Vorhof (LA) ist deutlich gegenüber dem linken Ventrikel (LV) vergrößert, die Aortenklappen (AV) und der rechte Ventrikel (RV) sind nicht auffällig.

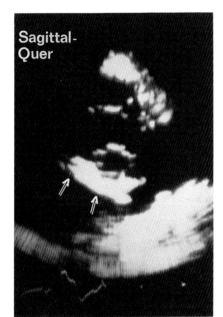 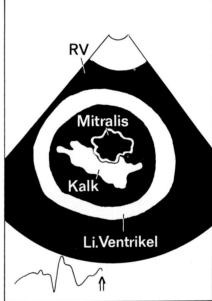

Abb. 57 Zweidimensionale echokardiographische Querschnittsdarstellung der Mitralklappe mit Darstellung des Verkalkungsausmaßes der Klappe (Pfeile).
P. Schweizer, Ev. Krhs. Bergisch-Gladbach.

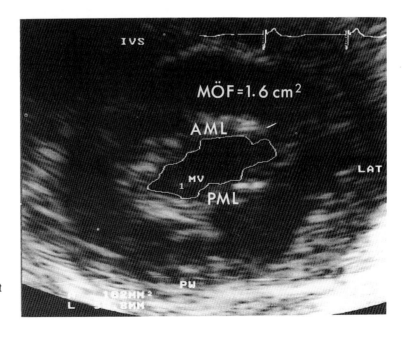

Abb. 58 Darstellung einer Mitralstenose mittels Bilddigitalisierung und Zoom-Technik. Das Mitralsegel selbst wurde durch Zoom-Technik vergrößert und mit vorderem und hinterem Mitralsegel (AML/PML) dargestellt. Eingezeichnet ist die auf 1,6 cm^2 eingeschränkte Mitralklappenöffnungsfläche.

48 Erworbene Klappenfehler

Farb-Doppler-Echokardiographie
(Abb. 59 s. Farbtafel I)

- Alias-Phänomen bei Ventrikeleinstrom (Fehlmessung bei erhöhter Flußgeschwindigkeit) (S. 8)
- Pfauenaugen-Phänomen (Mehrfachfarbumschlag durch erhöhte Geschwindigkeit) (S. 23)
- abnormer Bluteinstrom durch Klappenstenosierung

CW-Doppler-Echokardiographie (Abb. 60)

- Bestimmung des Druckgradienten nach der Bernoulli-Gleichung (Formel nach Hatle) (S. 20)
- frühdiastolische Flußgeschwindigkeit erhöht und Abfall verzögert

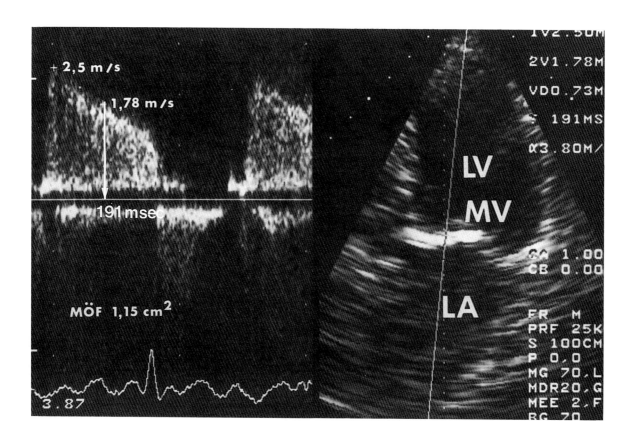

$$P = 4V^2 \qquad 25 = 4 \times 2{,}5^2$$

$$V_{1/2} = \frac{V_{max}}{\sqrt{2}} \qquad 1{,}78 = \frac{2{,}5}{\sqrt{2}}$$

$$\text{MÖF} = \frac{220}{T_{1/2}} \qquad 1{,}15 = \frac{220}{191}$$

Abb. 60 Zweidimensionale echokardiographische apikale Anschallung der Mitralklappe (MV) bei schwerer Mitralstenose. Eingezeichnet ist in der linken Bildhälfte die maximale Flußgeschwindigkeit, die 2,5 m/s beträgt. Damit beträgt der Gradient über der Mitralklappe maximal 25 mm Hg (Bernoulli-Gleichung). Die Mitralöffnungsfläche, die hier 1,15 cm² beträgt, errechnet sich nach Hatle aus dem Quotienten aus 220 und der halben Gipfelzeit $T_{1/2}$.
Diese halbe Gipfelzeit ist die Zeit, die verstreicht bis die Flußgeschwindigkeit auf 1,78 m/s abgefallen ist; s. S. 23.

Konventionelle Röntgenuntersuchung

Während die Herzkontur bei leichter bis mittelschwerer Mitralstenose nicht verändert zu sein braucht, zeigen Patienten mit hämodynamisch wirksamer Mitralstenose im d.-v. Bild einen sichtbar vergrößerten linken Vorhof, der als Doppelkontur erkennbar wird. Des weiteren ist zusätzlich das linke Herzohr in der Herzbucht vorgewölbt. Aufgrund dieser ausgefüllten Herzbucht erhält das Herz die sogenannte „mitrale Konfiguration". Im oberen Mediastinum erscheint der Aortenbogen schmal aufgrund des reduzierten Volumenangebotes an den linken Ventrikel und den großen Kreislauf. Ein Teil der Fälle mit schwerer Mitralstenose zeigt eine Aufspreizung der Karina bzw. eine Anhebung des linken Hauptbronchus. Der Schlüssel zur Diagnose einer Mitralstenose liegt oft in der Seitaufnahme mit Ösophagogramm, in der die Vergrößerung des linken Vorhofes an der Pelottierung des Ösophagus verläßlich nachweisbar ist (Abb. 61).

Die ausgeprägte Dilatation des linken Vorhofes ist nicht typisch für die isolierte Mitralstenose, oft ist bei dem Vorliegen eines erheblich vergrößerten linken Vorhofes eine zusätzliche Mitralklappeninsuffizienz anzunehmen.

Der Nachweis einer verkalkten Mitralklappe im Seitbild oder unter Durchleuchtung spricht für eine Mitralstenose (Abb. 62) oder ein kombiniertes Mitralvitium.

Die Veränderungen in den Lungen sind hilfreich, um die Höhe des pulmonal-venösen Druckes und damit die Schwere der Mitralklappenstenose abzuschätzen. Die pulmonal-venöse Stauung zeigt sich in der typischen Blutumverteilung in den Lungenunterfeldern. Die Oberfelder zeigen erweiterte Lungenvenen, während in den Unterfeldern die Gefäße normal weit oder sogar verengt sind. Das interstitielle Ödem, Ausdruck einer schweren Mitralstenose, manifestiert sich in den Kerley-B-Linien (kostophrenische Septumlinien), eine schwere langandauernde Mitralstenose zeigt zusätzlich oft Kerly-A-Linien (radiäre hiluswärts gerichtete Septumlinien). Bei den Spätstadien der Mitralstenose mit schwergradiger pulmonal-venöser Stauung können im Lungengerüst der basalen Abschnitte Pigmentablagerungen als Ausdruck der Erythrozytensequestration (Hämosiderin) stattfinden, aus denen sich verknöchernde hämosiderofibrotische Knötchen entwickeln (Abb. 63).

Die pulmonal-arterielle Hypertonie bei bestehender Mitralstenose erkennt man an dem betonten Pulmonalissegment in der Herzbucht und in den weiten zentralen Pulmonalarterien bei enger Gefäßperipherie (Abb. 64).

Der im späten Stadium ebenfalls vergrößerte rechte Ventrikel bei pulmonal-arterieller Hypertonie ist an einer Verbreiterung des Herzens auf Ventrikelhöhe nach links erkennbar, wobei der linke Ventrikel nach dorsal an die Herzhinterfläche gedrängt wird. Im Seitbild erkennt man nun eine Einengung des Retrosternalraumes durch die Erweiterung des rechtsventrikulären Ausflußtraktes (Abb. 65). Dilatiert bei einer muskulären Kontraktionsinsuffizienz des rechten Ventrikels im Gefolge der relativen Trikuspidalinsuffizienz auch der rechte Vorhof, so wird das Herz im d.-v. Bild nach rechts verbreitert, zusätzlich nimmt der Durchmesser der oberen Hohlvene und der V. azygos zu. Mit dem Eintreten der Trikuspidalinsuffizienz kommt es gelegentlich zu einem eindrucksvollen Rückgang der pulmonal-venösen Stauungszeichen (Tab. 8).

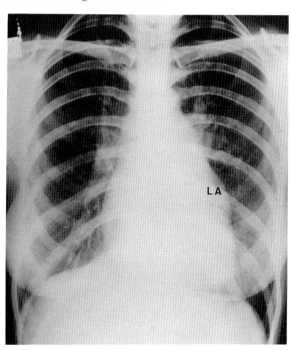
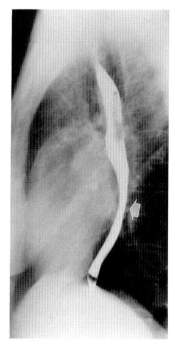

Abb. 61 Mitralstenose. Frühes Stadium. Isolierte Vergrößerung des linken Vorhofes (LA), erkennbar insbesondere im Ösophagogramm (Pfeil).

50 Erworbene Klappenfehler

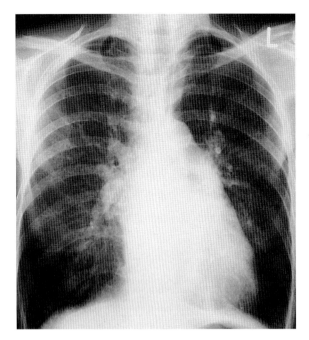
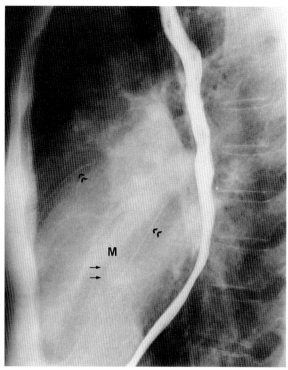

Abb. 62 Mitralstenose. Erkennbare interstitielle Flüssigkeitseinlagerung. Vergrößerung des linken Vorhofes. Verkalkte Mitralklappe im Seitbild erkennbar (Pfeile). Flüssigkeit in den Lappenspalten (Pfeilköpfe).

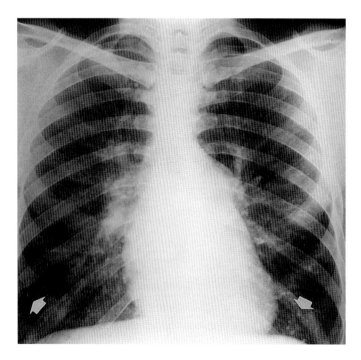

Abb. 63 Mitralstenose. Entwicklung einer Hämosiderofibrose. Im Rahmen der schwergradigen pulmonal-venösen Stauung erste Kalkeinlagerungen beidseits basal epiphrenisch (Pfeile).

Mitralklappenstenose

Abb. 64 Mitralklappenstenose. Spätes Stadium. Pulmonal-arterielle Hypertonie mit einer Erweiterung der rechten Pulmonalarterie auf 20 mm. Dilatiertes Pulmonalissegment (PS).

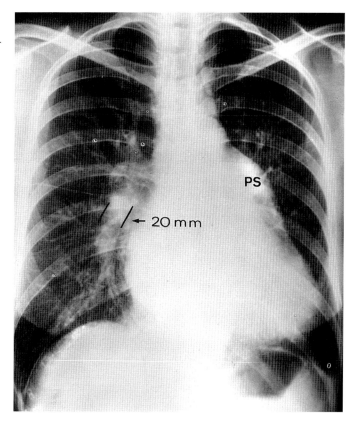

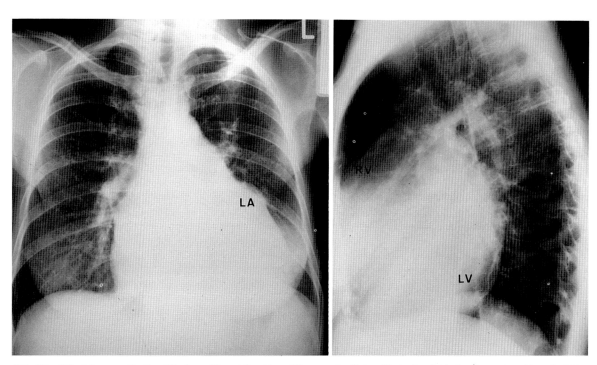

Abb. 65 Mitralstenose. Spätes Stadium. Monströse Vergrößerung des linken Vorhofes (LA). Großer rechter Ventrikel (RV) mit Einengung des Retrosternalraumes und Verdrängung des linken Ventrikels (LV) nach dorsal.

52 Erworbene Klappenfehler

Tabelle 8 Charakteristische Röntgenzeichen einer Mitralstenose.

Früh:
Schmale Aorta
„Mitrale" Konfiguration
Doppelkontur
Aufspreizung der Karina
Pelottierung des Ösophagus im Seitbild in Vorhofhöhe
Gefäßumverteilung in der Lunge
Interstitielles Ödem
Kerley-A-, B-Linien

Spät:
Pulmonal-arterielle Hypertonie
Großer rechter Ventrikel
Linksverbreiterung
Eingeengter Retrosternalraum
Vergrößerter rechter Vorhof
Rechtsverbreiterung
Rückgang der pulmonal-venösen Stauung

Angiokardiographie und Befunde des Herzkatheters

Die Lävokardiographie ist indiziert, um einen begleitenden Mitralklappeninsuffizienzanteil graduell zu bewerten, was insbesondere in der präoperativen Diagnostik von Bedeutung ist. Das Lävokardiogramm zeigt bei der Mitralstenose ein kleines linkes Ventrikelkavum, Kontrastaussparungen im Einflußtrakt des linken Ventrikels (geschrumpfter Klappenapparat) und, in Abgrenzung zur Mitralinsuffizienz, einen fehlenden Reflux von Kontrastblut in den dilatierten linken Vorhof.

Ein Wegweiser für die Schweregradbeurteilung im Rahmen der Herzkatheteruntersuchung, die als Kombination von retrogradem Linksherzkatheter und transseptaler Katheterisierung des linken Vorhofes durchgeführt wird, ist die Messung des Druckgradienten zwischen linkem Vorhof und linkem Ventrikel. Der enddiastolische linksventrikuläre Druck liegt so lange im Normbereich, so lange die linksventrikuläre Myokardfunktion suffizient ist. Der linksatriale Mitteldruck ist in Korrelation zum Ausmaß der Stenose erhöht. Der nach perkutaner Sondierung der V. femoralis retrograd vorgeführte Rechtsherzkatheter mißt die Drucke im kleinen Kreislauf, wobei bei fortgeschrittener Mitralstenose und pulmonal-arterieller Hypertonie die rechtsventrikulären und pulmonal-arteriellen Drucke größer sind als im linken Vorhof.

Differentialdiagnose

– kombinierter Mitralfehler
– kombinierter Mitraltrikuspidalfehler
– kombinierter Mitralaortenfehler
– Thromben und Tumoren des linken Vorhofes
– Vorhofseptumdefekt
– angeborene Mitralstenose mit ASD (Lutembacher-Syndrom)
– Ventrikelseptumdefekt
– offener Ductus arteriosus Botalli
– Cor pulmonale
– globale Herzinsuffizienz
– Endokardfibrose
– konstriktive Perikarditis

Mitralklappeninsuffizienz

Ätiologie und pathologische Anatomie

– idiopathische Verkalkung des Mitralklappenannulus bei älteren Patienten
– rheumatische Endokarditis der Klappe
– ischämische oder traumatische Ruptur der Chordae tendineae und Papillarmuskeln
– Mitralklappenprolaps mit Sehnenfadenelongation und -abriß
– Mitralklappenabszeß und -perforation
– relative Mitralinsuffizienz bei Dilatation des Klappenringes bei dilatiertem linken Ventrikel

Pathologische Hämodynamik

Der insuffiziente Klappenschluß führt in der Kammersystole zu einer Regurgitation von Blut in den linken Vorhof, der damit die normale Menge des Lungenvenenblutes und das Regurgitationsvolumen aufnehmen muß. Nicht nur der linke Vorhof ist volumenüberlastet, sondern auch der linke Ventrikel zeigt ein erhöhtes enddiastolisches Volumen, da er zusätzlich zu dem normalen Schlagvolumen noch das Regurgitationsvolumen (bei schweren Fällen bis zu 50% des Schlagvolumens) aus dem linken Vorhof aufnimmt. Linker Vorhof und linker Ventrikel reagieren auf diese Volumenüberlastung mit einer Dilatation. Das Regurgitationsvolumen hängt ab von der Größe der Klappenöffnung und vom systolischen Ventrikeldruck. So führt jede zusätzliche Dilatation des linken Ventrikels durch eine ischämische Herzerkrankung oder eine Kardiomyopathie zu einer Zunahme der Mitralinsuffizienz, da ein dilatierter linker Ventrikel zusätzlich zu einer Dehnung des Klappenringes führt. Zusätzlich hängt das linksatriale Regurgitationsvolumen von dem Druckgradienten zwischen linkem Vorhof und Ventrikel ab. So steigert eine Erhöhung des linksventrikulären Druckes z.B. im Rahmen einer systemisch arteriellen Hypertonie den transvalvulären Druckgradienten und, parallel dazu, das Regurgitationsvolumen.

Die Volumenüberlastung des linken Vorhofes führt aufgrund der elastischen Wandeigenschaften zunächst nur zu einer geringen Steigerung des linksatrialen Druckes und der Druckwerte im Lungenkreislauf. Mitralinsuffizienz und -stenose unterscheiden sich dadurch, daß die Drucksteigerung im Lungenkreislauf bei der Mitralinsuffizienz zunächst viel geringer ist. Diese stellt sich erst ein, wenn eine Kontraktionsinsuffizienz des linken Ventrikels hinzugetreten ist. Erst dann kommt es zu einer pulmonal-venösen Stauung, sekundär zur Rechtsherzbelastung.

Klinik in Stichworten

Symptome:
- Ermüdbarkeit (reduziertes linksventrikuläres Schlagvolumen)
- lange Zeit Beschwerdefreiheit, relativ spät Zeichen der Lungenstauung (Belastungsdyspnoe, Ruhedyspnoe)

Komplikationen:
- Vorhofflimmern
- Thromboembolien

Auskultation (Abb. 66):
- leiser erster Herzton (unvollständiger Klappenschluß)
- hochfrequentes holo- oder spätsystolisches Geräusch (Rückstromgeräusch in der Ventrikelsystole durch die unvollständig geschlossene Mitralklappe)
- 3. Herzton (Kammerdehnungston)

Punktum maximum:
Herzspitze

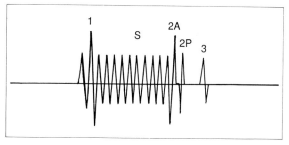

Abb. 66 Auskultationsbefunde bei der Mitralinsuffizienz.
1, 2, 3 = Herztöne,
A, P = aortales, pulmonales Segment,
S = systolisches Geräusch
(nach Karobath u. Buchstaller 1976).

Echokardiographie (Tab. 9)

M-mode-Echokardiographie

- keine direkten Zeichen
- indirekte Zeichen
  LA-Vergrößerung
  verstärkte Kontraktion des linken Ventrikels mit vermehrter Amplitude von Septum und Hinterwand
  LV-Dilatation

2D-Echokardiographie

- wie oben, nur indirekte Zeichen, aber Hinweise auf Ätiologie
- Mitralklappenverdickung (Abb. 67)
- Mitralklappenringdilatation (Abb. 68)
- Umfang LA größer 11,5 cm, Fläche LA größer 5 cm^2

Tabelle 9 Mitralinsuffizienz.

Schweregrad	EKG	Rö.-Thorax	Echokardiogramm	Doppler	Herzkatheter
I	normal	normal	normal, abn. Mitralklappe	CD: Regurgitation LA < 3 cm^2, nur schwaches CW-Signal	Regurgitation v. KM ohne vollständige Füllung des LA, Drücke im Normbereich
II	Linkstyp, Linksherzhypertrophie	Verstrichene Herztaille, Herz links betont	LA↑, LV normal groß, vermehrte Kontraktion	Regurgitation LA 3–6 cm^2, starkes holosyst. CW-Signal	Vollständige LA-Füllung, aber KM-Dichte geringer als LV, LA: erhöhte v-Welle, x-Tal erhalten
III	Linksherzhypertrophie (LHH) und -Schädigung	verstr. Herztaille, Herz links verbreitert, LA↑	LA↑, LV↑, und vermehrte Kontraktion	Regurgitation LA > 6 cm^2, holosyst. und starkes CW-Signal	Vollständige LA-Füllung, Dichte LA gleich LV, LA: x-Tal verstrichen, erhöhter Mitteldruck
IV	LHH + Linksherzschädigung	pulmonal-venöse Stauung	LA↑, LV↑, EPSS↑, Δ%D↓	wie III, aber im CW rasche Abnahme der Flußgeschwindigkeit wegen hohem LV-Füllungsdruck	wie III, aber Regurgitation in Lungenvenen, lange KM-Persistenz

LA/LV = linker Vorhof/Ventrikel, Δ% D = prozentuale Durchmesserverkürzung, EPSS = E-Punkt-Septumabstand, CW = kontinuierlicher Doppler, CD = Farbdoppler, KM = Kontrastmittel, LHH = Linksherzhypertrophie (nach Loogen 1977)

54 Erworbene Klappenfehler

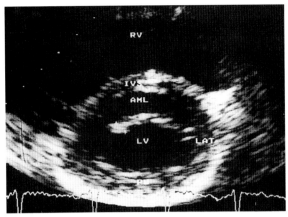 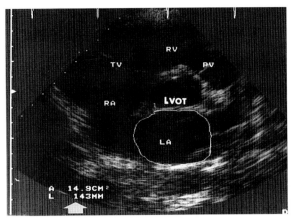

Abb. 67 Darstellung des geöffneten vorderen und hinteren Mitralsegels (AML/PML) im linksparasternalen Querschnitt mit Ausmessung der Mitralklappendicke, die an der eingezeichneten Stelle 5 mm beträgt (aus Erbel u. Mitarb.: Dtsch. med. Wschr. 114 [1989] 678–687).

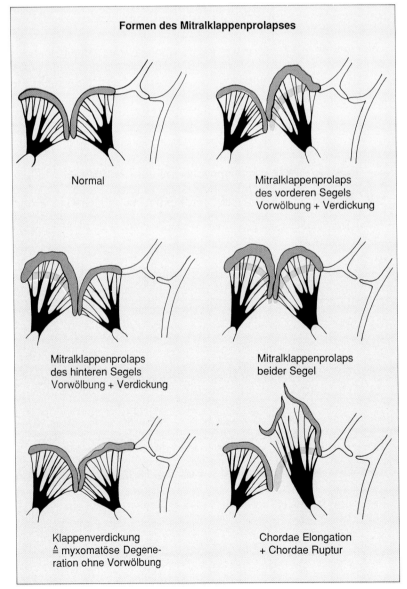

Abb. 68 Bestimmung des Umfangs und der Fläche des Mitralringes im linksparasternalen Querschnitt des linksventrikulären Ausflußtraktes. Der Mitralklappenring wurde eingezeichnet und die Fläche (A) und der Umfang (L) ausgemessen Normalwert 11,7 ± 1,6 cm Umfang, 7,5 ± 1,8 cm^2 Fläche. Zusätzlich angelotet ist der rechte Vorhof und Ventrikel (RA/RV), die Trikuspidalklappe (TV) und die Pulmonalklappe (PV) (aus Erbel u. Mitarb.: Dtsch. med. Wschr. 114 [1989] 678–687).

Abb. 69 Schematische Darstellung der Formen des Mitralklappenprolaps, die echokardiographisch erfaßt werden können (aus Erbel u. Mitarb.: Dtsch. med. Wschr. 114 [1989] 678–687).

Mitralklappeninsuffizienz 55

Abb. 70 Apikale 4-Kammerschnittsdarstellung eines Prolapses des vorderen Mitralsegels. Eingezeichnet wurde die Mitralklappenringebene; mit Pfeilspitzen ist die sich in den linken Vorhof vorwölbende Mitralklappe markiert.

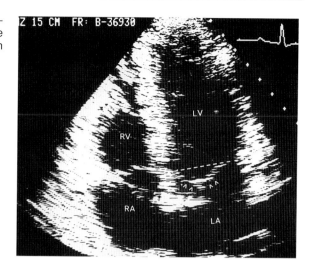

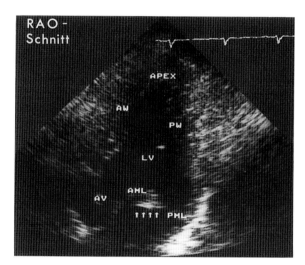
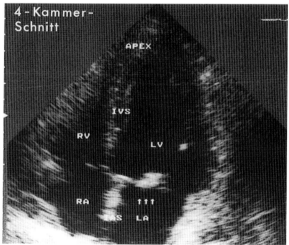

Abb. 71 Darstellung von Zusatzechos im transthorakalen 4-Kammerschnittbild (rechte Bildhälfte) und RAO-Schnittbild. Erkennbar sind die Verdickungen der Mitralklappe, Vegetationen entsprechend (Pfeile).

a) Mitralklappenprolaps (Abb. 69)

– systolische Vorwölbung zum Vorhof, entweder des vorderen oder hinteren oder beider Segel, spät- oder holosystolisch (Abb. 70).

b) Mitralklappenendokarditis

– flottierende Zusatzechos an der Mitralklappe und an den Chordae tendineae (Abb. 71–73).

c) Chordae-tendineae-Abriß

– flottierende Zusatzechos im Mitralklappenapparat, abnorme Bewegungen unabhängig von der Mitralisbewegung ausführend, Übereinanderschlagen der Klappenränder (Abb. 74).

d) Papillarmuskelabriß

– flottierende Zusatzstrukturen im linken Ventrikel, am besten sichtbar im transösophagealen Echokardiogramm (Abb. 75 und 76). Pendeln zwischen LV und LA.

In Abhängigkeit vom Schweregrad finden sich Größenzunahmen des linken Ventrikels und des linken Vorhofs bei reiner Insuffizienz, bei höherem Schweregrad eine Zunahme des EPSS-Abstandes und eine Reduktion der Kontraktionsamplitude (EPSS = Abstand des E-Punktes vom Septum, s. Abb. 12).

56 Erworbene Klappenfehler

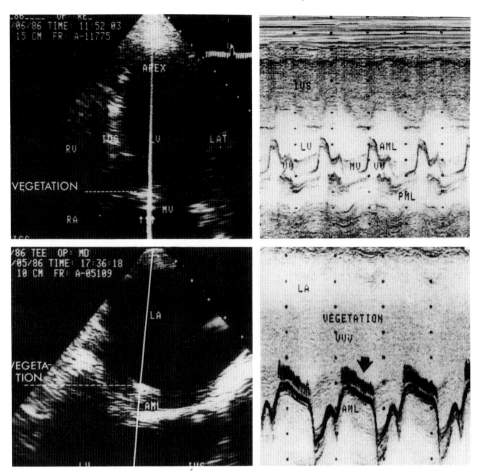

Abb. 72 Zusatzechos (Vegetationen) im Bereich des vorderen Mitralsegels bei apikaler und transösophagealer 4-Kammerschnittsdarstellung bei Mitralklappenendokarditis. LA/LV = linker Vorhof/Ventrikel, RA/RV = rechter Vorhof/Ventrikel, AML/PML = vorderes/hinteres Mitralsegel, IVS = interventrikuläres Septum (aus Erbel u. Mitarb.: Eur. Heart J. 9 [1988] 43–53).

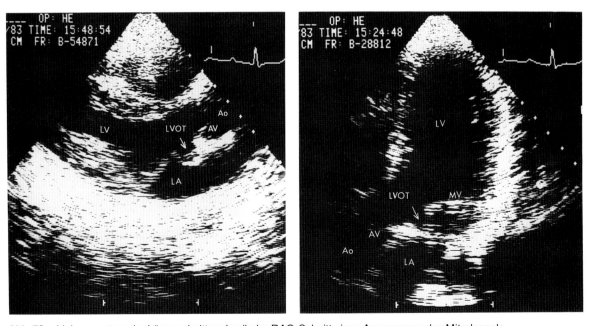

Abb. 73 Linksparasternaler Längsschnitt und apikaler RAO-Schnitt eines Aneurysmas des Mitralsegels. Abkürzungen s. Abb. 72 (aus Rückel u. Mitarb.: Int. J. Cardiol. 6 [1984] 633–637).

Mitralklappeninsuffizienz 57

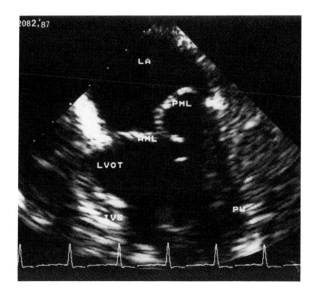
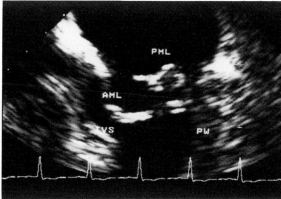
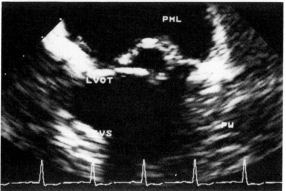

Abb. 74 Darstellung von unterschiedlichen Schnittbildern des Mitralsegels im transösophagealen Echokardiogramm. Erfassung der abgerissenen Chordae tendineae im kranialen Teil des hinteren Mitralklappensegels. Überlappung des vorderen und hinteren Mitralsegels (AML/PML).
PW = Hinterwand, LVOT = linksventrikulärer Ausflußtrakt.

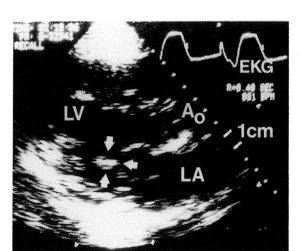
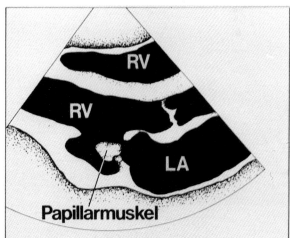

Abb. 75 Linksparasternaler Längsschnitt des linken Ventrikels mit Darstellung des abgerissenen Papillarmuskels, der getrennt vom Ursprung frei im linken Vorhof und Ventrikel flottiert. Abkürzungen s. Abb. 72.

58 Erworbene Klappenfehler

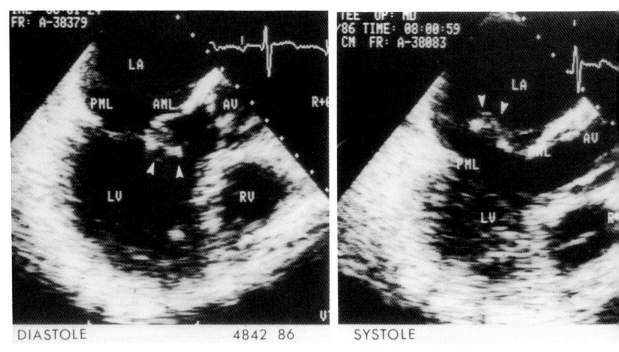

Abb. 76 Darstellung eines abgerissenen Papillarmuskels in Diastole und Systole, der am vorderen Mitralsegel noch hängt (AML).
Abkürzungen s. Abb. 72.

Farb-Doppler-Echokardiograhie
(Abb. 77 [s. Farbtafel I] und 78)

In Abhängigkeit von der Mitralinsuffizienz-Ätiologie findet sich eine unterschiedliche Form und Richtung des Insuffizienz-Jets. In Abhängigkeit vom Schweregrad Zunahme der Größe der Fläche, die vom Regurgitations-Jet eingenommen wird (Abb. 79 [s. Farbtafel II] und 80 [s. Farbtafel II]). Achtung: falsch-niedrige Angaben des Schweregrades bei sehr großem Herzen mit großem Abstand des Schallkopfes vom Vorhof und schlechter Schallqualität.

CW-Doppler-Echokardiographie (Abb. 81)

– faßbarer Insuffizienz-Jet, mit Zunahme der Intensität und zunehmendem Schweregrad der Insuffizienz. Bei schwerer Mitralinsuffizienz spätsystolische Flußgeschwindigkeitsabnahme durch starken Anstieg des enddiastolischen Drucks des linken Ventrikels.

Konventionelle Röntgenuntersuchung (Tab. 10 und 11)

Form- und Größenänderungen des Herzens werden bei der reinen oder überwiegenden Mitralklappeninsuffizienz anfänglich nur von der Vergrößerung des linken Ventrikels und linken Vorhofes bestimmt. Veränderungen in der Lungenstrombahn setzen erst spät ein. Im d.-v. Bild wird die Herzbucht durch das linke dilatierte Herzohr ausgefüllt oder vorgewölbt („mitrale Konfiguration") und das Herz in Ventrikelhöhe durch die dilatierte linke Kammer deutlich nach links verbreitert. Die verstärkte Dorsalausladung des hinteren unteren Herzrandes weist im Seitbild auf die Vergrößerung der linken Kammer hin (Abb. 82). Die Veränderungen in den Lungen sind im allgemeinen weniger ausgeprägt als bei der Mitralstenose, und ein interstitielles bzw. alveoläres Lungenödem wird nur bei progressivem Linksherzversagen bzw. akuter Mitralinsuffizienz gesehen.

Mitralklappeninsuffizienz

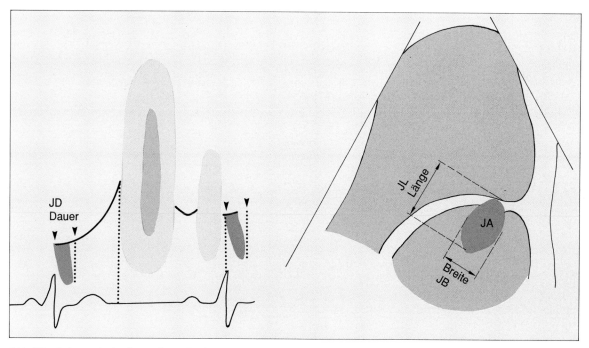

Abb. 78 Schematische Darstellung der Ausmessung der Dauer (JD), Breite (JB), Länge (JL) und Fläche (JA) des Insuffizienz-Jets (nach Wittlich u. Mitarb.). Normwerte der klappenassoziierten Regurgitation:
JA: 52 ± 21 mm²   JB: 6 ± 2 mm
JL: 9 ± 2 mm   JD: 74 ± 11 ms

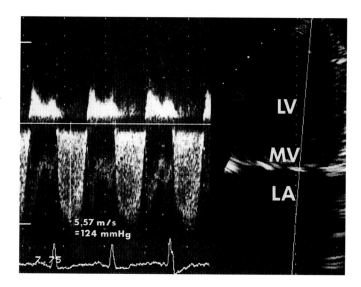

Abb. 81 Kontinuierliche Doppler-Darstellung des Mitralinsuffizienz-Jets mit einer Geschwindigkeit von 5,57 m/s entsprechend einem systolischen Druckgradient zwischen linkem Ventrikel und linkem Vorhof von 124 mmHg ($P = 4 \times V^2$). Wird gleichzeitig der arterielle Blutdruck bestimmt, kann ungefähr die Höhe des linken Vorhofdruckes abgeschätzt werden.

Tabelle 10 Charakteristische Röntgenzeichen einer Mitralinsuffizienz.

„Mitrale" Konfiguration
Großer linker Ventrikel
Linksverbreiterung
Einengung des Retrokardialraumes
Veränderungen der Lungenstrombahn spät zu beobachten

Tabelle 11 Unterscheidungsmerkmale bei Mitralvitien

Merke:
„Mitrale" Konfiguration mit „normaler" Lunge = MJ
„Mitrale" Konfiguration mit pulmonal-venöser Stauung und pulmonal-arterieller Hypertonie = MST

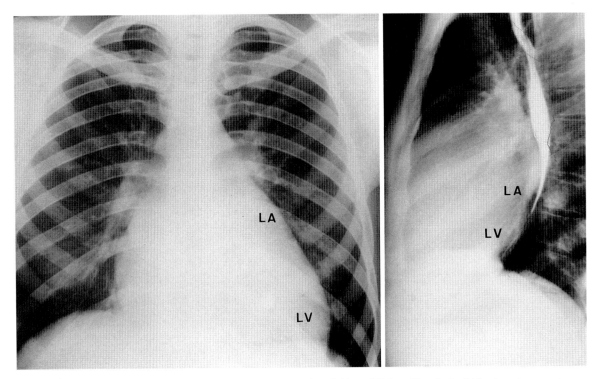

Abb. 82 Mitralinsuffizienz. Vergrößerung des linken Vorhofes (LA) und linken Ventrikels (LV) ohne Lungenstauung. Im Seitbild Einengung des Retrokardialraumes.

Obwohl stark vergrößerte linke Vorhöfe häufiger bei der Mitralinsuffizienz anzutreffen sind, ist die Größe des linken Vorhofes als differentialdiagnostisches Kriterium zur Unterscheidung der Mitralklappeninsuffizienz von der -stenose nicht ausreichend. Ferner läßt auch der Grad der Linksverbreiterung des Herzens im konventionellen d.-v. Röntgenbild keine sichere Zuordnung zu einer reinen Mitralklappeninsuffizienz bzw. -stenose oder einem kombinierten Mitralklappenfehler zu, da die Linksverbreiterung bei der Mitralinsuffizienz durch den vergrößerten linken, bei der Mitralstenose durch den vergrößerten rechten Ventrikel verursacht sein kann. Bleibt dagegen im Seitbild der untere retrokardiale Raum frei und wird hier oberhalb des Zwerchfelles noch die untere Hohlvene sichtbar, so spricht dies gegen eine Vergrößerung des linken Ventrikels und damit für eine hämodynamisch überwiegende oder isolierte Mitralklappenstenose. Die Vorwölbung der vorderen oberen Herzkontur im retrosternalen Raum im Seitbild als Ausdruck der Erweiterung des rechtsventrikulären Ausflußtraktes ist primär ebenfalls Ausdruck einer späten Mitralstenose oder einer sehr späten Mitralinsuffizienz.

Die Differentialdiagnose zwischen der überwiegenden oder reinen Mitralinsuffizienz und/oder -stenose ist im Röntgenbild gewöhnlich schwierig, so daß man sich mit der Diagnose eines Mitralfehlers begnügen und allenfalls Stellung dazu nehmen sollte, welche Komponente des Vitiums überwiegt.

Dabei hilft die Betrachtung der pulmonalen Veränderungen, die bei überwiegender Mitralstenose früh und bei überwiegender Mitralinsuffizienz spät einsetzen können.

Angiokardiographie und Befunde des Herzkatheters

Der Nachweis einer Mitralinsuffizienz erfolgt durch den systolischen Reflux von Kontrastblut aus dem linken Ventrikel in den linken Vorhof.

Nach dem morphologischen Bild kann folgende Gradeinteilung getroffen werden:

Leichte Mitralinsuffizienz:
Grad I: Füllung nur des Klappenbereiches des linken Vorhofes

Mittelgradige Mitralinsuffizienz:
Grad II: komplette Vorhoffüllung und Kontrastierung der Aorta descendens, nur bis zur Hälfte aufgrund des reduzierten Schlagvolumens

Hochgradige Mitralinsuffizienz:
Grad III: komplette Vorhoffüllung und Kontrastierung der Aorta nur bis zum Aortenbogen
Grad IV: bei kompletter Vorhoffüllung ist nur der Anfangsteil der Aorta ascendens kontrastiert

Die erforderlichen Druckmessungen werden hier über die Kombination von retrograder Linksherzsondierung und transseptaler Katheterisierung des linken Vorhofes vorgenommen. Der linksatriale Mitteldruck ist ebenso wie der linksventrikuläre enddiastolische Druck im Stadium der Kompensation nur leicht erhöht. Die Drucke im rechten Herzen sind normal bzw. bei Eintreten einer Lungenstauung erst in einem späteren Stadium nur mäßig erhöht. In der Druckkurve des linken Vorhofes zeigt sich eine Anhebung des x-Tales und eine hohe v-Welle.

Differentialdiagnose

- kombinierter Mitralfehler
- kombinierter Mitral-Trikuspidal-Fehler
- kombinierter Aortenmitralfehler
- Thromben und Tumoren des linken Vorhofes
- Vorhofseptumdefekt
- Ventrikelseptumdefekt
- offener Ductus arteriosus Botalli
- Cor pulmonale
- globale Herzinsuffizienz
- Endokardfibrose
- konstriktive Perikarditis

Aortenklappenstenose

Ätiologie und pathologische Anatomie

- rheumatische Endokarditis
- dabei Verwachsung der Schließungsränder, transversale Schrumpfung der Segel mit pathologischer Vaskularisation und Versteifung durch Organisation der Nekrose. Einengung der Klappenöffnung bis auf ein kleines Dreieck. Evtl. Entstehung einer bikuspiden Klappe
- bakterielle Endokarditis, seltener,
- Verkalkung der Aortenklappe auf arteriosklerotischer Basis Typ Mönckeberg

Pathologische Hämodynamik

Eine funktionell wirksame Aortenklappenstenose führt zu einer Drucküberlastung des linken Ventrikels, die in ihrem Ausmaß vom Grad der Stenosierung und der körperlichen Belastung abhängig ist. Die normale Klappenöffnungsfläche von 3–5 cm^2 muß eine Verkleinerung auf etwa die Hälfte erfahren, um Rückwirkungen auf die Arbeitsweise des linken Ventrikels auszulösen. Erst dann findet sich ein wesentlicher systolischer Druckgradient zwischen linkem Ventrikel und Aorta. Im allgemeinen entwickelt sich die Aortenstenose allmählich, so daß sich der linke Ventrikel durch adaptive konzentrische Hypertrophie der Drucküberlastung anpassen kann. Die adaptive Hypertrophie des linken Ventrikels beinhaltet aber auf der anderen Seite eine Verminderung der Ventrikeldehnbarkeit und eine erschwerte diastolische Füllung. Der linke Vorhof spielt bei der Aufrechterhaltung der kardialen Auswurfleistung eine wesentliche Rolle. Durch eine Vorhofhypertrophie und vermehrte Kontraktilität erhöht der Vorhof den enddiastolischen Ventrikeldruck, der für eine effektive Auswurfleistung der Kammer notwendig ist. Der Verlust einer gleichmäßigen Vorhofkontraktion, z.B. durch Vorhofflimmern, führt zu einer rapiden Verschlechterung des Krankheitsbildes, mit Auftreten einer Lungenstauung, und gehört zum Endstadium der Aortenstenose.

Die zunehmende Dilatation des linken Ventrikels bei unzureichender Hypertrophie bzw. der unökonomische Sauerstoffverbrauch im hypertrophierten linken Ventrikel und das Eintreten der myokardialen Kontraktionsinsuffizienz im Rahmen einer ischämischen Herzerkrankung sind wesentliche Faktoren bei der Abnahme der ventrikulären Förderleistung, die zur Dekompensation des bestehenden Klappenvitiums mit sekundärer Dilatation des linken Vorhofes und Lungenstauung führen. Diese Verschlechterung der hämodynamischen Verhältnisse und damit des Krankheitsbildes können bei schwerer Aortenstenose rapide auftreten.

Klinik in Stichworten

Symptome:
- lange Symptomfreiheit
- Angina pectoris (erhöhter O$_2$-Verbrauch bei hypertrophiertem Myokard einerseits und reduziertes O$_2$-Angebot in den Koronararterien andererseits)
- Synkopen (reduzierte kardiale Auswurfleistung)
- Belastungsdyspnoe (spätes Symptom und prognostisch ungünstig)
- linksventrikuläre Insuffizienz mit Lungenödem, häufig abrupt auftretend
- Angina pectoris, Synkopen und Belastungsdyspnoe im Stadium III der Aortenstenose

Auskultation (Abb. 83):
- systolisches spindelförmiges Austreibungsgeräusch bzw. spätsystolisches Geräusch bei schwerer Stenose
- leiser 2. Herzton (bei starren Klappen)

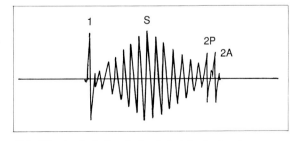

Abb. 83 Auskultationsbefunde bei der Aortenstenose. 1, 2 = Herztöne, A, P = aortales, pulmonales Segment, S = systolisches Geräusch (nach Karobath u. Buchstaller 1976).

62 Erworbene Klappenfehler

- frühsystolischer Aortendehnungston (bei milder Aortenstenose und nicht mehr nachweisbar bei völlig starrer Klappe)
- paradoxe Spaltung des 2. Herztons (Endstadium)

Punktum maximum:
2. Interkostalraum rechts parasternal bzw. Erb-Punkt (3. ICR rechtsparasternal) – Fortleitung in die Karotiden.

Echokardiographie (Tab. 12)

M-Mode-Echokardiographie

- sklerosierte, schlecht bewegliche Segel
- Separation der Segel weniger als 13 mm
- leichte Stenose: beide Segel beweglich
- mittelschwere Stenose: noch mindestens 1 Segel beweglich
- kritische Stenose: kein Segel beweglich
- LV-Hypertrophie (Wanddicke größer 13 mm)
- LA-Dilatation (bei Anstieg des Füllungsdruckes des linken Ventrikels durch erhöhte Wandsteifigkeit und verminderte Relaxation)

2D-Echokardiographie

- verdickte, schlecht bewegliche Segel (Abb. 84)
  Differentialdiagnose Aortenklappensklerose: verdickte Klappennoduli mit noch normaler Separation
- Aortenklappenöffnungsfläche größer $0,7 \text{ cm}^2$: unkritische Aortenstenose, kleiner $0,7 \text{ cm}^2$ kritische Aortenstenose
- Anlotung: mit Zoom-Technik linksparasternal im Querschnitt (Abb. 85)

Farb-Doppler-Echokardiographie

- keine spezifischen Zeichen
- Turbulenz distal der Klappe (nur bei gut schallbaren Patienten)

CW-Doppler-Echokardiographie

- erhöhte Flußgeschwindigkeit durch Klappenstenosierung (Abb. 86)
- Bestimmung des Druckgradienten nach der Bernoulli-Gleichung (Formel nach Hatle)
- Schweregradeinteilung: I kleiner 40 mm Hg
                           II 40–70 mm Hg
                           III größer 70 mm Hg
- Zeit- bis Flußgeschwindigkeitsmaximum:
  leichte Stenose kleiner 80 ms (frühsystolisches Gipfelmaximum)
  bedeutsame Stenose: größer 80 ms (Abb. 87)
- Anlotung: apikal, subkostal, rechtsparasternal, suprasternal (Achtung: Unterschätzung, immer höchstes Geschwindigkeitsmaximum aufsuchen)

Tabelle 12 Aortenstenose.

Schweregrad	Symptome	EKG	Rö.-Thorax	Echokardiographie			Herzkatheter m. Gradient/AÖF
				M-mode	2dE-AÖF	CW m. Gradient	
I	keine	normal Linkstyp	normal	verdickte, vermindert bewegliche Segel (<13 mm)	1,5–2,3 cm²	<40 mmHg, Zeit bis max. Flußgeschw. 80 ms	<44 mmHg 1,5–2,5 cm²
II	keine	Linksherzhypertrophie (LHH)	Aortale Herzkonfiguration LV↑	Septum/HW >12 mm LV Masse↑	0,7–1,4 cm²	41–54 mmHg	<44 mmHg 0,7–1,4 cm²
III	Angina pectoris, Dyspnoe, Synkope	LHH und Linksherzschädigung	LV↑ + LA↑	LV Masse↑ LA↑ Kontraktion↓ Relaxation↓	<0,7 cm²	<54 mmHg max. Flußgeschw. >80 ms	>65 mmHg <0,7 cm²
IV	Dekompensation	LHH und Linksherzschädigung	LV↑ + LA↑ + pulmonalvenöse Stauung	LV Masse↑ LA↑ Kontraktion↓ Relaxation↓	<0,7 cm²	Gradientenabfall durch HZV-Abfall	>65 mmHg <0,7 cm²

LHH = Linksherzhypertrophie, LA/LV = linker Vorhof/Ventrikel, HW = Hinterwand, m. Gradient = mittlerer Gradient, AÖF = Aortenklappenöffnungsfläche, HZV = Herzzeitvolumen (nach Loogen 1977)

Aortenklappenstenose

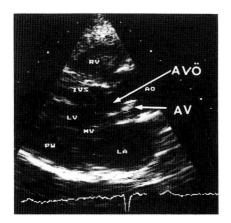
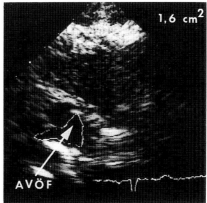
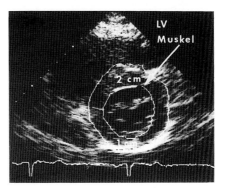

Abb. 84 Zweidimensionale echokardiographische Darstellung der Aortenklappe im Längsschnitt (oben links), im Querschnitt (oben rechts) und des linken Ventrikels im Querschnitt (unten) bei Aortenstenose mit asymmetrischer Hypertrophie des linken Ventrikels bei Einengung der Aortenklappenöffnungsfläche auf 1,6 cm².

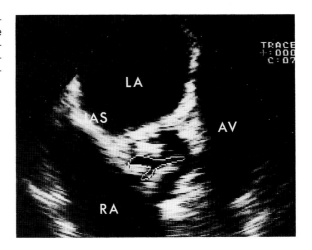

Abb. 85 Transösophageales Echokardiogramm der Aortenklappe mit Darstellung der Aortenklappenöffnungsfläche von 0,9 cm². Erkennbar ist im zweidimensionalen Echokardiogramm die starke Verkalkung der Kommissuren der Aortenklappe mit Verklebung und Einschränkung der Öffnungsfläche.
AO = Aorta,
IAS = interatriales Septum,
LA = linker Vorhof,
RA = rechter Vorhof

64 Erworbene Klappenfehler

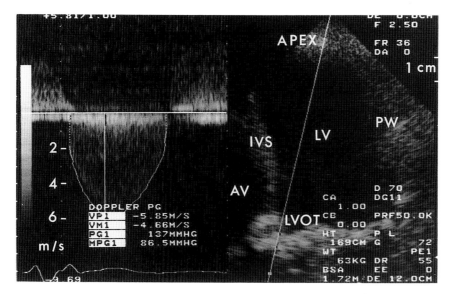

Abb. 86 Apikaler zweidimensionaler echokardiographischer Längsschnitt des linken Ventrikels mit Darstellung der verkalkten, sklerosierten Aortenklappe (AV) oberhalb des linksventrikulären Ausflußtraktes (LVOT), Ermittlung der maximalen Flußgeschwindigkeit VP_1/VM_1 im kontinuierlichen Doppler mit Berechnung eines maximalen Druckgradienten PG von 137 mm Hg und eines mittleren Gradienten MPG von 86,5 mm Hg.

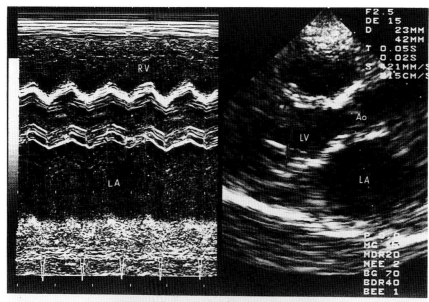

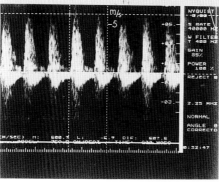

Abb. 87 Schweres kombiniertes Aortenvitium mit Darstellung der CW-Flußkurve bei rechtsparasternaler Anlotung. Typisch ist die abgeflachte Kurvenform mit spätsystolischem Maximum. Über die modifizierte Bernoulli-Gleichung wird ein Spitzengradient von 144 mm Hg ermittelt. Gleichzeitig ist in der CW-Dopplerkurve eine Aorteninsuffizienz erkennbar.

CW- und gepulste Doppler-Echokardiographie

– Klappenöffnungsflächenbestimmung (KÖF): nach der Kontinuitätsgleichung (Abb. 30)

$$\text{KÖF (cm}^2) = \frac{\text{LVOT-Fläche (cm}^2) \times \text{Vmax LVOT (cm/s)}}{\text{Vmax AV (cm/s)}}$$

LVOT = linksventrikulärer Ausflußtrakt
Vmax = maximale Flußgeschwindigkeit (V) im linksventrikulären Ausflußtrakt (LVOT), gemessen mit dem gepulsten Doppler
Vmax AV = maximale Flußgeschwindigkeit der Aortenklappe (AV), gemessen mittels CW-Doppler
LVOT-Fläche = LVOT-Fläche, berechnet aus dem Durchmesser des LVOT nach der Formel

$$\text{LVOT-Fläche} = \frac{d}{2} \times \pi$$

d = LVOT-Durchmesser, gemessen im apikalen RAO-Blick oder parasternalen Längsschnitt

Konventionelle Röntgenuntersuchung

Die vorwiegende Hypertrophie des linken Ventrikels ist im gewöhnlichen Röntgenbild normalerweise noch nicht faßbar. Erst bei sehr ausgeprägter Hypertrophie kann das Herz eine leichte Umformung erkennen lassen, ohne im Nativbild vergrößert (Abb. 88) zu sein. Der Befund der stark abgerundeten Herzspitze ist ein Hinweis auf einen hypertrophierten linken Ventrikel. Im allgemeinen ist aber für die kompensierte Aortenstenose geradezu typisch, daß selbst eine hochgradige Hypertrophie, die nur mit einer geringen Dilatation einhergeht, im gewöhnlichen Röntgenbild nicht sichtbar ist. Die Herzkontur erfährt erst dann ihre Umformung („aortale" Konfiguration), d. h. die Vergrößerung des Herztransversaldurchmessers im d.-v. Bild nach links, mit betonter Herzbucht, wenn die kardiale Auswurfleistung fällt. Die im konventionellen Röntgenbild sichtbaren Veränderungen sind somit schon der Ausdruck einer gestörten Myokardfunktion. Besonders deutlich zeigt sich die Herzumformung in einer Linksverbreiterung und in einer Vergrößerung des Tiefendurchmessers im linken Seitbild. Bei zunehmender myogener Dilatation der linken Kammer verstärkt sich die „aortale" Konfiguration (Abb. 89). Später sind weitere Zeichen der beginnenden oder manifesten Linksinsuffizienz nachweisbar, so die Größenzunahme des lin-

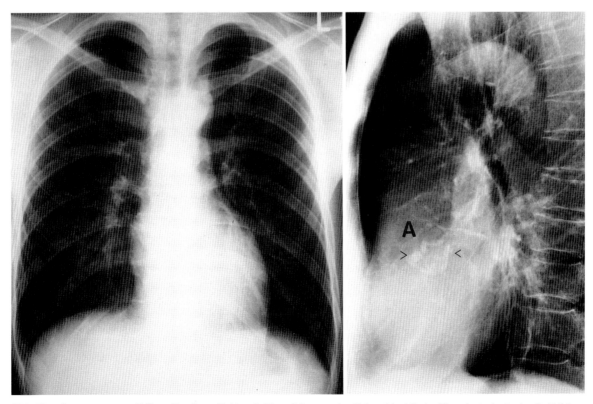

Abb. 88 Aortenstenose. Frühes Stadium. Fehlende Vergrößerung des linken Ventrikels. Elongierte Aorta. Im Seitbild verkalkte Aortenklappe (A). Fehlende Lungenstauung.

66 Erworbene Klappenfehler

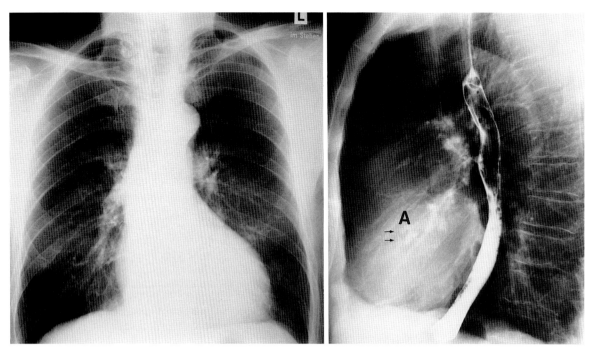

Abb. 89 Aortenstenose. Stadium der myokardialen Dilatation. Linksverbreiterung. Einengung des Retrokardialraumes. Verkalkte Aortenklappe (A).

ken Vorhofes, die im späteren Stadium durch die relative Mitralinsuffizienz durch die Überdehnung des Klappenringes ausgelöst ist. Die unscharfe Konturierung oder Verbreiterung der Oberlappenvenen als Folge der Blutumverteilung ist ein weiterer Hinweis auf den Leistungsabfall des linken Ventrikels. Infolge der Lungenstauung kommt es im späteren Stadium über eine Drucksteigerung im pulmonalen Gefäßbett (pulmonal-arterielle Hypertonie) zu einer Rechtsherzbelastung mit Erweiterung des Conus pulmonalis in der Herztaille bis hin zu den Zeichen der kompletten Rechtsherzinsuffizienz.

Bei Analyse der Aorta findet sich in 60% bei einer mittel- bis hochgradigen Aortenstenose eine poststenotische Dilatation der Aorta im aufsteigenden Anteil. Die erweiterte aszendierende Aorta kann bei normaler Herzgröße und -form unter Umständen einziger radiologischer Hinweis auf eine vorliegende Aortenstenose sein. Ein weiterer Hinweis auf das Vorliegen einer Aortenstenose ist der Nachweis einer verkalkten Aortenklappe (Abb. 89), die zu 70%, insbesondere unter rotierender Durchleuchtung, gefunden werden kann. Sie sagt jedoch nichts über den Schweregrad oder das Ausmaß der Stenose aus (Tab. 13 und 14).

Tabelle 13 Charakteristische Röntgenzeichen der Aortenstenose.

Früh: Aortenelongation, -dilatation
Später: „Aortale" Konfiguration Linksverbreiterung
Sehr spät: Vergrößerung des linken Vorhofes Pulmonal-venöse Stauung Pulmonal-arterielle Hypertonie Rechtsherzbelastung

Tabelle 14 Merksatz zur Aortenstenose

Merke: AST Überwiegende Hypertrophie, die Dilatation ist als Ausdruck der einsetzenden Myokardinsuffizienz zu werten.

Angiokardiographie und Befunde des Herzkatheters

Die Lävokardiographie dient im wesentlichen der Erfassung der Kammergröße und der Bestimmung der Auswurffraktion, die bei der kompensierten Aortenstenose noch normale Werte zeigt. Ferner erbringt sie die Lokalisation der Ausflußtrakteinengung (DD: sub- oder supravalvuläre Aortenklappenstenose). Im Stadium III und IV wird meist eine mehr oder weniger ausgeprägte Mitralinsuffizienz als relative Insuffizienz sichtbar. Bei guter Einstellung der Graduierung wird die Wanddicke sichtbar, die über standardisierte Verfahren die Bestimmung der linksventrikulären Masse ermöglicht.

Die Aortographie zeigt bei der Aortenstenose eine domförmige Vorwölbung der stenosierten und verdickten Klappen in die Aorta in der Systole. Außerdem gibt die Aortographie Auskunft über den graduellen Anteil einer zusätzlich vorliegenden Aortenklappeninsuffizienz. Obligat ist ferner die gleichzeitige Durchführung einer Koronarangiographie, da Patienten mit Aortenstenose zu einem großen Prozentsatz arteriosklerotische Veränderungen der Koronararterien zeigen.

Differentialdiagnose

- Aortenklappeninsuffizienz
- angeborene Aortenklappenstenosen
- Aortenisthmusstenose
- systemisch arterielle Hypertonie
- hypertrophe Kardiomyopathie

Aortenklappeninsuffizienz

Ätiologie und pathologische Anatomie

- Endocarditis rheumatica
  Schrumpfung der Segel mit narbiger Kontraktion und Aufrollung der Klappenränder, führt zu einer Schlußunfähigkeit der Klappe
- dissezierendes Aneurysma der Aorta ascendens
- Aneurysma der Sinus Valsalvae
- bakterielle Endokarditis
- degenerative Klappenveränderungen
- idiopathische Ektasie der Aorta ascendens
- traumatische Aorteninsuffizienz
- Aortensegelprolaps, Aortensegelruptur
- Mesaortitis luica, seltenere Ursache, führt über eine Wandschwäche zu einer Dehnung des Aortenringes und damit zu einer Insuffizienz

Pathologische Hämodynamik

Durch die mangelnde Schlußfähigkeit der Aortenklappe strömt in der Diastole Blut aus der Aorta in den linken Ventrikel zurück. Das regurgitierte Blutvolumen ist dabei abhängig von der Größe des Klappendefektes, der Dauer der Diastole und der Dehnbarkeit des linken Ventrikels. Das Regurgitationsvolumen führt zu einer diastolischen Volumenüberlastung mit nachfolgender Erweiterung des Ventrikelkavums, die als adaptative Dilatation aufzufassen ist. Das Volumen des linken Ventrikels ist im Zustand völliger Leistungsfähigkeit bzw. myokardialer Suffizienz über den Normbereich vergrößert. Die Vergrößerung der linken Kammer erfährt bei der Aorteninsuffizienz aber eine andere Wertung als beim drucküberlasteten Herzen, bei dem sie Ausdruck einer Kontraktionsschwäche ist. Patienten mit chronischer schwerer Aorteninsuffizienz haben das größte enddiastolische Volumen unter allen Herzfehlern, wobei der enddiastolische linksventrikuläre Druck nicht im gleichen Maße ansteigt. Dieser ist erst dann erhöht, wenn sich die linksventrikuläre Kammerfunktion verschlechtert, die Auswurffraktion nimmt dabei ab. Die zunehmende Dilatation des linken Ventrikels führt in der Folge zu einer passiven Überdehnung des Klappenringes, zu einer relativen Mitralinsuffizienz mit Dilatation des linken Vorhofes sowie zu einer Rückstauung in den Lungenkreislauf.

Klinik in Stichworten

- lange Symptomfreiheit (Symptome manifestieren sich in der 4. oder 5. Dekade)
- selten Synkopen (reduzierter arterieller Druck)
- abdominelle Schmerzen, Angina abdominalis
- Tachykardie bei Belastung, verstärktes Herzklopfen
- Belastungsdyspnoe, Orthopnoe oder nächtliche Dyspnoe

Auskultation (Abb. 90):
- leiser erster Herzton
- frühsystolisches Austreibungsgeräusch bei relativ zu enger Klappe (normales Schlagvolumen und Regurgitationsvolumen), abhängig vom Schweregrad, Systolikum erst ab einem Schlagvolumen von mehr als 120 ml (normal 60–90 ml)
- hochfrequentes Decrescendo-Diastolikum (Regurgitation von Blut aus der Aorta durch die unvollständig geschlossene Aortenklappe)
- proto- oder mesodiastolische Geräusche durch eine relative Mitralinsuffizienz (Austin-Flint-Geräusch) beim Stadium IV

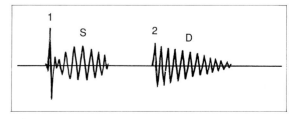

Abb. 90 Auskultationsbefunde bei der Aortenklappeninsuffizienz. 1, 2 = Herztöne, S, D = systolisches, diastolisches Geräusch (nach Karobath u. Buchstaller 1976).

Erworbene Klappenfehler

Blutdruckmessung:
Grad I   normale RR-Amplitude
Grad II RR-Amplitude mehr als 60 mm Hg, weniger als 100 mm Hg
Grad III RR-Amplitude mehr als 100 mm Hg, diastolischer Blutdruck unter 60 mm Hg
Grad IV wie unter III, Korotkoff-Töne oft bis zum vollständigen Ablassen der Manschette hörbar

Echokardiographie (Tab. 15)

M-mode-Echokardiographie

- Dehiszenz der Aortenklappensegel in Diastole
- Schlußfähigkeit der Segel eingeschränkt
- Mitralsegelflattern (hervorgerufen durch rückströmendes Blut, das am vorderen Mitralsegel in den linken Ventrikel hineinströmt) (Abb. 91)
- Septumflattern
- LV-Dilatation ohne Septum- und Hinterwandverdickung
- vermehrte Kontraktionsamplituden von Septum (mehr als 12 mm) und Hinterwand (mehr als 15 mm), Volumenbelastung durch regurgitierendes Blut
- vorzeitiger Mitralklappenschluß

2D-Echokardiographie

- vermehrte Kontraktionsamplituden des linken Ventrikels durch das Regurgitationsvolumen
- Hinweise auf die Ätiologie der Aorteninsuffizienz

Farb-Doppler-Echokardiographie
(Abb. 92–94) (Abb. 93 u. 94 s. Farbtafel II)

Leichte Aorteninsuffizienz:
- Regurgitation begrenzt auf den linksventrikulären Ausflußtrakt (größer als 25% des linksventrikulären Ausflußtraktes)

mittelschwere Aorteninsuffizienz:
- Regurgitation begrenzt bis auf die Mitte des linken Ventrikels, 25–50% des linksventrikulären Ausflußtraktes durch Regurgitation des Blutes ausgefüllt

schwere Aorteninsuffizienz:
- Regurgitation bis zur linksventrikulären Spitze, mehr als 50% des linksventrikulären Ausflußtraktes ausgefüllt

Die Beurteilung erfolgt in der isovolumetrischen Relaxationszeit vor Öffnung der Mitralklappe in getriggerten Bildern oder durch die M-mode-Echokardiographie.

Tabelle 15 Aorteninsuffizienz.

Schweregrad	RR-Amplitude	EKG	Rö.-Thorax	M-mode	CD	CW	Aortenangiogr.
I	< 60 mm Hg	normal, selten Linkstyp	Ektasie der Aorta ascendens, verstärkte Pulsation	Mitral- und Septumflattern, Wandamplitude↑	Reg. nur LVOT, < 25% des LVOT-Durchmessers	nur sehr schwaches Signal, flache Dezeleration	Reg. nur bis Mitte LV
II	erhöht, im Mittel 75 mm Hg, > 60 mm Hg RR d. > 60 mm Hg	Linksherzhypertrophie und -schädigung (30%)	LV vergrößert, verstärkte Pulsationen	LV gering dilatiert 3,2 cm/m² Wanddicke normal	Reg. bis Mitte LV, 25–50% des LVOT-Durchmessers	vollständiges diastolisches Flußsignal	sofort Füllung ges. LV, aber Dichte geringer als Aorta
III	erhöht, im Mittel 110 mm Hg, > 100 mm Hg RR d. < 60 mm Hg	Linkstyp, Linksherzhypertrophie und -schädigung	Aortale Herzkonfiguration, Herzhinterraum eingeengt	LV dilatiert noch normale Kontraktion Wanddicke normal	Reg. 50–75% des LVOT-Durchmessers Reg. bis Spitze LV	starkes Signal, schnelle diastolische Dezeleration	Füllung des gesamten LV, Dichte noch geringer als Aorta
IV	wie III	wie III	LV↑, LA↑ pulm. Stauung, Herz jetzt mitralisiert	LV↑, EPSS↓ LA↑, bei akuter AI vorzeitiger Mitralklappenschluß	Reg. > 75% des LVOT-Durchmessers		Dichte wie Aorta, lange KM-Persistenz

RR = Blutdruck nach Riva Rocci, LA/LV = linker Vorhof/Ventrikel, HW = Hinterwand, CD = Farbdoppler, CW = kontinuierlicher Doppler, LVOT = linksventrikulärer Ausflußtrakt, KM = Kontrastmittel, Reg. = Regurgitation (nach Loogen 1977)

Aortenklappeninsuffizienz 69

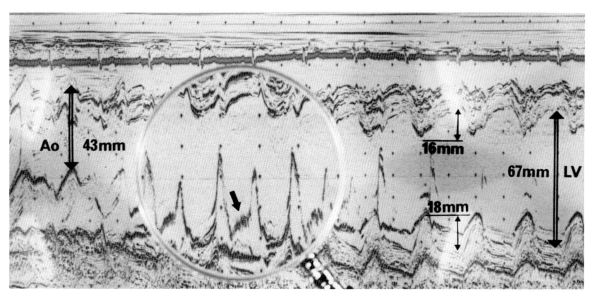

Abb. 91 M-mode-Echokardiogramm. Darstellung des Mitralsegelflatterns bei Aorteninsuffizienz auf dem Boden einer Aortenektasie mit Erweiterung der Aortenwurzel (AO) auf 43 mm. Neben dem Vorhofflattern (Pfeil) ist die Erweiterung des linken Ventrikels auf dem Boden der Volumenbelastung erkennbar (vermehrte Kontraktion des linken Ventrikels). Gleichzeitig besteht ein vorzeitiger Mitralklappenverschluß als Ausdruck einer perakuten hochgradigen Aorteninsuffizienz (nach Schweizer u. Mitarb.).

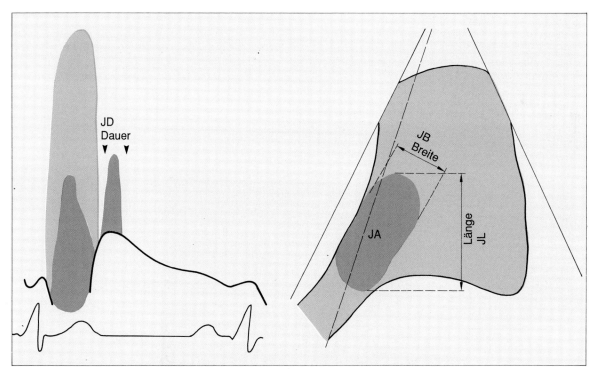

Abb. 92 Schematische Darstellung der Aorteninsuffizienzausmessung mit Bestimmung der Länge, Breite, Fläche und Dauer des Regurgitationsvolumens (nach Wittlich u. Mitarb.).
Normwerte
JA: 80 ± 25 mm^2 JB: 8 ± 2 mm
JL: 13 ± 3 mm JD: 73 ± 9 mm

Gepulste Doppler-Echokardiographie

- suprasternale Anlotung der Blutströmung in der Aorta ascendens oder descendens. Das Verhältnis des Vorwärtsflusses zum Rückwärtsfluß gibt ein Maß für die Schwere der Aorteninsuffizienz
- Subtraktion des Herzminutenvolumens, gemessen über der Pulmonalklappe, vom Blutfluß über der Aortenklappe ergibt das Regurgitationsvolumen.

CW-Doppler-Echokardiographie (Abb. 95)

- Signalintensität um so höher, je schwerer die Aorteninsuffizienz
- Steilheit des Abfalls der Geschwindigkeit ist ein Maß für den Schweregrad, Dezeleration

Dem Nachweis einer Aorteninsuffizienz und der Klassifizierung des Schweregrades folgt die Analyse der Ätiologie:
- Rheumatisches Aortenvitium:
  Fast immer liegt auch eine Beteiligung der Mitralklappe vor und selten tritt eine Insuffizienz ohne Stenosierung auf (Abb. 95).
- Aortenklappensklerose (Abb. 96):
  Mit zunehmender Sklerosierung nimmt die Beweglichkeit und Schlußfähigkeit der Aortensegel ab, so daß eine Insuffizienz auftritt. Deutlich erkennbar meist die Dehiszenz der Segel in der Diastole.
- Aortensegelprolaps (Abb. 97):
  Bei deutlicher Prolabierung des Aortensegels kann wie beim Mitralklappenprolaps eine Insuffizienz der Klappe entstehen, meist liegt jedoch nur eine leichte Insuffizienz vor.
- Aortensegelruptur:
  Diastolisches Flattern der Segel im LVOT, z.T. schwierig von Vegetationen zu trennen.
- Perforation:
  Bei rupturiertem Segel kann das diastolische Flattern des Segels im linksventrikulären Ausflußtrakt erkannt werden.
- Endokarditis (Abb. 98):
  Eine Aorteninsuffizienz ist immer ein Zeichen einer schon fortgeschrittenen Erkrankung mit Klappendestruktion. Ziel ist die frühzeitige Diagnose durch Erkennung von Vegetationen an den Klappensegeln, die sich durch flottierende echodichte Zusatzstrukturen auszeichnen. Der beste Nachweis gelingt mittels der transösophagealen Echokardiographie, da hier die Auflösung wesentlich höher ist.
- Idiopatische Ektasie der Aorta ascendens (Abb. 99):
  Dieses eigenständige Krankheitsbild weist eine enorme Dilatation der Aorta ascendens (größer als 4 cm) ohne Beteiligung der Aorta descendens auf dem Boden einer Mönckeberg-Degeneration auf und ist im Ultraschall zu erkennen. Als Folge der starken Aufdehnung der Aorta ascendens kommt es zu einer Aufweitung des Aortenklappenringes und Insuffizienz.
- Aortendissektion (Abb. 100):
  Die Aorteninsuffizienz tritt als Begleiterscheinung der Aortendissektion Typ I und II, also der Aortendissektion mit Einbeziehung der Aorta ascendens, auf. Oft ist der Nachweis der Aorteninsuffizienz der Hinweis auf die Diagnose. Mittels Farb-Doppler kann nicht nur die Insuffizienz, sondern auch die Rupturstelle dargestellt werden. Besonders bei der Aortendissektion hat sich

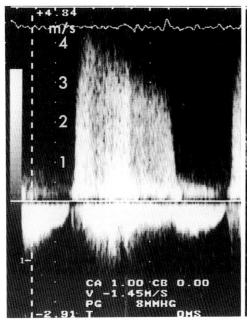
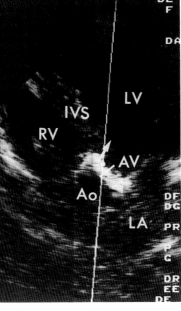

Abb. 95 Nachweis einer Aorteninsuffizienz bei bestehender Aortenstenose (AV) mit Rückstrom des Blutes aus der Aorta (Ao) in den linken Ventrikel (LV). Das dichte holodiastolische Geräuschspektrum (linke Bildhälfte) spricht für eine mittelschwere Aorteninsuffizienz. Erkennbar ist der diastolische Abfall der Flußgeschwindigkeit bedingt durch den Abfall der Druckgradienten zwischen Aorta und linkem Ventrikel während der Diastole.

Aortenklappeninsuffizienz 71

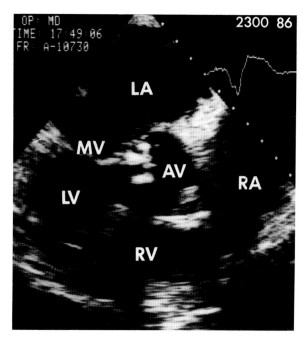
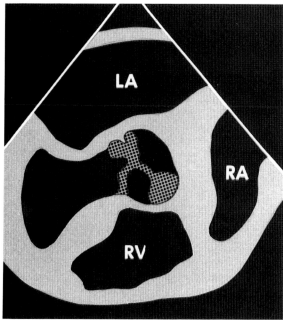

Abb. 96 Transösophageales zweidimensionales Echokardiogramm einer Aortenklappensklerose mit beginnender Verkalkung der Noduli und der Kommissuren bei noch freiem Klappenapparat.

die transösophageale Echokardiographie bewährt. In Ergänzung zur rechtsparasternalen und paravertebralen sowie suprasternalen Anlotung ermöglicht die transösophageale Echokardiographie, insbesondere die Anlotung der Aorta descendens bis zum Abdomenbereich.

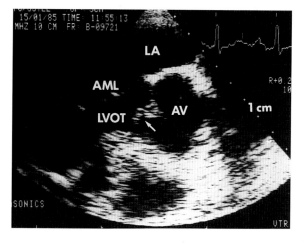

Abb. 97 Nachweis eines Prolaps des Aortensegels mit Verziehung der Kommissur in den linksventrikulären Ausflußtrakt (LVOT).
AV = Aortenklappe,
AML = vorderes Mitralsegel,
LA = linker Vorhof.

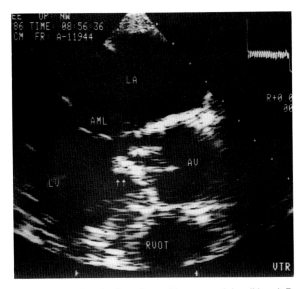
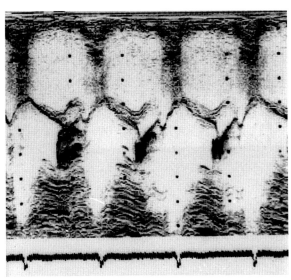

Abb. 98 Nachweis einer Aortenklappenendokarditis mit Darstellung von Vegetationen der destruierten Aortenklappe (AV) mit Prolaps in dem linken Ventrikel (LV) in der Nähe des vorderen Mitralsegels (AML). RVOT = rechtsventrikulärer Ausflußtrakt, LA = linker Vorhof (aus Erbel u. Mitarb.: Ultraschall klin. Prax. 4 [1989] 60–75).

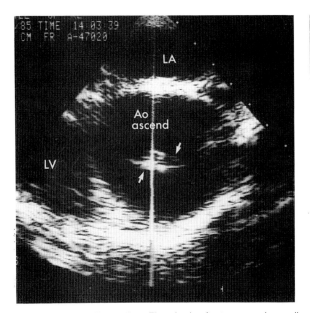
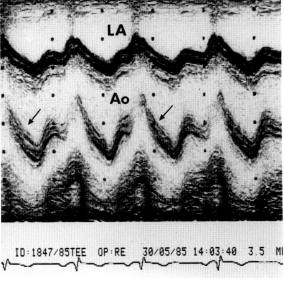

Abb. 99 Darstellung einer Ektasie der Aorta ascendens, die einen Durchmesser von 5 cm aufweist. In der Mitte der Aorta ascendens ist eine Reverberation erkennbar, die einen Artefakt darstellt (Pfeile). Bei der transösophagealen echokardiographischen Aufnahme findet sich die Aorta ascendens vor dem linken Vorhof (LA) und seitlich vom linken Ventrikel (LV).

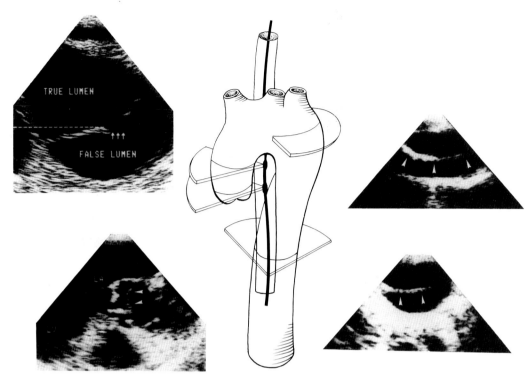

Abb. 100 Zweidimensionales transösophageales Echokardiogramm einer Aortendissektion mit Darstellung der Dissektionsmembran (Pfeilköpfe) und der Eintrittsstelle vom falschen zum wahren Lumen (Pfeile) (aus Erbel u. Mitarb.: Lancet 1989/I, 457–461).

Konventionelle Röntgenuntersuchung (Tab. 16 und 17)

Tabelle 16 Charakteristische Röntgenzeichen der Aorteninsuffizienz.

Früh:
Aortendilatation
„Aortale Konfiguration"
Linksverbreiterung

Spät:
Vergrößerung des linken Vorhofes
Pulmonal-venöse Stauung

Sehr spät:
Pulmonal-arterielle Hypertonie
Rechtsherzbelastung

Tabelle 17 Merksatz zur Aorteninsuffizienz

Merke:
AJ
Erkennbare Vergrößerung des linken Ventrikels ist nicht Ausdruck einer muskulären Insuffizienz, sondern einer adaptativen Dilatation

Die röntgenologisch faßbare Form- und Größenänderung des linken Ventrikels und damit des Herzens sind zum einen abhängig vom Schweregrad der Klappeninsuffizienz. Ein zweiter Faktor ist der Zustand des Myokards. Besteht keine Beeinträchtigung der Kontraktionsfähigkeit des Myokards, kann das Herz bei geringer Aorteninsuffizienz noch von normaler Größe sein. Allerdings kann in diesem Stadium bereits eine geringe Elongation der Aorta ascendens durch Aufnahme des vermehrten Blutvolumens auffallen. Die ausgeprägte Dilatation aller Abschnitte des linken Ventrikels, bei mittel- oder hochgradiger Aorteninsuffizienz, führt zur Vergrößerung des linken Ventrikels in der Längs- und Querdimension und damit zur Linksverbreiterung des Herzens bei erhaltener Herzbucht (aortale Konfiguration). Die Herzspitze ist abgerundet und taucht in die Zwerchfellkontur (Abb. 101). Deutlich ist in diesem Stadium die Dilatation der Aorta im Aszendens- und Bogenbereich.

Während im Stadium der vollen Kompensation nur der linke Ventrikel und die Aorta dilatiert sind, werden bei einer Kontraktionsinsuffizienz der linken Kammer, der linke Vorhof, die Lungengefä-

74   Erworbene Klappenfehler

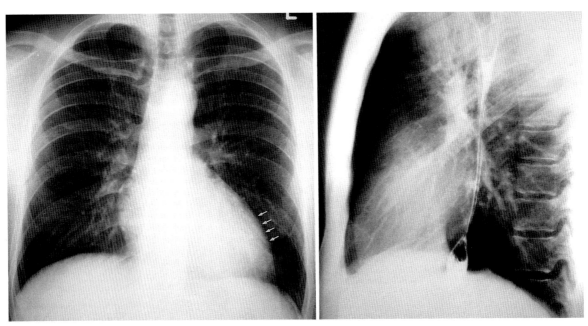

Abb. 101   Aorteninsuffizienz. Frühes Stadium. Myogene Dilatation aus Ausdruck der Volumenbelastung mit einer erkennbaren Linksverbreiterung. Fehlende Lungenstauung.

ße und zusätzlich später der rechte Ventrikel beteiligt. Sind jedoch bei der Erstuntersuchung der Aorteninsuffizienz bereits ein vergrößerter linker Vorhof und eine Lungenstauung nachweisbar, so kann röntgenologisch nicht entschieden werden, ob eine relative Mitralinsuffizienz oder ein begleitender organischer Mitralfehler vorliegen. Für die Beurteilung der Leistungsfähigkeit des linken Ventrikels sind daher Verlaufsaufnahmen wertvoll.

Die anhaltende Lungenstauung bedingt bei der Aorteninsuffizienz eine pulmonal-arterielle Hypertonie mit Umformung des rechten Ventrikels, die zunächst über eine Verlängerung der rechtsventrikulären Ausflußbahn zu einer starken Ausfüllung der Herzbucht führt. Zu einer so vollständigen Ausfüllung der Herztaille wie bei einem Herzfehler mit reiner Rechtsherzbelastung kommt es jedoch nur selten. Im wesentlichen behalten die Herzen mit Aortenklappeninsuffizienz ihre aortale Konfiguration. Das Eintreten einer deutlichen Rechtsverbreiterung des Herzens läßt auf eine Rechtsherzinsuffizienz mit relativer Trikuspidalinsuffizienz schließen.

Angiokardiographie und Befunde des Herzkatheters

Die Angiokardiographie hat bei der Aorteninsuffizienz die Aufgabe, ein Begleitvitium (Aortenstenose oder Mitralvitium) auszuschließen und den hämodynamischen Schweregrad der Insuffizienz festzulegen. Die Diagnose der Aorteninsuffizienz wird bei der Aortographie durch den diastolischen Rückfluß von Blut aus der Aorta in den linken Ventrikel gestellt.

Die angiographische Einteilung der Regurgitation erfolgt in 4 Schweregrade:

Grad I: In der Diastole kleinerer Reflux aus der Aorta in die klappennahe Ausflußbahn des linken Ventrikels.

Grad II: Durch Reflux aus der Aorta stärkere Anfärbung der gesamten linksventrikulären Ausstrom- sowie Einstrombahn. Kontrastierung der Aorta jedoch noch wesentlich stärker als die des linken Ventrikels.

Grad III: Erheblicher Reflux; in der ersten Diastole oder nach 2–3 Herzzyklen vollständige Kontrastierung des dilatierten linken Ventrikels durch Refluxblut aus der Aorta.

Grad IV: Anfärbung des linken Ventrikels durch Reflux aus der Aorta, so daß die Dichte im Bereich des linken Ventrikels größer ist als in der Aorta und das Kontrastmittel über viele Herzaktionen persistiert.

Zur angiographischen Untersuchung gehört ebenso die selektive Darstellung der Herzkranzgefäße wie bei der Aortenstenose, da auch hier arteriosklerotische Veränderungen der extramuralen Koronararterien nachgewiesen werden können.

Die Druckmessungen über den Herzkatheter erfolgen über einen retrograd vorgeführten Linksherzkatheter in der Aorta und im linken Ventrikel. Dabei wird aufgrund des tiefen diastolischen Aortendruckes (Leck im Windkessel) ein deutlicher Druckgradient zwischen linkem Ventrikel und Aorta ascendens gemessen.

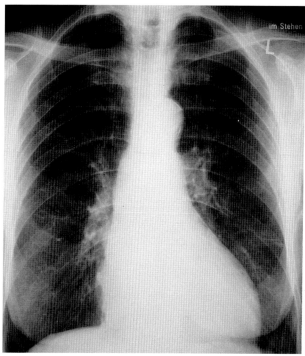
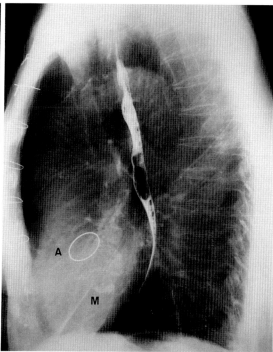

Abb. 102   Kombinierter Mitralaortenfehler. Für den Aortenfehler sprechen die ersetzte Klappe, die Aortenelongation und Linksherzverbreiterung, für den Mitralklappenfehler die Pelottierung des Ösophagus durch den vergrößerten linken Vorhof. Es überwiegt im Übersichtsbild die aortale Konfiguration.

Differentialdiagnose

- relative Aortenklappeninsuffizienz bei angeborenem oder erworbenem Aneurysma des Sinus aortae
- Aortenisthmusstenose
- erworbener klappennaher traumatischer Einriß der Aortenwand
- Pseudotruncus arteriosus
- Truncus arteriosus
- Fallot-Tetralogie

Kombinierte Mitral-Aortenklappenfehler

Kombinierte Mitral-Aortenfehler kommen in etwa einem Drittel bis Viertel der erworbenen Klappenfehler vor. Die röntgenologische Symptomatologie wird in der jeweiligen Kombination von der Prävalenz des einen oder des anderen Fehlers bedingt (Abb. 102).

Grundsätzlich sollte man röntgenologisch bei einem Mitralfehler an die Kombination mit einem Aortenfehler dann denken, wenn die Aorta dilatiert ist und eine Hypertonie im großen Kreislauf ausgeschlossen wurde.

Liegt umgekehrt z. B. bei der Erstuntersuchung der Aorteninsuffizienz bereits ein vergrößerter linker Vorhof vor und ist bereits eine Lungenstauung nachweisbar, so ist nicht zu entscheiden, ob es sich um eine relative Mitralinsuffizienz oder einen begleitenden Mitralfehler handelt. Präoperativ ist die Verifizierung und graduelle Bewertung des Einzelfehlers über eine Angiokardiographie erforderlich.

Trikuspidalklappenstenose

Ätiologie und pathologische Anatomie

- Endocarditis rheumatica als häufigste Ursache, anatomische Veränderungen entsprechen der Mitralstenose. Verkürzung der Segelklappen, Verklebung der Kommissuren. Bei Verkürzung und Verdickung der Chordae tendineae zusätzliche Trikuspidalinsuffizienz möglich
- bakterielle Endokarditis sowie Endomyokardfibrose als seltenere Ursachen
- assoziiertes Vorkommen bei Dünndarmkarzinoid sowie Lupus erythematodes
- rechtsatriale Tumoren, Bild der Trikuspidalstenose vortäuschend

Die Trikuspidalstenose kommt selten isoliert vor, sie wird überwiegend von einem anderen meist rheumatischen Klappenfehler begleitet. So muß bei jedem rheumatischen Mitralvitium eine Trikuspidalstenose ausgeschlossen werden.

Pathologische Hämodynamik

Die Stenose der Trikuspidalklappe führt zu einer rechtsatrialen Druckerhöhung. Der normale rechtsatriale Mitteldruck entspricht etwa mit 5 mm Hg dem rechtsventrikulären enddiastolischen Druck. Schon ein transvalvulärer Druckgradient von 2 mm Hg ist für die Diagnosestellung ausreichend. Steigt der rechtsatriale Mitteldruck auf 10 mm Hg an (transvalvulärer Druckgradient von 5 mm Hg), so kommt es zu einem venösen Rückstau in den großen Kreislauf (gestaute Halsvenen) und Auftreten von Ödemen und Aszites. Im Gegensatz zum linken Vorhof dilatiert der muskelschwache rechte Vorhof vorzeitig.

Klinik in Stichworten

Symptome:
- Müdigkeit, Leistungsschwäche (reduziertes Herzminutenvolumen)
- Völlegefühl von seiten der Hepatomegalie
- Ödeme, Anasarka, gestaute Halsvenen
- primär keine Dyspnoe

Auskultation:
- Trikuspidalöffnungston akzentuiert, entsprechend dem Mitralöffnungston bei Mitralstenose
- akzentuierter 1. Herzton (verstärkter 1. Herzton durch das Schließen der verdickten Klappe)
- mesodiastolisches Geräusch (Einstromgeräusch durch verengte Klappe)
- präsystolisches Geräusch (spätdiastolische Vorhofkontraktion)
- Geräuschphänomene nehmen bei der Inspiration zu

Punctum maximum: 4. ICR linksparasternal

Echokardiographie

M-mode-Echokardiographie

- EF-slope der frühdiastolischen Schließungsbewegung vermindert (verlangsamter Einstrom über der Trikuspidalklappe bei Stenosierung) (entsprechend den Befunden bei Mitralstenose)
- Klappenverdickung

2D-Echokardiographie (Abb. 103)

- normale Größe des rechten Ventrikels
- Dilatation des rechten Vorhofs
- verdickte, schlecht bewegliche Trikuspidalklappe
- Klappenöffnungsfläche im Gegensatz zur Mitralöffnungsfläche nur selten bestimmbar

CW-Doppler-Echokardiographie (Abb. 104)

- erhöhte Flußgeschwindigkeit über der Trikuspidalklappe
- Gradientenbestimmung nach der modifizierten Bernoulli-Gleichung (Formel nach Hatle)
- Klappenöffnungsbestimmung nach der halben Gipfelzeit wie bei der Mitralstenose s. S. 23

Schweregrad I	mehr als 2,5 cm^2
Schweregrad II	1,5–2,5 cm^2
Schweregrad III	1,0–1,5 cm^2
Schweregrad IV	weniger als 1 cm^2

Farb-Doppler-Echokardiographie
(Abb. 105, s. Farbtafel III)

- Alias-Phänomen beim Einstrom (erhöhte Geschwindigkeit) und Mehrfachumschlag (Pfauenaugenphänomen) s. S. 8.

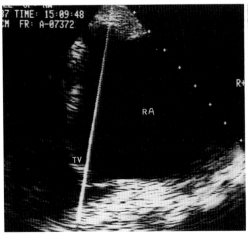
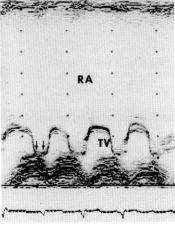

Abb. 103 Massive Vergrößerung des rechten Vorhofs (RA) bei Trikuspidalstenose (TV), erkennbar an der Verdickung des Trikuspidalsegels und der verzögerten raschen Schließbewegung in der Diastole. Verzögerter EF-Slope (Pfeile).

Trikuspidalklappenstenose 77

Abb. 104 CW-Doppler-echokardiographische Untersuchung bei Trikuspidalstenose. Die Stenosierung der Klappe ist im zweidimensionalen Echokardiogramm (rechte Bildhälfte) an der Verdickung, Sklerosierung, d. h. vermehrten Echogenität der Klappe erkennbar. Die Flußgeschwindigkeit über der Trikuspidalis ist mit 1,16 m/s erhöht entsprechend einem Spitzengradient von 5,4 mmHg. Aus der halben Gipfelzeit, die 99 ms beträgt, ergibt sich bei Division von 220 durch $T_{1/2}$ die Trikuspidalöffnungsfläche mit 2,2 cm² (TÖF); s. auch Abb. 60.

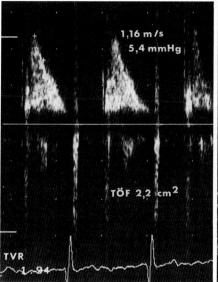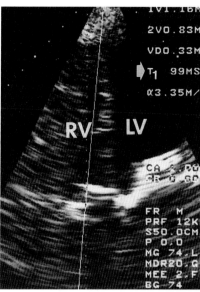

Konventionelle Röntgenuntersuchung (Tab. 18)

Die Trikuspidalstenose ist nicht selten mit anderen Klappenfehlern vergesellschaftet. Der vorrangige Röntgenbefund ist die Kardiomegalie, wobei das Herz im d.-v. Bild durch den großen rechten Vorhof nach rechts verbreitert ist (Abb. 106). Eine Rechtsverbreiterung des Herzens ohne Lungenstauung und ohne Dilatation des Pulmonalissegmentes sowie der zentralen Lungenarterien ist geradezu typisch für die Trikuspidalstenose.

Tabelle 18 Charakteristische Röntgenzeichen bei der Trikuspidalstenose.

Kardiomegalie
Verbreiterung des Herzens nach rechts
Minderdurchblutung der Lunge
Weite V. cava superior
Zwerchfellhochstand bei Hepatomegalie und Aszites

Die V. cava superior ist verbreitert und verursacht einen breiten oberen Mediastinalschatten.

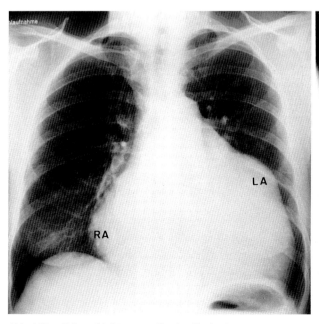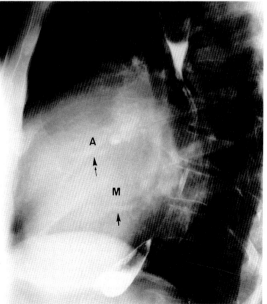

Abb. 106 Trikuspidalstenose. Starke Rechtsherzverbreiterung durch ektatischen rechten Vorhof. Assoziierter sekundärer Mitralaortenfehler. RA = vergrößerter rechter Vorhof, LA = vergrößerter linker Vorhof.

Angiokardiographie und Befunde des Herzkatheters

Das Angiokardiogramm wird am günstigsten mit einer KM-Injektion in den rechten Vorhof nach perkutaner Punktion der V. femoralis durchgeführt. Eine Entleerungsverzögerung des dilatierten rechten Vorhofes mit entsprechend spärlicher Kontrastierung des rechten Ventrikels sowie der Lungengefäße sprechen für eine hämodynamisch wirksame Trikuspidalstenose. Die Druckmessungen des Herzkatheters erfolgen über einen retrograd-venösen vorgeschobenen Rechtsherzkatheter und Sondierung des rechten Vorhofes, falls möglich auch des rechten Ventrikels. Bei hochgradiger Trikuspidalstenose läßt sich häufig der rechte Ventrikel nicht sondieren und der Katheter rollt sich im Vorhof auf. Die Katheterposition kann den großen rechten Vorhof indirekt dokumentieren. Ausschlaggebend für die Diagnose ist der Nachweis des transvalvulären Druckgradienten, der am besten über simultane Druckmessung im rechten Ventrikel und rechten Vorhof erstellt wird.

Differentialdiagnose

– Perikarderguß
– Ebstein-Anomalie
– Trikuspidalinsuffizienz
– kombinierter Mitraltrikuspidalfehler
– Pericarditis constrictiva

Trikuspidalklappeninsuffizienz

Ätiologie und pathologische Anatomie

– terminale Herzinsuffizienz
– Dilatation des Klappenringes bei Rechtsherzdilatation (dekompensiertes Cor pulmonale, dekompensierte Pulmonalstenose, dekompensiertes Mitralvitium, Links-rechts-Shunt-Vitien, Eisenmenger-Syndrom)
– Trikuspidalinsuffizienz bei Thyreotoxikose gehäuft
– Endocarditis rheumatica, dann aber Insuffizienz und Stenose kombiniert
– traumatische Trikuspidalinsuffizienz durch Ruptur der Papillarmuskeln
– ischämische Trikuspidalklappeninsuffizienz durch Ischämie der Papillarmuskeln und Ruptur
– infektiöse Endokarditis (Drogenabusus, zentraler Venenkatheter)
– Karzinoidsyndrom (dabei Ablagerung von bindegewebigem Material am Endokard der Klappen und der rechtsseitigen Herzhöhlen)

Pathologische Hämodynamik

Die Trikuspidalinsuffizienz zeichnet sich durch einen systolischen Blutrückfluß aus dem rechten Ventrikel in den rechten Vorhof aus. Bei der organischen Trikuspidalinsuffizienz liegt primär eine Volumenüberlastung des rechten Ventrikels und rechten Vorhofes vor, wobei der rechte Vorhof frühzeitig dilatiert. Die relative Trikuspidalinsuffizienz ist meist Folge der Dilatation des Klappenringes bei dilatiertem rechtem Ventrikel, der primär unter einer Druckbelastung stand (terminale Herzinsuffizienz, pulmonal-arterielle Hypertonie bei dekompensiertem Mitralvitium, Aortenvitium, Rechts-links-Shunt-Vitien, Cor pulmonale, Eisenmenger-Syndrom). Bei der relativen Trikuspidalinsuffizienz ist zusätzlich zur Volumenüberlastung also auch der rechtsatriale Mitteldruck erhöht.

Klinik in Stichworten

Symptome:
– lange Symptomfreiheit
– gestaute Halsvenen
– Völlegefühl durch vergrößerte Leber
– Ödeme, Aszites
– Gewichtsverlust

Auskultation (Abb. 107):
– holosystolisches, hochfrequentes Geräusch (bei Inspiration zunehmend) (Rückstromgeräusch durch die Trikuspidalklappe bei der Kammersystole)
– protodiastolisches Füllungsgeräusch

Punctum maximum: 4. und 5. ICR bds. parasternal

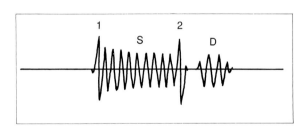

Abb. 107 Auskultationsbefunde bei der Trikuspidalinsuffizienz. 1, 2 = Herztöne, S, D = systolisches, diastolisches Geräusch (nach Karobath u. Buchstaller 1976).

Echokardiographie

M-mode-Echokardiographie

- keine spezifischen obligaten oder fakultativen Zeichen
- Vergrößerung des rechten Ventrikels und rechten Vorhofs

2D-Echokardiographie (Abb. 108)

- Vergrößerung des rechten Vorhofs und rechten Ventrikels wie bei pulmonaler Hypertonie mit Erweiterung der Pulmonalarterien
- Zusatzechos der Trikuspidalklappe

Kontrastechokardiographie

- bei Anlotung der Trikuspidalklappe (von apikal oder linksparasternal im Querschnitt) systolische Darstellung der Micro-Bubbles an der Klappe
- Lebervenen und V. cava inferior Anlotung: systolische Regurgitation von Kontrastmittel in die Lebervenen nach Injektion in die linke Kubitalvene

Grad I Regurgitation für 1–2 Herzaktionen
Grad II Regurgitation für mehr als 2, aber weniger als 5 Herzaktionen
Grad III systolische Regurgitation für mehr als 5, aber weniger als 15 Herzaktionen
Grad IV Regurgitation über mehr als 15 Herzaktionen

Gepulste-Doppler-Echokardiographie

Nachweis der systolischen Regurgitation im Bereich des rechten Vorhofs

Schweregrad I: Regurgitation im Bereich der Klappe
Schweregrad II: Regurgitation bis zum mittleren Bereich des Vorhofs
Schweregrad III: Regurgitation bis zum Dach des rechten Vorhofs
Schweregrad IV: Ausfüllung des gesamten rechten Vorhofs

CW-Doppler-Echokardiographie (Abb. 109)

- systolisches Regurgitationssignal bei Anlotung von linksparasternal oder apikal im 4-Kammerschnitt
- in Abhängigkeit vom Schweregrad, Zunahme der Intensität des CW-Signals

Farb-Doppler-Echokardiographie
(Abb. 110, s. Farbtafel III)

- turbulentes Mosaiksignal systolisch im rechten Vorhof
- Normwerte der klappenassoziierten Regurgitation:
  JA: 149 ± 50 mm^2
  JL: 16 ± 4 mm
  JB: 13 ± 4 mm
  JD: 97 ± 21 ms
  s. auch Abb. 78 S. 59
- leichte Trikuspidalinsuffizienz: klappennahe Regurgitation
- mittelschwere Trikuspidalinsuffizienz: Regurgitation bis zur Mitte des Vorhofs
- schwere Trikuspidalinsuffizienz (Abb. 111, s. Farbtafel IV): Ausfüllung des gesamten rechten Vorhofs; bei Anlotung der Lebervenen Regurgitation auch im Bereich der Lebervenen.

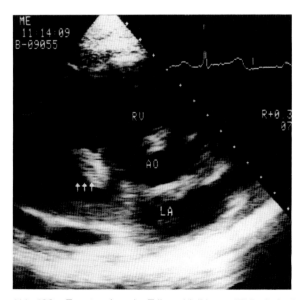 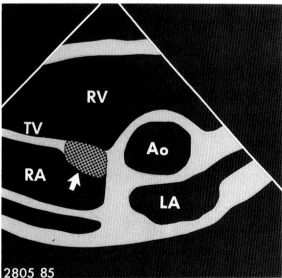

Abb. 108 Zusatzechos der Trikuspidalklappe (TV), die in den rechten Vorhof hineinragen (RA). Vergrößerung des rechten Ventrikels (RV). Ao = Aorta, LA = linker Vorhof.

80 Erworbene Klappenfehler

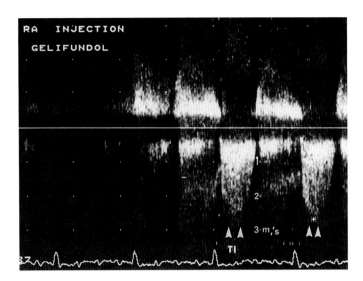

Abb. 109 Kontinuierliche Doppler-Echokardiographie nach Injektion von Gelifundol in den rechten Vorhof. Ein vorher nicht sichtbares Signal wird durch die Kontrastechokardiographie sichtbar, da mehr reflektierende Partikel vorhanden sind.

Konventionelle Röntgenuntersuchung (Tab. 19)

Ebenso wie bei der Trikuspidalstenose zeigt die dorsoventrale Thoraxaufnahme die Dilatation des rechten Vorhofes, den Rückstau in die Hohlvenen und die relative Minderdurchblutung der Lungen.

Trikuspidalfehler sind durch eine Verbreiterung des Herzens nach rechts charakterisiert. In extremen Fällen kann der rechte Vorhof die ganze Herzvorderfläche einnehmen. Bei der Trikuspidalinsuffizienz ist im Gegensatz zur reinen Trikuspidalstenose (hier unterscheiden sich die Vitien) auch der rechte Ventrikel durch eine Volumenüberlastung vergrößert. Dies bedingt eine Ausfüllung der Herzbucht und eine dreieckige Konfiguration des Herzens im d.-v. Bild. Außerdem wölbt sich im Seitbild die Ausflußbahn des rechten Ventrikels nach vorn und oben in den retrosternalen Raum vor.

Angiokardiographie und Befunde des Herzkatheters

Eindeutig ist die Trikuspidalinsuffizienz durch den Rückfluß von Kontrastblut in den rechten Vorhof nach selektiver Injektion in die rechte Kammer zu beweisen, ferner die verspätete Kontrastierung der Lungenstrombahn. Dabei lassen Ausmaß und zeitliche Dauer der rückläufigen Füllung des erweiterten rechten Vorhofs ähnlich wie bei der Mitralinsuffizienz Hinweise auf das Ausmaß der Trikuspidalinsuffizienz zu. Eine schwere Insuffizienz zeigt sich durch einen Reflux bis in die V. cava superior und inferior.

Die Druckmessungen erfolgen ebenso wie bei der Trikuspidalstenose über einen Rechtsherzkatheter. Die Bestimmung des systolischen Ventrikeldruckes oder des pulmonal-arteriellen Druckes läßt die Unterscheidung zwischen primär organischer oder sekundär relativer Trikuspidalinsuffizienz zu. Ein systolischer Druck von mehr als 60 mm Hg (normal 20 mm Hg) im rechten Ventrikel spricht für eine relative Trikuspidalinsuffizienz auf dem Boden der primären Drucküberlastung des rechten Ventrikels.

Tabelle 19 Charakteristische Röntgenzeichen bei der Trikuspidalinsuffizienz.

Kardiomegalie
Rechtsverbreiterung
Ausgefüllte Herzbucht
Einengung des Retrosternalraumes
Weite V. cava superior
Zwerchfellhochstand und Aszites

Differentialdiagnose

- Perikarderguß
- Ebstein-Anomalie
- kombinierte Mitraltrikuspidalfehler

Pulmonalklappenstenose

Pulmonalklappenstenosen sind am häufigsten kongenital bedingt. Die ausführliche Besprechung erfolgt daher im Kapitel „Angeborene Herzfehler".

Pulmonalklappeninsuffizienz

Ätiologie und pathologische Anatomie

1. relative Pulmonalklappeninsuffizienz bei pulmonalarterieller Hypertonie, bei Shunt-Vitien
2. als organischer Pulmonalklappenfehler sehr selten, dann meist assoziiert mit der Endocarditis rheumatica anderer Klappen
3. bakterielle Endokarditis (Drogenabusus)
4. idiopathische Pulmonalektasie bei Marfan-Syndrom
5. posttraumatisch

Pulmonalklappeninsuffizienz

Pathologische Hämodynamik

Hämodynamisch entwickelt sich bei isolierter Pulmonalklappeninsuffizienz eine Volumenüberlastung der rechten Kammer. Die Situation ist analog derjenigen für den linken Ventrikel bei der Aortenklappeninsuffizienz. Infolge des Regurgitationsblutes kommt es zur Dilatation der Ausflußbahn und später zur Dilatation der rechtsventrikulären Einflußbahn. Die Verlängerung des Herzens in seiner Längsachse steht dann im Vordergrund. Parallel damit geht eine Dilatation des Hauptstammes der Pulmonalarterien.

Klinik in Stichworten

Symptome:
- die organische Pulmonalinsuffizienz macht nur in den seltensten Fällen Symptome
- bei der relativen Pulmonalinsuffizienz stehen Symptome der Grundkrankheit im Vordergrund
- Spätsymptome sind Zeichen der Rückstauung in den großen Kreislauf bei Eintreten der myogenen rechtsventrikulären Kontraktionsinsuffizienz

Auskultation:
- diastolisches Decrescendo-Geräusch, das bei der relativen Pulmonalinsuffizienz vom 2. Herzton abgesetzt ist (Graham-Steell-Geräusch)

Punctum maximum: 2. und 3. ICR linksparasternal

Echokardiographie

M-mode-Echokardiographie
- Flattern des Trikuspidalsegels
- flottierende Zusatzechos an der verdickten Pulmonalklappe bei Endokarditis

2D-Echokardiographie
- flottierende Zusatzechos im Bereich der Pulmonalklappe bei Endokarditis
- keine spezifischen Zeichen der Regurgitation

Gepulste Doppler-Echokardiographie
- diastolischer Rückstrom über der Pulmonalklappe
- Normalwerte der klappenassoziierten Regurgitation in Abb. 113

CW-Doppler-Echokardiographie
- Gradientenbestimmung über die modifizierte Bernoulli-Gleichung (Formel nach Hatle) s. S. 20

Farb-Doppler-Echokardiographie
(Abb. 112, s. Farbtafel IV und 113)
- diastolischer laminarer Fluß auf den Schallkopf zu, kleinerer Refluß normal

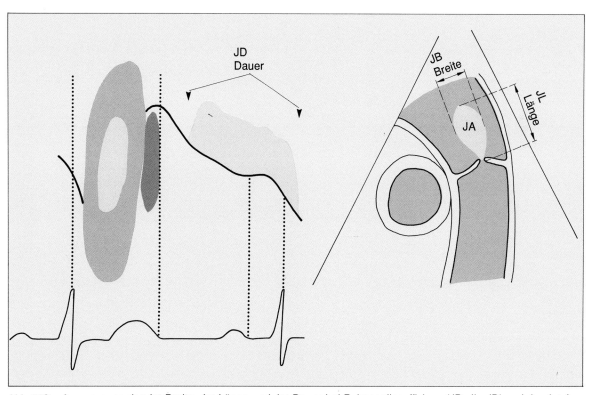

Abb. 113 Ausmessung der Jet-Breite, Jet-Länge und Jet-Dauer bei Pulmonalinsuffizienz (JB, JL, JD) und der Jet-Area (JA) (nach Wittlich u. Mitarb.). Normwerte der klappenassoziierten Regurgitation:
JA: 40 ± 2 mm^2 JB: 6 ± 1 mm
JL: 8 ± 1 mm   JD: 67 ± 15 ms

Konventionelle Röntgenuntersuchung (Tab. 20)

Der volumenbelastete rechte Ventrikel nimmt die gesamte Herzvorderfläche ein, wodurch er den linken Ventrikel nach lateral und später nach dorsal verlagert. Im d.-v. Bild sind diese Herzen links leicht verbreitert. Das Pulmonalissegment ist in der Herztaille prominent (Abb. 114). Problematisch ist dieses Kriterium bei Kindern und Jugendlichen, bei denen die Vorwölbung des Pulmonalissegmentes bis zu einem Alter von etwa 16 Jahren keinen pathologischen Befund darstellt. Die Pulmonalklappeninsuffizienz führt zu einer Dilatation des Hauptstammes der Pulmonalarterien sowie zu einer Erweiterung der zentralen Pulmonalarterien, während die Lappen- und Segmentarterien normal weit sind.

Angiokardiographie

Hierbei kommt es nach retrograder Rechtsherzsondierung und selektiver Injektion des Kontrastmittels in den Pulmonalarterienhauptstamm bei insuffizient schließenden Pulmonalklappen zu einem diastolischen Reflux von Kontrastblut in die rechte Kammer. Ausmaß und Intensität des Refluxes werden von der Größe des Lecks im Klappenapparat bestimmt.

Differentialdiagnose

– angeborene oder erworbene Pulmonalstenose
– idiopathische Pulmonalisektasie

Tabelle 20 Charakteristische Röntgenzeichen bei der Pulmonalinsuffizienz.

| Prominentes Pulmonalissegment |
| Linksverbreiterung des Herzens durch großen rechten Ventrikel |
| Einengung des Retrosternalraumes |
| Weite zentrale Pulmonalarterien |

Multivalvuläre Vitien

Wie beschrieben ist das Vorliegen eines bivalvulären Vitiums, meist in Kombination des Mitral-Aorten-Fehlers, relativ häufig, ein organisches trivalvuläres Vitium (meist in der Kombination Mitral-Aorten-Trikuspidalvitium) selten, ein Vierostienvitium eine Rarität. Der röntgenologische Befund wird von der Schwere des einzelnen Vitiums bestimmt. Da der Mitralklappenfehler bei multivalvulärem Klappenbefall meist der primäre ist, stehen häufig bei Verlaufkontrollen die Zeichen des Mitralfehlers im Vordergrund.

Selbst eine hochgradige Verbreiterung des Herzens nach links ist bei der Kombination aus Mitralstenose, Trikuspidalinsuffizienz und Aortenvitium meist durch eine starke Vergrößerung des rechten Ventrikels bedingt, der links randständig werden kann und den linken Ventrikel trotz wirksamen Aortenfehler nach hinten links verlagert.

Die Verbreiterung des Herzens nach rechts ist fast ausschließlich durch einen stark dilatierten rechten Vorhof verursacht (Abb. 115), nur gele-

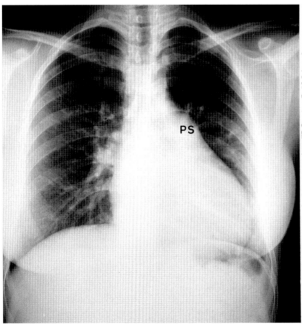
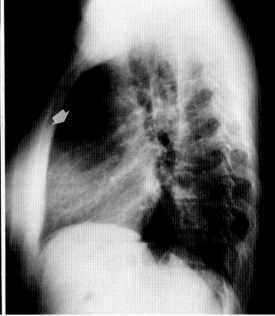

Abb. 114 Pulmonalklappeninsuffizienz. Linksverbreiterung des Herzens durch einen vergrößerten rechten Ventrikel. Im Seitbild ist der Retrosternalraum durch die Dilatation des rechten Ventrikels eingeengt (Pfeil). Dilatation des Hauptstammes der Pulmonalarterien (Pulmonalissegment PS).

Multivalvuläre Vitien 83

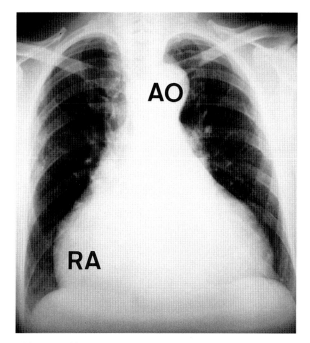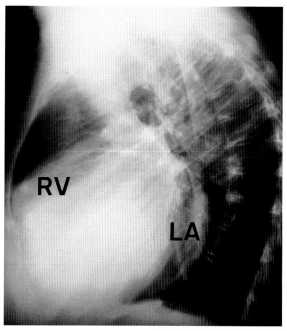

Abb. 115 Multivalvuläres Vitium (Mitral-Trikuspidal-Aortenfehler). Für den Mitralklappenfehler spricht die starke Dorsalverlagerung in Höhe des linken Vorhofes (LA) im Seitbild und Vergrößerung des rechten Ventrikels (RV), für den Trikuspidalfehler die erhebliche Rechtsverbreiterung des Herzens (RA), für den Aortenfehler die erhebliche Aortenelongation (AO).

gentlich durch einen stark dilatierten linken Vorhof, der als Doppelkontur im oberen Bereich des rechten Herzrandes randbildend werden kann. Wichtig ist, daß im Seitbild die Dorsalverlagerung des Ösophagus in Höhe des linken Vorhofes den Mitralfehler beweist. Die Suche nach Klappenverkalkungen stellt sich als richtungsweisend heraus.

Abb. 116 gibt einen Überblick über typische Herzkonfigurationen bei erworbenen Klappenfehlern.

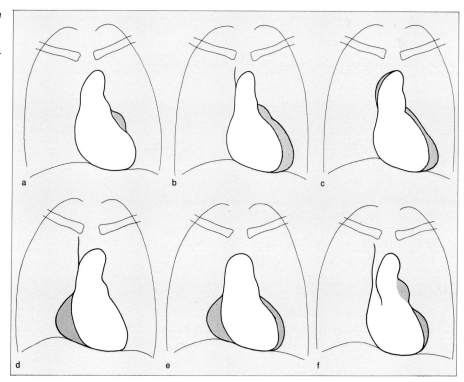

Abb. 116 Schematische Übersicht über die Änderung der Herzkonfiguration bei erworbenen Klappenfehlern.
a = Mitralstenose,
b = Mitralinsuffizienz,
c = Aortenfehler,
d = Trikuspidalstenose,
e = Trikuspidalinsuffizienz,
f = Pulmonalfehler.

Erworbene Klappenfehler

Herzklappenersatz

Die Indikation zur chirurgischen Behandlung beim Herzklappenfehler ist im allgemeinen dann gegeben, wenn die Patienten durch das Auftreten von Beschwerden schon bei kleiner körperlicher Belastung eingeschränkt werden oder wenn es zu einer kardialen Dekompensation kommt.

Die Kontrollthoraxaufnahmen in zwei Ebenen mit Durchleuchtung bei Zustand nach Klappenoperation müssen unter anderem zu zwei wesentlichen Fragen Stellung nehmen.
1. Rückbildung der Herzgröße und eventuell Änderung der Herzkonfiguration als Erfolg der Operation, bzw. Normalisierung des Lungenbildes.
2. Erkennen einer Dysfunktion der Klappe, wobei unter Durchleuchtung, insbesondere die Dislokation bzw. der Nahtausriß durch pathologische Schleuderbewegungen der Klappe offensichtlich werden muß.

Klappentypen

Die Abb. 117 veranschaulicht die häufigsten Klappentypen und ihr Erscheinungsbild in der Röntgenaufnahme.

Der erste erfolgreiche Klappenersatz gelang übrigens 1960 in Form einer mechanischen Kugelventilklappe in Aortenklappenposition. 1961 wurde zum ersten Mal die mechanische Kugelventilklappe nach Starr-Edwards in Mitralisposition eingesetzt. Zur Herabsetzung des Durchflußwiderstandes dieser Prothese wurde die Kugelventilprothese durch die Pendelscheibe und später durch eine Kippscheibe ersetzt, welche einen zentralen Durchfluß zuläßt. Nach der Starr-Edwards-Kugelprothese hat die Björk-Shiley-Kippscheibenklappe die weiteste Verbreitung gefunden (s. Nr. 7), diese werden aber zunehmend durch Doppelflügelklappen verdrängt (St. Jude, Duromedics s. Nr. 6).

Die mechanischen Klappentypen zeichnen sich durch eine Dauerhaftigkeit aus, haben jedoch den Nachteil nicht seltener thromboembolischer Komplikationen und machen eine Dauerantikoagulation erforderlich. Im Laufe der Zeit wurde zur Verringerung des thromboembolischen Risikos die sogenannte Bioprothese (Kadaverklappe, Tierklappe, körpereigene Faszie) entwickelt, die jedoch wohl eine geringere Dauerhaftigkeit besitzt und das Risiko der Reoperation beinhaltet. Carpentier (1969) fixierte erstmals tierische Aortenklappen durch Glutaraldehyd. In dieser Weise vorbehandelte und auf ein Gerüst montierte Schweineaortenklappen sind heute als sog. Bioprothesen oder Xenograft-Klappen kommerziell erhältlich (s. z.B. Nr. 1, Nr. 4).

Das Risiko der infektiösen Endokarditis ist bei allen Klappentypen gegeben, wobei hämodynamisch meist eine Klappeninsuffizienz resultiert und das Herz im Röntgenbild je nach ersetzter Klappe wieder eine entsprechende Umformung erfährt und in der Lunge Zeichen der kardialen Dekompensation erkennbar sein können.

Echokardiographie

M-mode-Echokardiographie: Keine spezifischen Zeichen. In Beziehung zum EKG kann ein verzögertes Öffnen oder Schließen mechanischer Prothesen bei einer Thrombosierung dargestellt werden.

Zweidimensionale Echokardiographie. Mechanische Prothesen: Zusatzechos im Bereich der Klappen bei Endokarditis und/oder Thrombose.

Bioprothesen: Vermehrte Echos der Klappenkommissuren und der Klappen mit zunehmenden Alter der Prothese als Zeichen der Bioprothesendegeneration.

Eine Differenzierung der einzelnen Klappenprothesen mittels Echokardiographie ist nicht möglich.

CW-Doppler-Echokardiographie:
Gradienten
– Klappenöffnungsflächenbestimmung über die modifizierte Bernoulli-Gleichung und Hatle-Formel siehe S. 20.

Die Normwerte für die maximale Flußgeschwindigkeit und die berechneten Druckgradienten sowie die Klappenöffnungsfläche für Prothesen in Mitral- und Aortenposition sind in Tab. 20a aufgeführt.

Farbdoppler-Echokardiographie:
– Verlagerung von Ein- und Ausfluß bei Mitralklappenprothesen abhängig von der Implantation und der Flußrichtung. Bei Stenosierung erhöhte Flußgeschwindigkeit erkennbar an auftretenden Alias-Effekten.
– Paravalvuläre Leckagen bei Bioprothesen sind transthorakal sowohl in der Aorta als auch an der Mitralklappe erkennbar. Bei mechanischen Prothesen gelingt dies in Mitralposition nur transösophageal. Auch eine paravalvuläre Leckage in Aortenposition ist sicher nachweisbar (Abb. 94).

Tabelle **20a** Doppler-Normalwerte für Klappenprothesen

Typ	N	V_{max} (m/s)	PG (mmHg)	Area (cm^2)
Mitral-Position				
Björk-Shiley	42	1,64 ± 0,34	11,3 ± 4,7	2,4 ± 0,6
St. Jude-Med.	29	1,65 ± 0,35	11,3 ± 4,7	2,8 ± 0,7
Duromedics	20	1,57 ± 0,27	10,1 ± 3,4	2,7 ± 0,5
Mitro-Flow	15	1,42 ± 0,31	8,5 ± 3,6	2,6 ± 0,7
Carpentier-Ed	10	1,80 ± 0,36	13,5 ± 5,4	2,1 ± 0,4
Hancock	8	1,95 ± 0,27	15,4 ± 4,3	2,4 ± 0,4
Aorten-Position				
Björk-Shiley	32	1,91 ± 0,53	15,7 ± 7,8	9,0 ± 5,2
St. Jude-Med.	47	1,99 ± 0,55	17,0 ± 9,8	10,0 ± 6,8
Duromedics	39	2,14 ± 0,61	19,8 ± 10,3	10,6 ± 5,5
Jonescu-Shiley	16	1,54 ± 0,34	9,8 ± 4,2	5,2 ± 2,3
Carpentier-Ed	11	2,00 ± 0,39	16,6 ± 6,7	8,9 ± 4,8
Hancock	9	2,07 ± 0,55	18,2 ± 8,8	10,7 ± 5,5

Abb. 117 Darstellung der unterschiedlichen Herzklappen im Röntgenbild (**A** und **B**) sowie in vitro (**C**).
1 = Carpentier-Edwards-Bioprothese
2 = Carpentier-Edwards-Perikardial-Klappenprothese
3 = Hancock-Perikardial-Klappenprothese
4 = Hancock-Schweine-Xenograft-Bioprothese
5 = Medtronic-Hall-(Hall-Kaster)Herzklappenprothese
6 = St.-Jude-Medical-Herzklappe
7 = Björk-Shiley-Herzklappe
8 = Ionescu-Shiley-Klappenprothese
(nach Mehlmann 1984).

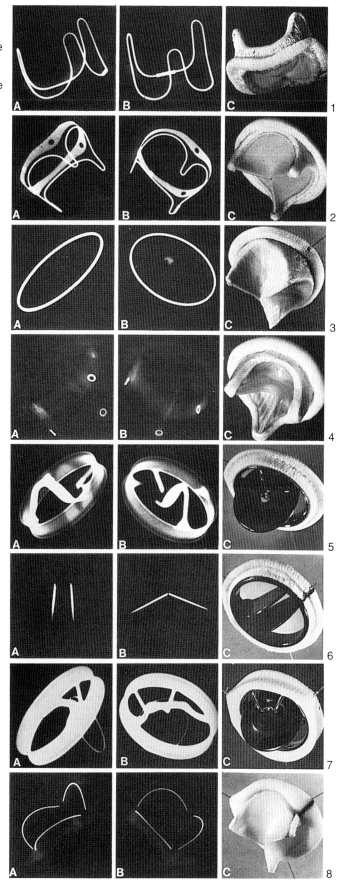

86 Erworbene Klappenfehler

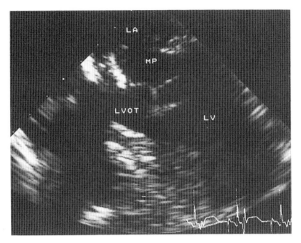

Abb. 117 A Mitralklappenbioprothese im transösophagealen echokardiographischen Schnittbild mit Darstellung der 3 Kommissuren und den 3 Stützen (MP). LV = linker Ventrikel, LA = linker Vorhof, LVOT = linksventrikulärer Ausflußtrakt.

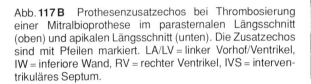

Abb. 117 B Prothesenzusatzechos bei Thrombosierung einer Mitralbioprothese im parasternalen Längsschnitt (oben) und apikalen Längsschnitt (unten). Die Zusatzechos sind mit Pfeilen markiert. LA/LV = linker Vorhof/Ventrikel, IW = inferiore Wand, RV = rechter Ventrikel, IVS = interventrikuläres Septum.

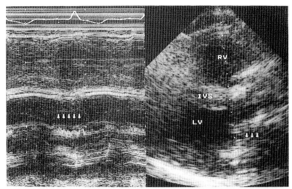

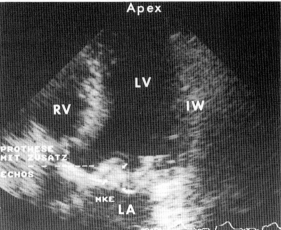

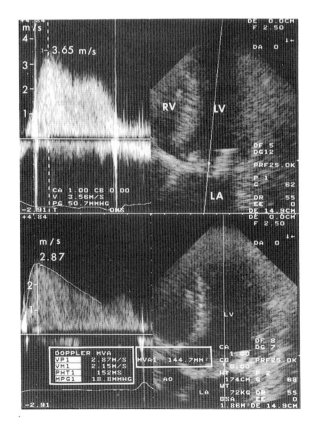

Abb. 117 C Zweidimensionales Echokardiogramm vor und nach Operation sowie CW-Doppler-Signal vor und nach Mitralklappenbioprothesen-Reimplantation wegen Stenosierung, erkennbar (obere Bildhälfte) an einer erhöhten Flußgeschwindigkeit und einem Gradienten von 50 mmHg. Nach Austausch Abfall der Flußgeschwindigkeit auf 2,87 m/s und Gradient nunmehr 19 mmHg.

Herzklappenersatz 87

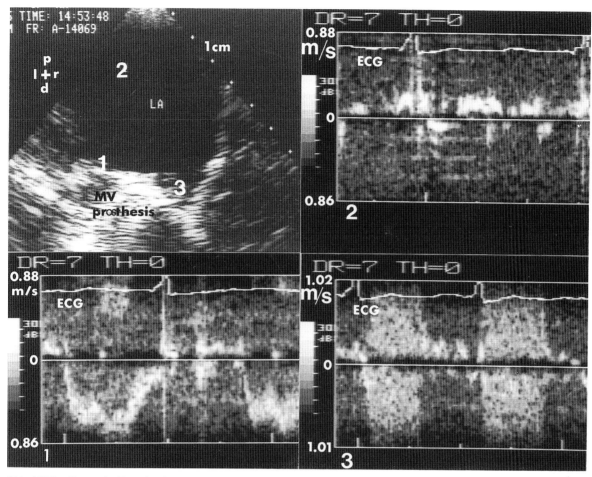

Abb. 117 D Paravalvuläres Leck im zweidimensionalen Echokardiogramm bei transösophagealer Anlotung mit Flußdarstellung (1) in der Prothese, (2) im linken Vorhof und (3) paravalvulär mit Darstellung eines holosystolischen Regurgitationsjets.

Abb. 117 E Aortenklappensegelperforation einer Bioprothese mit schwerer Insuffizienz im zweidimensionalen Echokardiogramm (rechte Bildhälfte) und M-mode-Echokardiogramm (linke Bildhälfte) mit Darstellung einer ausgeprägten starken systolischen Flatterbewegung als typisches Zeichen bei Perforation.

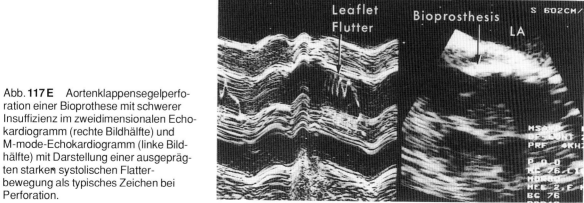

Angeborene Herzfehler

Bezüglich des klinischen Leitsyndroms Zyanose und der Beurteilung der Lungengefäßzeichnung ist folgende Einteilung sinnvoll:

Vitien mit Shunt:
a) Pulmonale Hyperämie
    Ohne Zyanose Vorhofseptumdefekt
                           Ventrikelseptumdefekt
                           offener Ductus Botalli
                           Canalis atrioventricularis communis
                           Falsch einmündende Lungenvenen
    Mit Zyanose   Transposition der großen Gefäße
                           Truncus arteriosus
b) Pulmonale Minderdurchblutung
    Mit Zyanose   Ebstein-Anomalie mit ASD
                           Fallot-Symptomenkomplex
                           Pseudotruncus arteriosus
                           Trikuspidalatresie

Vitien ohne Shunt:
Isolierte Pulmonalstenose
Aortenstenose
Aortenisthmusstenose

Häufigkeit der angeborenen Herzvitien

Häufige Mißbildungen

Ventrikelseptumdefekt 20–28%
Ductus arteriosus Botalli 10–15%
Fallot-Tetralogie 10–15%
Pulmonalstenose 10–15%
Vorhofseptumdefekt 10–14%
Transposition der großen Gefäße 5–9%
Isthmusstenose der Aorta 5–9%
Aortenstenose 3–7%

Seltene Mißbildungen

Trikuspidalatresie 1,2–3%
Truncus arteriosus communis 0,7–3%
Totale falsche Mündung der Lungenvenen 1,35–2%
Ebstein-Anomalie 0,23–1%

Vorhofseptumdefekt

Pathologische Anatomie

Die Vorhofseptumdefekte werden anatomisch unterteilt in
1. offenes Foramen ovale
2. Sinus-venosus-Defekt
3. Ostium-primum-Defekt
4. Ostium-secundum-Defekt (Abb. 118)

Ein offenes Foramen ovale liegt bei 20–25% aller Herzen vor. Dabei ist die Verschmelzung von Septum primum und Septum secundum unvollständig, so daß ein schräger Spalt zwischen den Vorhöfen bestehen bleibt. Gewöhnlich ist beim offenen Foramen ovale kein intrakardialer Shunt vorhanden.

Der Sinus-venosus-Defekt entsteht bei der fehlerhaften Einbeziehung des Sinus venosus in den rechten Vorhof, so daß eine offene Verbindung zwischen den beiden Vorhöfen entstehen kann, die oft mit einer Fehleinmündung der rechten Lungenvenen in die obere Hohlvene oder in den rechten Vorhof kombiniert ist. Der Defekt liegt dorsal des Ostium secundum in der Nähe der Einmündung der V. cava superior.

Der Ostium-primum-Defekt ist Folge einer unvollständigen Vereinigung des nach kaudal wachsenden Septum primum mit dem fehlerhaft ausgebildeten Endokardkissen. Gewöhnlich ist der Defekt kombiniert mit einer Spaltung des vorderen Segels der Mitralis oder des septalen Segels der Trikuspidalklappe.

Der Ostium-secundum-Defekt ist eine schwere Anomalie, bei der entweder durch eine übermäßige Resorption des Septum primum oder durch eine unzulängliche Ausbildung des Septum secundum eine große Öffnung zwischen beiden Vorhöfen besteht.

Pathologische Hämodynamik (Tab. 21)

Der Vorhofseptumdefekt ist das klassische Beispiel des volumenbelasteten rechten Ventrikels. Die Größe des Shuntes ist abhängig von der Größe des Defektes, vom Druckgefälle zwischen den Vorhöfen sowie vom Widerstand im großen und kleinen Kreislauf. Entsprechend der größeren Dehnbarkeit des rechten Ventrikels und dem geringeren Widerstand im Lungenkreislauf kommt es durch den Vorhofseptumdefekt zu einem Links-rechts-Shunt mit

Vorhofseptumdefekt

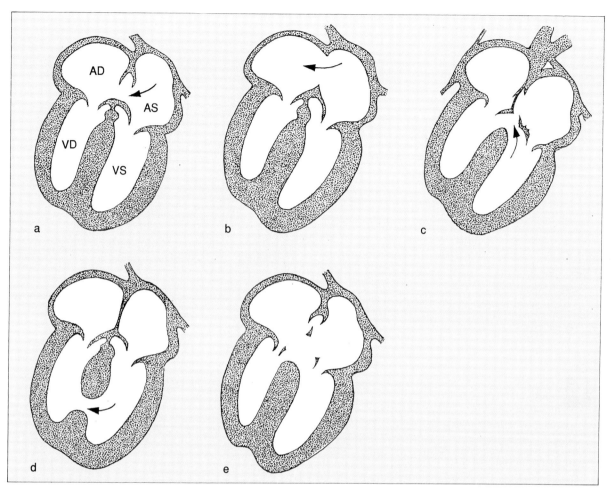

Abb. 118 Schematische Darstellung der intraatrialen Defekte: **a** = Septum-primum-Defekt, **b** = Septum-secundum-Defekt, **c** = membranöser VSD, **d** = muskulärer VSD, **e** = atriovenöser Septumdefekt.

diastolischer Volumenbelastung des rechten Ventrikels (Abb. 119). Aus dem Mißverhältnis von normalweitem Pulmonalostium und erheblich vermehrtem rechtsventrikulärem Schlagvolumen resultiert eine relative Pulmonalstenose.

Tabelle 21 Hämodynamik bei Vorhofseptumdefekt.

Links-rechts-Shunt
Volumenüberlastung des rechten Vorhofes und rechten Ventrikels
Pulmonale Hyperämie
Pulmonal-arterielle Hypertonie
Drucküberlastung des rechten Ventrikels
Rechts-links-Shunt, „Shunt-Umkehr"

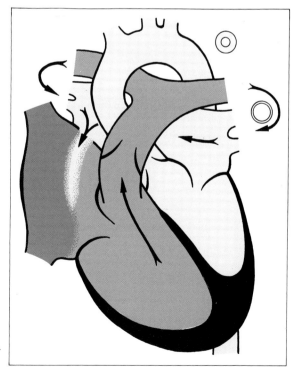

Abb. 119 Schema der Hämodynamik beim Vorhofseptumdefekt mit Links-rechts-Shunt (nach Schinz 1983).

90 Angeborene Herzfehler

Entsprechend dem Links-rechts-Shunt nimmt der pulmonale Durchfluß zu. Zunächst steigt dabei der Druck in den Pulmonalarterien nicht, bei höheren Durchflußvolumina und durch sekundären Umbau der Lungenstrombahn erhöht sich jedoch der pulmonalarterielle Widerstand und führt zur Druckerhöhung in den Pulmonalarterien und im rechten Ventrikel. Im späten ASD steht der rechte Ventrikel also unter einer kombinierten Druck- und Volumenbelastung. Mit erhöhter Druckbelastung des rechten Ventrikels nimmt der Links-rechts-Shunt ab und mit einer Überschreitung der linksatrialen und linksventrikulären Druckwerte kommt es zur Shunt-Umkehr mit Rechts-links-Shunt (Eisenmenger-Syndrom).

Klinik in Stichworten

Symptome:
- asymptomatisch im frühen Lebensalter
- leichte Ermüdbarkeit und Belastungsdyspnoe
- Neigung zu respiratorischen Infekten
- im Erwachsenenalter Vorhofarrhythmie, Herzversagen

Auskultation (Abb. 120):
- lauter erster Herzton (Klappenschluß der Trikuspidalklappe)
- Systolikum über dem 2. ICR linksparasternal (relative Pulmonalstenose)
- fixierte Spaltung des 2. Herztons (verzögerte, verlängerte rechtsventrikuläre Systole)

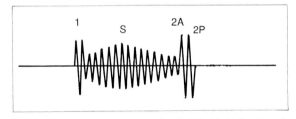

Abb. 120 Auskultationsbefunde beim Vorhofseptumdefekt. 1, 2 = Herztöne, A, P = aortales, pulmonales Segment, S = systolisches Geräusch (nach Karobath u. Buchstaller 1976).

Echokardiographie

M-mode-Echokardiographie

- Vergrößerung des rechten Ventrikels (mehr als 3 cm)
- paradoxe Septumbewegung
- vermehrte Amplitude der Pulmonalbewegung als Ausdruck der rechtsventrikulären Volumenbelastung

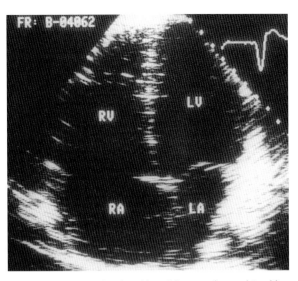

Abb. 121 Nachweis einer Vergrößerung des rechten Ventrikels und Vorhofs durch Volumenbelastung bei Vorhofseptumdefekt. RV/LV = rechter/linker Ventrikel, RA/LA = rechter/linker Vorhof.

2D-Echokardiographie

Fakultatives Zeichen:
Vergrößerung des rechten Ventrikels (Abb. 121)
Obligate Zeichen:
1. Offenes Foramen ovale:
   abnormale starke Beweglichkeit des interatrialen Septums mit kurzer, gegen den linken Ventrikel gerichteter Bewegung, die durch ein Valsalva-Manöver verstärkt werden kann und nach der Vorhofkontraktion auftritt. Nach Kontrastmittelgabe Regurgitation des Kontrastmittels von rechts nach links unter Valsalva-Versuch innerhalb von 3–4 Herzaktionen (Abb. 122).
2. Foramen-secundum-Defekt:
   Unterbrechung des Vorhofseptums im Bereich des Septum secundum. Zur Vermeidung von Artefakten (drop out's im 4-Kammerblick) Anschallung des interatrialen Septums von subkostal oder transösophageal (Abb. 123).
3. Sinus-venosus-Defekt:
   Die Anlotung dieses Defektes gelingt von subkostal nur im Kindesalter, transösophageal gute Darstellung im Erwachsenenalter. Transthorakaler Hinweis auf diesen Defekt ist ein positives Kontrastechokardiogramm mit Wechsel des Kontrastmittels von rechts nach links ohne sichtbaren Defekt (Abb. 124).
4. Foramen-primum-Defekt:
   Defekt im Bereich des Septum primum, in der Nähe der Trikuspidal- und Mitralklappe gelegen, und meist mit einer Trikuspidal- und Mitralinsuffizienz verbunden (Abb. 125).

Vorhofseptumdefekt

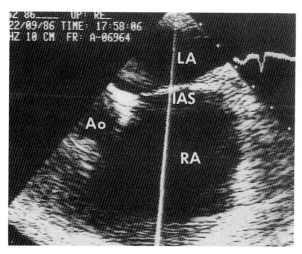
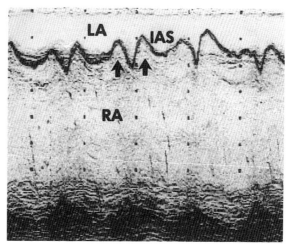

Abb. 122 Zweidimensionales Echokardiogramm (TEE) des linken Vorhofs (LA), des rechten Vorhofs (RA) und des interatrialen Septums (IAS) mit vermehrter pathologischer Septumbewegung als Ausdruck eines offenen Foramen ovale.

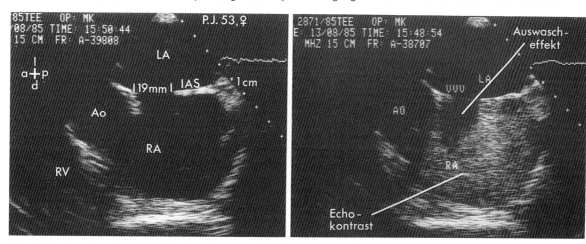

Abb. 123 Transösophageales Echokardiogramm bei Foramen-secundum-Defekt mit Darstellung eines Vorhofseptumdefektes von 19 mm (IAS). Bei Injektion von Echokontrastmittel Auswascheffekt durch Einstrom von kontrastfreiem Blut aus dem linken Vorhof (LA) über das interatriale Septum in den rechten Vorhof (RA).

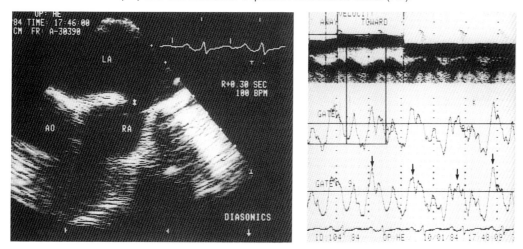

Abb. 124 Darstellung eines Sinus-venosus-Defektes bei transösophagealer echokardiographischer Anlotung mit Lückenbildung zwischen dem interatrialen Septum, linken und rechten Vorhof (LA/RA). Im Bereich des Vorhofseptumdefektes wurde eine gepulste Doppler-Echokardiographie abgenommen, die auf der rechten Bildhälfte den überwiegenden Blutfluß aus dem linken Vorhof in den rechten Vorhof, aber spätdiastolisch auch einen Strom aus dem rechten Vorhof in den linken Vorhof (Pfeile), darstellt.

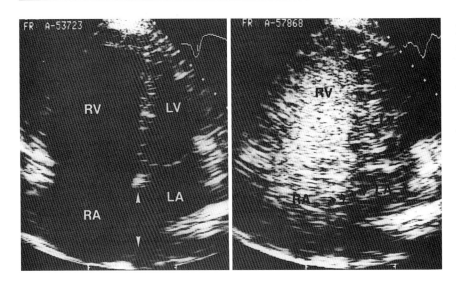

Abb. 125 Großer Vorhofseptumdefekt mit Links-rechts- und vorhandenem Rechts-links-Shunt. Im zweidimensionalen Echokardiogramm in 4-Kammerschnitt-Darstellung des Vorhofseptumdefektes (Pfeil). Nach Echokontrastinjektion füllen sich der rechte Vorhof (RA) und rechte Ventrikel (RV) an. Gleichzeitig verminderte Anfärbung auch des linken Vorhofs (LA) und linken Ventrikels (LV) durch den Rechts-links-Shunt.

Kontrastmittelechokardiographie
(s. Abb. 125)

- Füllungsdefekt nach peripherer Injektion durch kontrastfreies Blut, das von links nach rechts fließt (Abb. 123)
- Kontrastmittelübertritt von rechts nach links, auch bei fehlender pulmonaler Druckerhöhung, schon bei einem offenem Foramen ovale
- offenes Foramen ovale:
Kontrastmittelübertritt nach Valsalva-Manöver oder Husten durch Erhöhung des Venendrucks im Laufe von 3–4 Herzaktionen.

Doppler-Echokardiographie

- mit dem gepulsten Doppler, im CW-Doppler und im Farb-Doppler Darstellung der Flußrichtung. Je größer der Shunt, um so mehr tritt ein Shunt rechts/links auf, zunächst beginnend nach der Vorhofaktion (Abb. 126, s. Farbtafel IV).
- Mitralinsuffizienz bei Septum-primum-Defekt (Abb. 127, s. Farbtafel V).
- Trikuspidalinsuffizienz bei Septum-primum-Defekt
- Verwendung des Trikuspidalinsuffizienz-Signals im CW-Doppler zur Berechnung des systolischen rechtsventrikulären Druckes (Bernoulli-Gleichung)
- zunehmende Pulmonalinsuffizienz mit Erhöhung des Pulmonalarteriendruckes

Konventionelle Röntgenuntersuchung (Tab. 22)

Kleine Vorhofseptumdefekte können im Röntgenbild unentdeckt bleiben. Mittelschwere Formen zeigen im Übersichtsbild eine leichte Linksherzver-

Tabelle 22 Charakteristische Röntgenzeichen eines Vorhofseptumdefektes.

Früh:
Schmale Aorta
Betontes Pulmonalissegment
Linksverbreiterung des Herzens durch großen rechten Ventrikel
Rechtsverbreiterung durch großen rechten Vorhof
Pulmonale Hyperämie mit Erweiterung aller Lungengefäße
Später:
Pulmonal-arterielle Hypertonie

breiterung durch die Vergrößerung des volumenüberlasteten rechten Ventrikels, die zu einer Rotation des Herzens und Verlagerung des linken Ventrikels führt (Abb. 128). Der Retrosternalraum ist eingeengt. Bei schweren Formen des ASD ist der rechte Ventrikel links komplett randbildend. Die Herzbucht ist durch den Conus pulmonalis konvexbogig ausgefüllt, die zentralen Pulmonalarterien sind weit. Der rechte Vorhof buchtet je nach Größe des Shunt die rechte Herzkontur vor (Abb. 129). Die Aorta ist so lange normal groß, wie das Schlagvolumen noch annähernd normal ist, bei großem Shunt in den kleinen Kreislauf wird die Aorta klein. Die Überfüllung des Lungenkreislaufs mit weiten Lungenarterien und Venen ist, neben dem genannten, ein weiteres charakteristisches Merkmal des Vorhofseptumdefektes (Abb. 130). Mit der Entwicklung der pulmonal-arteriellen Hypertonie bei langjährigem Verlauf und dabei zusätzlich abnehmendem Links-rechts-Shunt ist die Weite der Pulmonalgefäße in der Peripherie rückläufig. Der Pul-

Vorhofseptumdefekt 93

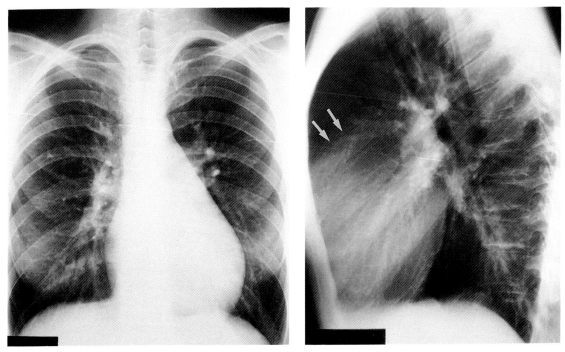

Abb. 128 Vorhofseptumdefekt. Leichtes Stadium. Geringe Linksverbreiterung des Herzens im Übersichtsbild durch den vergrößerten rechten Ventrikel (Seitbild mit Einengung des Retrosternalraumes, Pfeile). Aorta schmal.

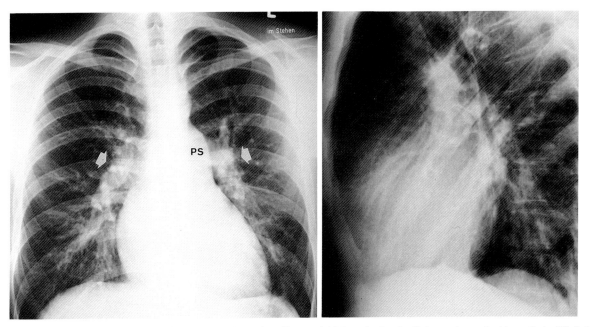

Abb. 129 Vorhofseptumdefekt. Deutlicher Links-rechts-Shunt mit kleiner Aorta, deutlicher pulmonaler Hyperämie (Pfeile) und volumenbelasteten vergrößerten rechten Vorhof. PS = Pulmonalissegment.

94 Angeborene Herzfehler

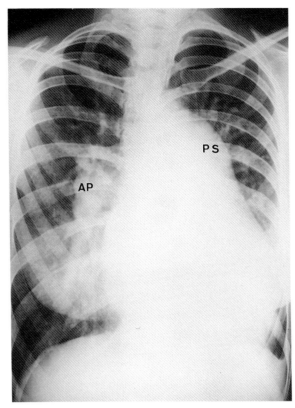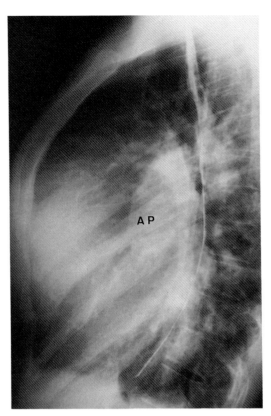

Abb. 130 Vorhofseptumdefekt. Fortgeschrittenes Stadium. Linksverbreiterung des Herzens durch stark vergrößerten rechten Ventrikel mit Einengung des Retrosternalraumes und Verdrängung des linken Ventrikels nach dorsal mit Einengung des Retrokardialraumes. Stark prominentes Pulmonalissegment (PS). Stark erweiterte zentrale Pulmonalarterien (AP). Schmale Aorta. Hyperämie der Lunge.

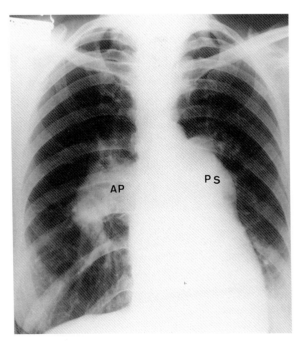

monalarterienhauptstamm (betontes Pulmonalissegment) und die zentralen Pulmonalarterien bleiben jedoch weit und nehmen an Weite sogar noch mit der Progredienz der pulmonal-arteriellen Hypertonie zu (Abb. 131). Im linken Seitbild füllt der erweiterte rechtsventrikuläre Ausflußtrakt den Retrosternalraum aus. Zusätzlich führt der vergrößerte rechte Ventrikel zu einer Vergrößerung der Tiefenausdehnung mit Einengung des Retrokardialraumes, was nicht als Vergrößerung des linken Ventrikels gewertet werden darf. Aufgrund der schmalen Aorta, der ausgefüllten Herzbucht, der Linksverbreiterung und Ausfüllung des Retrosternalraumes durch den rechten Ventrikel kann der ASD mit einer Mitralstenose starke Ähnlichkeit haben (Abb. 132). Es fehlt allerdings die hervorragende Vergrößerung des linken Vorhofes im Seitbild.

Abb. 131 Vorhofseptumdefekt. Sekundär pulmonal-arterielle Hypertonie mit erheblicher Dilatation des Pulmonalissegmentes (PS) und der zentralen Pulmonalarterien (AP). Verengte periphere Gefäße. Shunt-Umkehr. Rechts-links-Shunt mit Minderdurchblutung der Lunge.

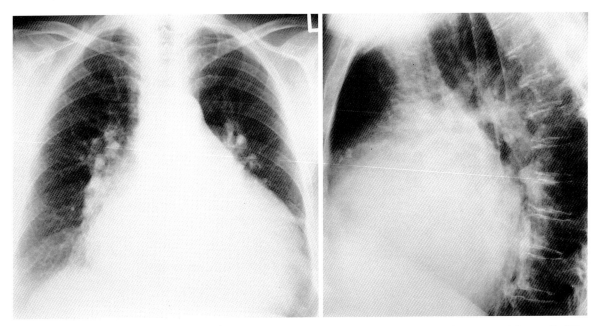

Abb. 132 Vorhofseptumdefekt. Sehr spätes Stadium. Pulmonal-arterielle Hypertonie bei engen peripheren Gefäßen. Erhebliche Kardiomegalie durch erhebliche Dilatation des rechten Ventrikels. Kleine Aorta (DD spätes Mitralvitium).

Angiokardiographie und Befunde des Herzkatheters

Die direkte Darstellung des Defektes ist möglich, wenn nach Sondierung des linken Vorhofes die KM-Injektion auch in den rechten Vorhof erfolgt. Nach KM-Injektion in den rechten Vorhof läßt sich nach intraatrialer Drucksteigerung (Valsalva-Manöver) der ASD ebenfalls nachweisen, insbesondere bei bereits eingetretenem Rechts-links-Shunt. Indirekte Zeichen des Vorhofseptumdefektes sind der angiographisch große rechte Ventrikel in der Dextrokardiographie, dilatierte kontrastreiche Pulmonalarterien sowie in der Aortographie ein schmaler Aortenbogen.

Bei der Herzkatheteruntersuchung ist der Nachweis einer höheren Sauerstoffsättigung im rechten Vorhof gegenüber der Sauerstoffsättigung in der oberen Hohlvene einer der wichtigsten Befunde.

Differentialdiagnose

- VSD
- fehleinmündende Lungenvenen
- ASD mit Mitralstenose
- Ductus Botalli
- Canalis atrioventricularis communis
- Mitralfehler
- Pulmonalisektasie
- Pulmonalisinsuffizienz
- Cor pulmonale

Vorhofseptumdefekt mit Mitralstenose (Lutembacher-Syndrom)

Pathologische Anatomie

In 4% der Fälle von Vorhofseptumdefekten liegt gleichzeitig eine Mitralstenose vor. Ätiologisch steht die rheumatisch bedingte Mitralklappenendokarditis, aufgepfropft auf den Vorhofseptumdefekt, im Vordergrund.

Pathologische Hämodynamik

Der Vorhofseptumdefekt übt auf die Mitralstenose einen protektiven Effekt aus, da er den linksatrialen Druck senkt und die pulmonal-venöse Stauung mindert. Das Resultat jedoch ist ein großer Links-rechts-Shunt.

Echokardiographie

M-mode-Echokardiographie

- verzögerte Schließung des Mitralsegels durch die Mitralstenose bei verzögertem Einstrom in den linken Ventrikel, EF-Slope weniger als 55 mm/s

2D-Echokardiographie

- reduzierte Mitralöffnungsfläche weniger als 4,5 cm²
- vergrößerter linker Vorhof
- vergrößerter rechter Vorhof und rechter Ventrikel

Kontrastechokardiographie

- Auswaschphänomen am Vorhofseptum
- kein Kontrastmittelübertritt von rechts nach links, da die Mitralstenose einen zu hohen Widerstand mit Druckerhöhung im linken Vorhof darstellt

Farb-Doppler-Echokardiographie

- Pfauenaugenphänomen beim Ventrikeleinstrom (Mehrfachumschlag), durch überhöhte Geschwindigkeit Alias-Phänomen
- Shunt auf Vorhofebene
- bei subkostaler Anlotung Darstellung des Flusses aus dem linken Vorhof in den rechten Vorhof mit Einstrom über die Trikuspidalklappe. Ebenfalls Darstellungsmöglichkeit im 4-Kammerschnitt. Die Größe der Fläche, die sich diastolisch darstellt, reflektiert die Größe des Shunts

CW-Doppler-Echokardiographie

- erhöhte Flußgeschwindigkeit über der Mitralklappe, Berechnung der Öffnungsfläche mittels der halben Gipfelzeit
- Gradientenbestimmung nach der modifizierten Bernoulli-Gleichung (Formel nach Hatle)

Konventionelle Röntgenuntersuchung

Die Differentialdiagnose zwischen isoliertem Vorhofseptumdefekt und Vorhofseptumdefekt mit begleitender Mitralstenose ist mit der gewöhnlichen Röntgenuntersuchung sehr schwierig oder oft auch unmöglich. Eine hochgradige Lungenplethora sowie eine hochgradige Prominenz des Pulmonalisbogens sollte jedoch an ein Lutembacher-Syndrom denken lassen. Im Gegensatz zur reinen Mitralstenose zeigt das Lutembacher-Syndrom keine ausgeprägte Vergrößerung des linken Vorhofes.

Canalis atrioventricularis communis

Pathologische Anatomie

Die Folge eines fehlerhaften bzw. ausbleibenden Verschmelzens der Endokardkissen ist ein tiefsitzender Vorhofseptumdefekt, ein persistierender Atrioventrikularkanal mit einer Spaltung des aortalen Mitral- und des septalen Trikuspidalsegels. Liegt zusätzlich ein Ventrikelseptumdefekt vor, so spricht man von einem totalen Atrioventrikularkanal.

Pathologische Hämodynamik

Im ungünstigen Fall kommunizieren alle 4 Herzhöhlen miteinander mit Refluxmöglichkeiten aller Kammern untereinander. Fehlt ein wesentlicher Defekt im interventrikulären Septum, so kommt es lediglich zu Shunt-Strömungen zwischen den beiden Vorhöfen und den kontralateralen Ventrikeln. Bei zusätzlichem Ventrikelseptumdefekt besteht zusätzlich ein interventrikulärer Shunt mit deutlicher Volumenbelastung und Druckerhöhung im rechten Ventrikel und Lungenkreislauf.

Klinik in Stichworten

Symptome:
- Herzfehler wird schon im Säuglingsalter diagnostiziert
- häufig respiratorische Infekte
- Untergewicht
- Entwicklungsverzögerung
- Herzversagen im Kindesalter nicht ungewöhnlich

Auskultation:
- ähnlich den Befunden bei ASD
- zusätzlich holosystolisches Geräusch, wie bei VSD linksparasternal hörbar
- zusätzlich holosystolisches Geräusch über der Herzspitze wie bei Mitralinsuffizienz

Echokardiographie

M-mode-Echokardiographie

- verstärkte Beweglichkeit eines vergrößerten Mitralsegels, das über das Septum in der Diastole in den rechten Ventrikel schlägt

2D-Echokardiographie

- Darstellung eines VSD in der Klappenebene, oft gleichzeitige Darstellung eines Septum-primum-Defektes und Erkennung der verstärkten Mitralbeweglichkeit bei vergrößertem rechtem Vorhof und rechtem Ventrikel

Kontrastmittelechokardiographie

- Nachweis eines Shunts auf Vorhof- und/oder Ventrikelebene

Farb-Doppler-Echokardiographie

- Darstellung des Shunts auf Vorhof und/oder Ventrikelebene mit gleichzeitiger Darstellung einer immer bestehenden Mitralinsuffizienz, hervorgerufen durch die Anlage-Anomalie der Mitralklappe, sog. Endokardkissendefekt

CW-Doppler-Echokardiographie

- Gradientenberechnung am Ventrikelseptumdefekt:
- Intensität des CW-Signals reflektiert semiquantitativ den Schweregrad der Insuffizienz der Mitralklappe
- bei rascher Reduktion der Geschwindigkeit in Endsystole Hinweis auf schwere Mitralinsuffizienz

Konventionelle Röntgenuntersuchung

Die Befunde im Röntgenbild ähneln dem eines Vorhofseptumdefektes. Das Herz zeigt im d.-v. Bild eine Verbreiterung nach links durch den großen rechten Ventrikel, eine verstrichene Herztaille durch das betonte Pulmonalsegment, weite zentrale Pulmonalarterien und eine verstärkte periphere Lungengefäßzeichnung. Zusätzlich kommt es fast immer zu einer Herzverbreiterung nach rechts im Übersichtsbild durch eine sehr deutliche Vergrößerung des rechten Vorhofes, was differentialdiagnostisch verwertet werden kann. Bei eingetretener pulmonaler Hypertonie mit erheblicher peripherer Widerstandserhöhung findet sich eine helle Lungenperipherie bei weiten zentralen Lungenarterien analog den Veränderungen bei ASD.

Angiokardiographie und Befunde des Herzkatheters

Angiographisch kann die Diagnose durch das selektive Lävokardiogramm gestellt werden. Das anteriore häufig gespaltene Mitralsegel ist bei allen Formen von Endokardkissendefekten abnorm verankert. Das Segel ist nach vorn und unten verlagert. Die Mitralklappenöffnung ist auf die rechte Seite des linken Ventrikels verlagert und nahezu sagittal gestellt. Die atypische Mitralklappe verursacht im Zusammenhang mit einer Elongation des linksventrikulären Ausflußtraktes die in der Diastole zu sehende typische gänsehalsähnliche Deformität des linken Ventrikels. Ein weiterer Befund ist der Reflux von Kontrastmittel aus dem linken Ventrikel direkt in den rechten Vorhof via Mitralregurgitation und atrialem Links-rechts-Shunt. Beim totalen AV-Kanal füllen sich vom linken Ventrikel gleichzeitig rechter Vorhof, Infundibulum des rechten Ventrikels bzw. Hauptstamm des Truncus pulmonalis.

Im Herzkatheter findet sich ein Sauerstoffsprung auf Vorhofniveau als Zeichen des Links-rechts-Shunts sowie, erwartungsgemäß, ein zweiter Sauerstoffsprung auf Ventrikelebene bei gleichzeitig vorliegendem Ventrikelseptumdefekt. Ferner sind erhöhte rechtsventrikuläre Drücke bzw. Druckausgleich beider Ventrikel und entsprechend gleiche systolische Druckwerte in Aorta und Pulmonalis meßbar.

Differentialdiagnose

- VSD
- ASD

Ventrikelseptumdefekt

Pathologische Anatomie

Am häufigsten ist der Defekt im membranösen Anteil des Kammerseptums gelegen (s. Abb. 118), der entwicklungsgeschichtlich aus den Konuswülsten und dem Endokardpolster gebildet wird. Die membranösen Defekte liegen dabei zumeist unterhalb der Crista supraventricularis und werden im Hinblick auf ihre Beziehung zum Reizleitungssystem näher charakterisiert.

Seltener sind Defekte aufgrund unzureichender Verschmelzung im muskulären Septumanteil. Diese werden als Morbus Roger bezeichnet, sind häufiger solitär als multipel und zumeist im hinteren Anteil des Muskelseptums lokalisiert (s. Abb. 118).

Pathologische Hämodynamik (Tab. 23)

Im allgemeinen ist die Größe des durch den Ventrikelseptumdefekt verursachten Links-rechts Shunts (Abb. 133) abhängig von der Größe des Defektes sowie den Verhältnissen im pulmonalen Gefäßbett. Kleinere Defekte von weniger als 0,5 cm^2 sind zwischen rechtem und linkem Ventrikel drucktrennend. Der Links-rechts-Shunt ist aufgrund des großen Strömungswiderstandes durch den kleinen Defekt relativ klein.

Mittelgroße Defekte von bis 1 cm^2 sind druckreduzierend, d.h., der systolische Druck zwischen rechtem und linkem Ventrikel gleicht sich an. Der Links-rechts-Shunt kann dabei erheblich sein, zumal bei niedrigem pulmonalem Widerstand. Das Zirkulationsvolumen des kleinen Kreislaufs kann dabei um das 2- bis 3fache gegenüber dem Volumen des großen Kreislaufs erhöht sein. Das linke Herz ist dabei durch das zum normalen pulmonalen Zirkulationsvolumen hinzukommende Shunt-Volumen primär volumenüberlastet. Der linke Ventrikel wirft sein Schlagvolumen über den VSD gleich in den rechtsventrikulären Ausflußtrakt aus, so daß der rechte Ventrikel hauptsächlich druck-, weniger volumenüberlastet ist.

Tabelle 23 Hämodynamik beim Ventrikelseptumdefekt.

Links-rechts-Shunt
Volumenüberlastung des linken Vorhofes und linken Ventrikels
Pulmonale Hyperämie
Pulmonal-arterielle Hypertonie
Drucküberlastung des rechten Ventrikels
Rechts-links-Shunt, „Shunt-Umkehr"

Angeborene Herzfehler

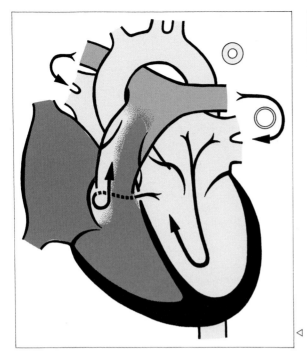

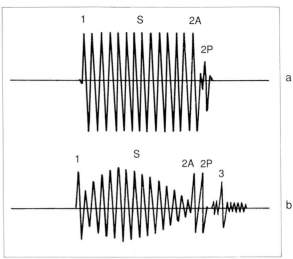

Abb. 134 Auskultationsbefunde beim Ventrikelseptumdefekt (VSD). 1, 2 = Herztöne, A, P = aortales, pulmonales Segment, S = systolisches Geräusch. a = kleiner VSD, b = großer VSD (nach Karobath u. Buchstaller 1976)

◁ **Abb. 133** Schema der Hämodynamik bei Ventrikelseptumdefekt mit Links-rechts-Shunt (nach Schinz 1983).

Große Ventrikelseptumdefekte von mehr als 1 cm² führen zu einem völligen Druckausgleich zwischen beiden Ventrikeln, die nun als ein System angesprochen werden können. Die Höhe der Lungendurchblutung und damit die Größe des Shunts ist dabei abhängig von der Ventrikelfunktion sowie von den Druckwerten im großen und kleinen Kreislauf. Länger bestehende pulmonale Volumenbelastungen führen zu Umbauvorgängen an den kleinen Lungenarterien, die einen Anstieg des Lungengefäßwiderstandes zur Folge haben. Die zunehmende Drucksteigerung im Lungenkreislauf führt zur zusätzlichen Druckbelastung des rechten Ventrikels, wobei die rechtsventrikulären Druckwerte die linksventrikulären dann weit überschreiten können, was letztendlich zur Shunt-Umkehr (Eisenmenger-Reaktion, inoperabel) führt.

Klinik in Stichworten

Symptome:
- im Kindesalter Gedeihstörungen und gehäufte Bronchitiden
- bei anfänglicher Volumenüberlastung des linken Ventrikels Zeichen der Linksherzüberlastung, Dyspnoe
- Rhythmusstörungen
- bei Shunt-Umkehr Zyanose

Auskultation (Abb. 134):
- kleiner VSD
  - bandförmiges Holosystolikum
- großer VSD
  - spindelförmiges holosystolisches Geräusch (funktionelles Geräusch der relativen Pulmonalstenose)
  - gespaltener 2. Herzton
  - gelegentliches Diastolikum (relative Mitralstenose)

Echokardiographie

M-mode-Echokardiographie
- keine spezifischen Befunde

2D-Echokardiographie (Abb. 135 und 136)
- Defektdarstellung im interventrikulären Septum in Abhängigkeit vom Typ meist nur beim subaortalen Defekt im Bereich der Pars membranacea
- muskuläre Defekte vom Typ Morbus Roger sind meist nicht darstellbar
- linksatriale/linksventrikuläre Dilatation, im Spätstadium rechtsatriale/rechtsventrikuläre Dilatation

Kontrastechokardiographie
- kleiner Defekt:
  selten nachweisbarer Auswascheffekt im Bereich des Septums durch kontrastfreies Blut, das von links nach rechts strömt
- großer Defekt:
  Kontrastübertritt in der Diastole von rechts nach links, ab einem Druck im rechten Ventrikel, der 60% des Druckes im linken Ventrikel erreicht

Ventrikelseptumdefekt 99

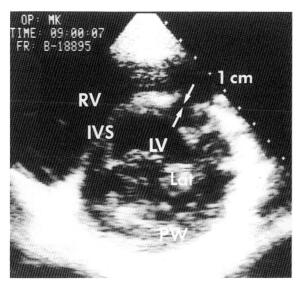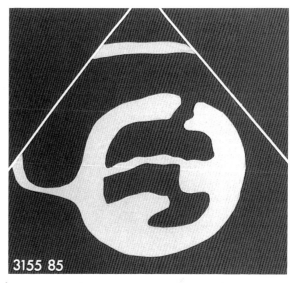

Abb. 135 Darstellung eines Ventrikelseptumdefektes im interventrikulären Septum (IVS) zwischen linkem Ventrikel (LV) und rechtem Ventrikel (RV) im Bereich des rechtsventrikulären Ausflußtraktes. LAT = Lateralwand, PW = Hinterwand.

Abb. 136 Zweidimensionales Echokardiogramm nach Ventrikelseptumdefekt-Operation mit Darstellung des interponierten Patch im zweidimensionalen Echokardiogramm (rechte Bildhälfte) und M-mode-Echokardiogramm (linke Bildhälfte) zwischen linkem Ventrikel (LV) und rechtem Ventrikel (RV). Ao = Aorta, LA = linker Vorhof, HW = Hinterwand.

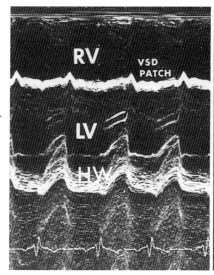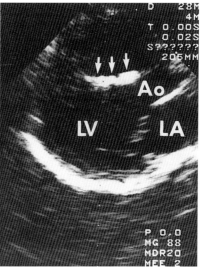

CW-Doppler-Echokardiographie

– durch Absuchen des gesamten interventrikulären Septums mit dem CW-Doppler-Strahl können Defekte erfaßt werden, die im zweidimensionalen Echokardiogramm nicht sichtbar sind (Abb. 137)
– rechtsventrikuläre Druckbestimmung

Farb-Doppler-Echokardiographie

– direkte Darstellung der Ventrikelseptumdefekte, zum Teil Mehrfachdefekte; gleichzeitig Darstellung von Begleiterkrankungen
– höchste Sensitivität

Konventionelle Röntgenuntersuchung (Tab. 24)

VSD 1. Grades

Während man bei sehr kleinen Defekten die Volumenüberlastung der linken Herzkammern im Röntgenbild nicht sieht, kommt es bei etwas größerem Shunt zu einer erkennbaren Vergrößerung des linken Ventrikels und zu einer verstrichenen Herztaille durch den dilatierten Pulmonalarterienhauptstamm sowie durch das vergrößerte Herzohr.

Die zunehmende Vergrößerung des linken Ventrikels führt zu einer Rechtsrotation, zu einer Verlagerung des linken Vorhofes nach rechts und dorsal, so daß der linke Vorhof rechts oben randbil-

100 Angeborene Herzfehler

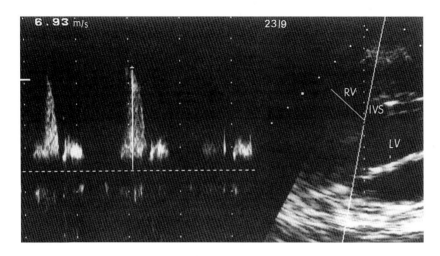

Abb. 137 CW-Doppler-Echokardiogramm eines Ventrikelseptumdefektes zwischen linkem und rechtem Ventrikel (LV/RV) über dem interventrikulären Septum (IVS). Darstellung eines hohen Flusses mit einem Gradienten von 100 mmHg (5 m/s Flußgeschwindigkeit). Dies bedeutet, daß es sich um einen drucktrennenden Defekt handeln muß, da bei einem Blutdruck von 120 mmHg und einem Druckgradienten von 100 mmHg der rechtsventrikuläre Druck nur um 20 mmHg beträgt.

Tabelle 24 Charakteristische Röntgenzeichen beim Ventrikelseptumdefekt.

VSD Grad I	Betontes Pulmonalissegment Vergrößerung des linken Ventrikels Rechtsrotation Betonte Herzbucht Pulmonale Hyperämie
VSD Grad II u. III	Stark betontes Pulmonalissegment Linksverbreiterung – rechter und linker Ventrikel vergrößert – Pulmonale Hyperämie
Eisenmenger-Reaktion	Pulmonal-arterielle Hypertonie Linksverbreiterung (rechter Ventrikel) Pulmonale Hyperämie rückläufig

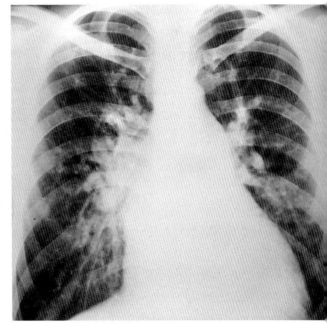

Abb. 138 Membranöser Ventrikelseptumdefekt. Linksverbreiterung des Herzens durch eine beidseitige Ventrikelerweiterung. Vorgewölbtes Pulmonalissegment. Erweiterte zentrale Pulmonalarterien. Pulmonale Hyperämie. Aorta klein.

dend werden kann bzw. als Doppelkontur im Herzen zu erkennen ist. Die Rechtsrotation des Herzens führt wiederum zu einer stärkeren Betonung der Herzbucht. Im Seitbild kommt es zu einer Einengung des Retrokardialraumes und zu einer doppelten Ösophagusimpression durch den vergrößerten Vorhof oben und den vergrößerten linken Ventrikel unten, bzw. der linke Ventrikel überlappt den Ösophagus.

VSD 2. und 3. Grades

Der VSD 2. und 3. Grades führt zu einer zunehmenden Druck- und Widerstandserhöhung im Lungenkreislauf sowie zu einer Vergrößerung des rechten Ventrikels. Eine starke Linksverbreiterung ist das Resultat der beiderseitigen Ventrikeldilatation, die Rechtsrotation wird aufgehoben (Abb. 138). Es kommt im Seitbild zusätzlich zur Einengung des Retrosternalraumes.

Mit zunehmender Rechtsherzbelastung geht die Größe der linken Herzkammern zurück.

Die Lungengefäßzeichnung ist um so stärker, je größer der Links-rechts-Shunt ist. Unter Durchleuchtung erkennt man wie beim ASD starke Eigenpulsationen der Pulmonalarterien.

Eisenmenger-Reaktion

Bei Rechts-links-Shunt kommt es zu einer noch stärkeren Erweiterung der Pulmonalarterien, die vermehrte Lungengefäßzeichnung in der Peripherie ist rückläufig.

Angiokardiographie und Befunde des Herzkatheters

Wichtig zur Diagnosestellung ist das selektive Lävokardiogramm, das den Übertritt von Kontrastblut vom linken in den rechten Ventrikel entsprechend der Lage und Zahl der Defekte nachweist.

Bei der Katheterisierung hängen die Druckwerte von der Defektgröße ab. Bei kleinen Defekten können die hämodynamischen Werte normal sein, während bei größeren Defekten der Druck im rechten Ventrikel meßbar erhöht ist, bis zum Druckausgleich bei sehr großen Defekten. Die Messung der Sauerstoffsättigung zeigt in der Regel einen Sprung zwischen rechtem Vorhof und rechtem Ventrikel.

Differentialdiagnose

- Ductus Botalli
- ASD
- Truncus arteriosus

Ductus Botalli apertus

Pathologische Anatomie

Der Ductus Botalli stellt die im fetalen Kreislauf notwendige Verbindung zwischen Truncus pulmonalis und Aorta her. Er entspringt unterhalb des Abgangs der A. subclavia sinistra aus der thorakalen Aorta. Bleibt postnatal über die ersten 2 Monate hinaus trotz Ansteigen des Widerstandes im kleinen Kreislauf durch ausbleibende Intimaproliferation und Fibrosierung des Ductus Botalli die Obliteration desselben aus, so entsteht je nach Weite des Ductus Botalli ein Links-rechts-Shunt unterschiedlichen Ausmaßes.

Pathologische Hämodynamik

Der offene Ductus Botalli führt zu einem erhöhten Zirkulationsvolumen der Lunge (Abb. 139). Er stellt das klassische Beispiel des volumenbelasteten linken Ventrikels dar. Da der linke Vorhof und der linke Ventrikel nach der Lungenpassage ein um das Shunt-Blut vermehrtes Blutangebot erhalten, sind beide volumenüberlastet. Treten im Gefolge von großen Shunt-Volumina (zwischen 40 und 70% der Auswurfmenge des linken Ventrikels) und vor allem durch sekundäre Umbauvorgänge der Lungengefäße als Antwort auf die andauernde Volumenbelastung Veränderungen an den kleinen Lungengefäßen auf (Mediaverdickung, Intimafibrose und Sklerose), tritt zusätzlich eine Druckbelastung des rechten Ventrikels auf. So sind also 3 Gradeinteilungen möglich.

Grad I: Keine Druckerhöhung im Lungenkreislauf
Grad II: Druckerhöhung im Lungenkreislauf bis zu 75% bis 80% des Systemdruckes
Grad III: Druckangleich der Kreisläufe

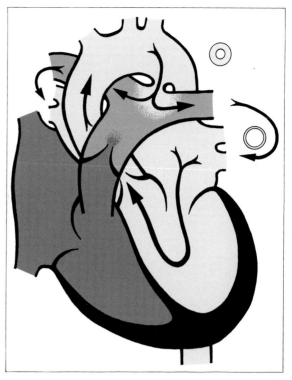

Abb. 139 Schema der Hämodynamik beim Ductus Botalli apertus mit Links-rechts-Shunt (nach Schinz 1983).

Klinik in Stichworten

Symptome:
- bei Kindern und Jugendlichen relative Beschwerdefreiheit
- späte Folgen sind Linksherzinsuffizienz und Lungenödem
- bakterielle Endokarditiden als Komplikation des Ductus Botalli
- jenseits des 30. Lebensjahres kann die schwere pulmonal-arterielle Widerstands- und Druckerhöhung eine aneurysmatische Erweiterung, eine Kalzifikation und Ruptur des Ductus Botalli verursachen
- Zeichen der Mischungszyanose an den unteren Extremitäten
- Zyanose bei Eintreten der Eisenmenger-Reaktion

Auskultation (Abb. 140):
- im 2. ICR linksparasternal in der Medioklavikularlinie systolisches/diastolisches Maschinengeräusch
- bei pulmonaler Druckerhöhung wechselnd systolische/diastolische uncharakteristische Geräuschbefunde
- gespaltener 2. Herzton

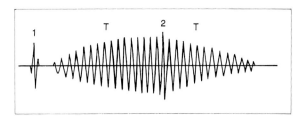

Abb. 140   Auskultationsbefunde beim Ductus Botalli apertus. 1, 2 = Herztöne, T = transsystolisch/diastolisches Geräusch (nach Karobath u. Buchstaller 1976).

Echokardiographie

M-mode-Echokardiographie

– keine spezifischen Zeichen

2D-Echokardiographie

– bei Kindern kann suprasternal und parasternal direkt der Ductus Botalli dargestellt werden

Indirekte Zeichen:
– LA-Vergrößerung
– LV-Vergrößerung, da der Ductus Botalli eine reine Volumenbelastung des linken Ventrikels darstellt
– geringe Sensitivität

Kontrastechokardiographie

– bei drucktrennendem Defekt kein Nachweis eines Kontrastübertritts nach links
– bei großem Ductus Botalli und Druckangleich Shunt von rechts nach links in die Aorta descendens

Farb-Doppler-Echokardiographie

– hochspezifische Methode zum Nachweis eines systolisch/diastolischen Flusses in der Pulmonalarterie auf den Schallkopf zu (parasternale Anlotung)

Konventionelle Röntgenuntersuchung (Tab. 25)

Tabelle 25   Charakteristische Röntgenzeichen beim Ductus Botalli.

Ductus Botalli I	Abgerundete Herzspitze Leichte Prominenz des Pulmonalissegmentes
Ductus Botalli II	Vergrößerung des linken Ventrikels (Linksverbreiterung, Ösophagusimpression) und des linken Vorhofes (Herzohr, Ösophagusimpression) Aorta weit, pulmonale Hyperämie
Ductus Botalli III	Vergrößerung des linken Ventrikels und linken Vorhofes rückläufig Vergrößerung des rechten Ventrikels Pulmonal-arterielle Hypertonie

Ein Ductus Botalli Grad I macht sich im konventionellen Röntgenbild kaum bemerkbar. Die Herzspitze taucht allenfalls etwas stärker in das Zwerchfell ein, das Pulmonalissegment ist etwas prominenter als normalerweise und die Herztaille dadurch verstrichen.

Mit Zunahme der Shunt-Größe ist die Dilatation des linken Vorhofes und linken Ventrikels erkennbar (des Vorhofes allerdings nicht so wie bei der Mitralstenose) mit den typischen Zeichen der Linksverbreiterung und der Erweiterung des Herzohres im Übersichtsbild. Im Seitbild erkennt man die Vergrößerung des linken Ventrikels an der Einengung des Retrokardialraumes und Impression des unteren Ösophagusdrittels, die Vergrößerung des linken Vorhofes an der Impression im mittleren Drittel. Die Aorta ist bis zur Stelle des offenen Ductus Botalli erheblich dilatiert, ebenso sind die zentralen Pulmonalarterien erweitert und die Lungengefäßzeichnung in der Peripherie stark vermehrt. Unter Durchleuchtung findet man eine deutlich pulsierende Aorta und zentrale Pulmonalarterien. Beim offenen Ductus Botalli Grad III mit pulmonaler Hypertonie nimmt der Links-rechts-Shunt ab und damit auch die Größe des linken Ventrikels, während der rechte Ventrikel größer wird. Entsprechend findet man im Übersichtsbild eine stärkere Linksverbreiterung durch den linken Ventrikel und eine Einengung des Retrosternalraumes im Seitbild (Abb. 141). Auch die jetzt starke Prominenz des Pulmonalissegmentes mit einem Kalibersprung zwischen den beiden zentralen und engen peripheren Lungenarterien weist auf die pulmonale Hypertonie hin.

Angiokardiographie und Befunde des Herzkatheters

Die Angiographie hilft zur Diagnosestellung über die Aortographie. Der Ductus Botalli läßt sich dabei meist direkt über die KM-Injektion in die aufsteigende Aorta darstellen, wobei durch den offenen Duktus die Lungenstrombahn kontrastiert wird.

Bei der Herzkatheteruntersuchung zeigt die Messung der O_2-Sättigung im distalen Truncus pulmonalis einen höheren Sauerstoffgehalt als im rechten Ventrikel, was für einen Ductus Botalli nahezu beweisend ist. Zusätzlich gibt die Druckmessung im rechten Ventrikel und in der Pulmonalarterie Aufschluß über das bereits eingetretene Maß einer Widerstandserhöhung im kleinen Kreislauf.

Differentialdiagnose

– Mitralfehler
– VSD
– ASD

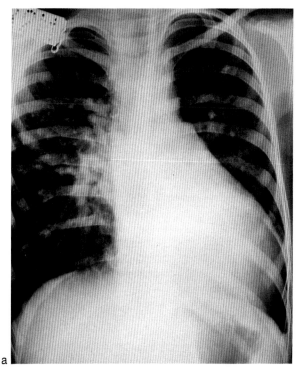 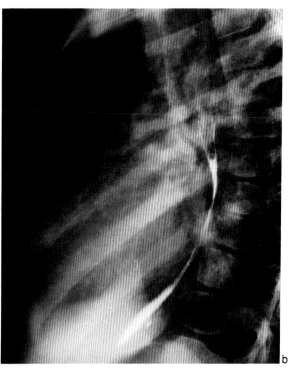

Abb. 141 Weit offener Ductus arteriosus Botalli. In **a** ist das Herz deutlich links verbreitert. Prominentes Pulmonalissegment, weite Aorta. Erweiterte Lungengefäße, pulmonale Hyperämie. In **b** deutlich vergrößerter linker Vorhof mit Einengung des Ösophagus und als Ausdruck der bereits bestehenden Rechtsherzüberlastung, die Einengung des Retrosternalraumes.

Fehleinmündende Lungenvenen

Pathologische Anatomie

Bei der Lungenvenentransposition fließt aufgrund einer Fehlentwicklung des Sinus venosus arterialisiertes Blut nicht wie normalerweise in den linken Vorhof, sondern in den rechten Vorhof, oder die V. cava zurück. Man unterscheidet dabei partielle Lungenvenenfehleinmündungen, wobei meist die rechtsseitigen betroffen sind, von den kompletten Lungenvenenfehleinmündungen, die nur mit einem offenen Foramen ovale bzw. einem ASD überlebensfähig sind (Mischungszyanose). Bei der kompletten Lungenvenentransposition trennt man supra- und infradiaphragmale Typen:

Bei den supradiaphragmalen Lungenvenenfehleinmündungen münden die Lungenvenen in eine persistierende V. cava superior sinistra und über die V. anonyma in die V. cava superior dextra und damit in den rechten Vorhof oder über einen dilatierten Sinus coronarius in den rechten Vorhof.

Bei dem infradiaphragmalen Typ ziehen die Lungenvenen über einen gemeinsamen Gefäßstamm durch den Hiatus oesophageus in die Lebervenen oder V. cava inferior.

Pathologische Hämodynamik

Hämodynamisch entspricht die Lungenvenenfehleinmündung einem Links-rechts-Shunt mit Volumenüberlastung des rechten Vorhofes und Ventrikels. Im gleichen Maße ist der Lungenkreislauf volumenüberlastet, so daß sich sekundär ein pulmonal-arterieller Hochdruck durch organische Veränderungen im Gefäßbett einstellen kann, der zur zusätzlichen Drucküberlastung des rechten Herzens führt. So kann sich in der Folge eine Shunt-Umkehr mit Rechts-links-Shunt entwickeln.

Klinik in Stichworten

Symptome:
- Symptome treten relativ früh im Säuglingsalter bzw. im ersten Jahr auf
- minimale Zyanose und wenig Symptome bis zum Eintreten des Rechtsherzversagens
- Hepatomegalie, periphere Ödeme, Zyanose, letztendlich Rechtsherzversagen bei pulmonalvenöser Hypertonie

Auskultation:
Es können multiple Herzgeräusche hörbar sein.
- Ejektionsclick, dem 1. Herzton folgend
- fixiert gespaltener 2. Herzton
- oft ein 3. und 4. Herzton

- mitdiastolisches Geräusch einer Trikuspidalstenose entsprechend

Punctum maximum:
Erb 3. IVR links parasternal

Echokardiographie

- Direkte Zeichen:
  Von transthorakal sind weder im M-mode noch im zweidimensionalen Echokardiogramm oder Farb-Doppler-Echokardiogramm typische Zeichen einer Fehleinmündung faßbar.
- Indirekte Zeichen:
  Vergrößerung des rechten Vorhofs und rechten Ventrikels mit Zeichen der pulmonalen Druckerhöhung.
- Transösophageale Echokardiographie:
  Mit dieser Methode gelingt es, die V. cava superior und inferior nach fehleinmündenden Venen abzusuchen und im Farbdoppler darzustellen.

Konventionelle Röntgenuntersuchung (Tab. 26)

Das Röntgenbild zeigt eine pulmonale Hyperämie gemäß dem Links-rechts-Shunt mit weiten Venen und Arterien bis hin zur Lungenperipherie. Zentral ist das Pulmonalissegment deutlich vergrößert. Im Gegensatz dazu ist die Aorta schmal. Das Herz ist meist deutlich verbreitert und zeigt eine Vergrößerung des Herzens nach rechts durch den vergrößerten rechten Vorhof und nach links durch den vergrößerten rechten Ventrikel. Bei Einmündung der Lungenvenen in die obere Hohlvene zeigt sich charakteristischerweise eine typische Achterkonfiguration des medialen Herz- und Gefäßbandes. Die übrigen Formen der Lungenvenenfehleinmündungen sind häufig nicht im Röntgenbild von einem ASD zu unterscheiden. Gelegentlich sind die Lungenvenenanomalien direkt zu erkennen.

Angiokardiographie und Befunde des Herzkatheters

Der Sitz der Lungenvenenfehlmündung wird angiographisch durch Injektion des Kontrastmittels in die A. pulmonalis (Pulmonalisangiographie) und Verfolgung der Kontrastmittelpassage ermittelt.

Bei der Herzkatheteruntersuchung finden sich erhöhte Werte der Sauerstoffsättigung auf dem Niveau des rechten Vorhofes bzw. der V. cava superior. Dagegen zeigen die Messungen aus dem linken Vorhof sauerstoffuntersättigte Werte. Bei Messung der Druckwerte finden sich erhöhte Drucke in den Pulmonalarterien sowie im rechten Ventrikel.

Differentialdiagnose

- ASD
- VSD

Tabelle 26 Charakteristische Röntgenzeichen der fehleinmündenden Lungenvenen.

Aorta schmal
Hyperämie der Lunge mit weiten Arterien und Venen in allen Lungenfeldern
Pulmonalissegment deutlich vorgewölbt
Rechts- (rechter Vorhof) und Linksverbreiterung (rechter Ventrikel) des Herzens
Achterkonfiguration des oberen Mediastinums oder sichtbare Lungenvenenanomalie

Transposition der großen Gefäße

Pathologische Anatomie

Bei diesem Vitium entspringt die Aorta aus dem rechten Ventrikel und läuft ventral, die Pulmonalarterie aus dem linken Ventrikel und verläuft dorsal. Es entstehen 2 anatomisch getrennte und parallele Kreisläufe. Eine Verbindung zwischen beiden Kreisläufen ist zur Lebensfähigkeit notwendig. Fast alle Patienten haben einen ASD, seltener einen offenen Ductus Botalli oder einen VSD. Bei der partiellen Transposition entspringen Aorta und Truncus pulmonalis gemeinsam aus einem rechten oder linken Ventrikel („single ventricle"). Bei der Taussig-Bing-Anomalie liegen Aorta und Pulmonalarterie Seite an Seite, die Pulmonalarterie reitet dabei über einem VSD. Bei der korrigierten Transposition ist der rechte und linke Ventrikel vertauscht ohne notwendige Shunt-Bildung. Die Patienten fallen nur zufällig auf.

Pathologische Hämodynamik

Durch die interatriale, interventrikulare oder durch den offenen Ductus Botalli geschaffene Verbindung zwischen den beiden Kreisläufen ist immer ein bidirektionaler Shunt nachweisbar (Abb. 142), da ein unidirektionaler Shunt in eine völlige Entleerung entweder des systemischen oder des Lungenkreislaufes münden würde. Der Anteil des Links-rechts-Shuntes sorgt dabei effektiv für das systemische Blutvolumen, dabei korreliert die Größe des Shuntes aus den Lungen mit dem Ausmaß der O_2-Sättigung im Körperkreislauf (bei kleinem Shunt Prognose schlecht). Umgekehrt stellt der Rechts-links-Shunt das Nettovolumen des unoxygenisierten Blutes dar, das im Lungenkreislauf aufgesättigt wird.

Klinik in Stichworten

Symptome:
- Dyspnoe
- Zyanose, besonders bei kleinem Shunt und Pulmonalstenose
- Herzversagen, besonders bei großem Shunt
- bei korrigierter Transposition keine Symptome, normale Entwicklung

Transposition der großen Gefäße

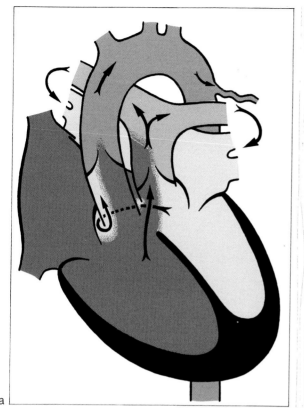
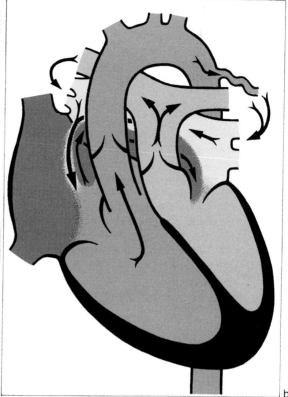
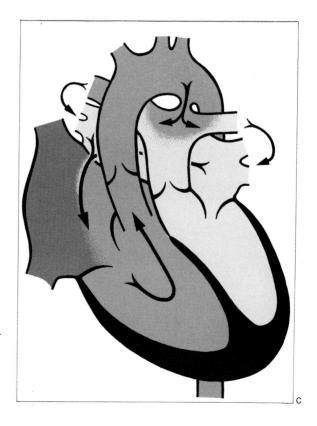

Abb. 142 Schema der Hämodynamik bei der Transposition der großen Gefäße
a = mit Ventrikelseptumdefekt, Kreuz-Shunt,
b = mit Vorhofseptumdefekt, Kreuz-Shunt,
c = mit Ductus Botalli apertus, Kreuz-Shunt
(nach Schinz 1983).

Echokardiographie

M-mode-Echokardiographie

– keine spezifischen oder unspezifischen Zeichen

2D-Echokardiographie

– im apikalen 4-Kammerschnitt-Nachweis der Trikuspidalklappe und der Mitralklappe auf gleicher Höhe anstelle der mehr sonst apikalen Lage der Trikuspidalklappe im Vergleich zur Mitralklappe (Abb. 143)
– im parasternalen Schnitt Nachweis der Verlagerung der Aorta (ventral) im Vergleich zur Pulmonalis (dorsal), Kontrolle des Verlaufs im suprasternalen Anschnitt

Nicht korrigierte Transposition
– zusätzlich zur Fehlstellung der großen Gefäße Nachweis eines Vorhofseptumdefektes oder Ventrikelseptumdefektes
– zur Differenzierung der Herzhöhlen Verfolgung der Ein- und Ausstrombahn. Rechte Ventrikel erkennbar an der starken Trabekulisierung und der Crista supraventricularis, d. h. der Brücke zwischen Ein- und Ausstrombahn, die beim linken Ventrikel fehlt

Konventionelle Röntgenuntersuchung (Tab. 27)

Tabelle 27 Charakteristische Röntgenzeichen bei der Transposition der großen Gefäße.

Oberes Mediastinum im Übersichtsbild schmal
Gefäßschatten im Seitbild verbreitert
Kardiomegalie („Eitom")
Hyperämie der Lunge (ASD, VSD oder Ductus arteriosus Botalli)

Dieses Herzvitium kommt in der Regel in den ersten Lebensmonaten zur Diagnosestellung. Das Röntgenbild wird durch die abnorme Lage der arteriellen Gefäße bestimmt, durch die beidseitige Belastung der Ventrikel und Vorhöfe, und die durch den Rechts-links-Shunt bedingte vermehrte Lungengefäßzeichnung. Nach der Geburt kommt es in vielen Fällen zur progredienten Herzvergrößerung und Herzinsuffizienz.

In der Regel zeigt das Herz eine Kardiomegalie mit Dilatation aller Herzhöhlen. Dies bewirkt eine als eiförmig beschriebene Herzkonfiguration im d.-v. Bild. Die Herztaille kann dabei, durch die starke Linksausbreitung der Kammer und die Rechtsverlagerung der Pulmonalis vertieft sein.

Der Gefäßschatten im oberen Mediastinum ist in der Übersichtsaufnahme schmal, da Aorta und Truncus pulmonalis hintereinander gelegen sind (Abb. 144). In der Seitaufnahme dagegen ist der Gefäßschatten aufgrund der Lungenanomalie der großen Gefäße deutlich verbreitert. Das Kaliber der Aorta ist sehr groß, wenn diese über einem VSD reitet oder eine Pulmonalstenose vorliegt.

Die Lungengefäßzeichnung kann anfänglich noch normal sein, wenn ein intaktes Ventrikelseptum und ein kleiner Ductus arteriosus vorliegen, sie nimmt mit zunehmendem Lebensalter zu. Eindeutig vermehrt ist die Lungengefäßzeichnung, wenn ein weit offener Ductus arteriosus kombiniert ist. Eine helle Lunge mit prominenten zentralen Pulmonalarterien deutet auf einen erhöhten pulmonalen Widerstand oder auf eine Pulmonalstenose hin.

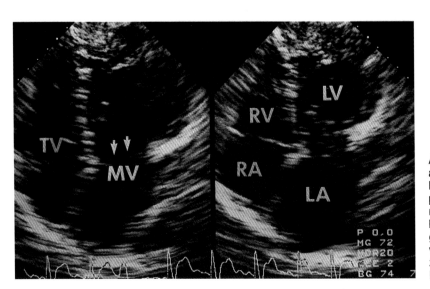

Abb. 143 Zweidimensionales apikales Echokardiogramm mit Nachweis einer korrigierten Transposition. Sichtbar ist die Verlagerung der Mitral- und Trikuspidalklappe. Die Segel stehen in gleicher Höhe, während normalerweise die Trikuspidalsegel näher zur Herzspitze stehen als die Mitralsegel.

Abb. 144 Transposition der großen Gefäße. Schmaler Gefäßschatten im oberen Mediastinum, da Aorta und Truncus pulmonalis hintereinandergelegen sind. Schmale Herztaille. Abgerundete („eiförmige") Herzkonfiguration mit überwiegender Linksverbreiterung.

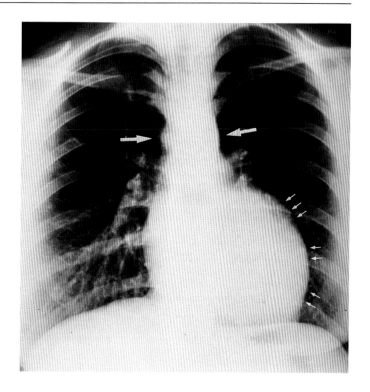

Angiokardiographie und Befunde des Herzkatheters

Die Angiokardiographie (konventionelle, digitale Angiographie oder intravenöse digitale Subtraktionsangiographie) stellt die Diagnose zwingenderweise aus letaler Indikation oft in den ersten Lebenstagen. Die Anfärbung der Aorta vom rechten Ventrikel aus, bzw. die Darstellung der Pulmonalarterie vom linken Ventrikel und die Sondierung einer interatrialen und interventrikulären Verbindung ist für die Diagnose eine Transposition beweisend.

Die Messung der Sauerstoffwerte im Herzkatheter ergibt in der Aorta niedrigere Werte als in der Pulmonalarterie. Bezüglich der Druckwerte finden sich im rechten Ventrikel systemische Druckverhältnisse und im linken Ventrikel entweder hohe oder tiefe Werte, abhängig vom pulmonalen Blutdurchfluß, vom pulmonal-vaskulären Widerstand und vom Vorhandensein einer Pulmonalstenose.

Differentialdiagnose

- VSD mit pulmonaler Hypertonie
- Truncus arteriosus communis
- Fallot-Tetralogie

Truncus arteriosus communis

Pathologische Anatomie

Bei dieser Mißbildung kommt es nicht zu einer getrennten Anlage der Aorta und Pulmonalishauptarterie, sondern die Gefäßanlagen bleiben verschmolzen. Der Truncus arteriosus communis geht meistens mit einem hochsitzenden VSD einher. Aus beiden Ventrikeln geht ein gemeinsames arterielles Gefäß, der Truncus arteriosus persistens ab. Bezüglich der Klassifikation unterscheidet man 3 Typen. Beim ersten Typ teilt sich der Truncus arteriosus im aszendierenden Teil in eine Aorta und einen Pulmonalarterienhauptstamm, welcher rechte und linke Pulmonalarterie abgibt. Beim zweiten Typ entspringen die rechte und linke Pulmonalarterie getrennt oder gemeinsam von der Hinter- oder Seitenwand der aszendierenden Aorta. Beim dritten Typ ist nur eine aus dem gemeinsamen Trunkus abgehende Pulmonalarterie angelegt, so daß die fehlende Pulmonalarterie durch einen Collateralkreislauf über Bronchialarterien kompensiert wird. Die Mißbildung wird bei Säuglingen und Kindern diagnostiziert.

Pathologische Hämodynamik

Entsprechend dem gemeinsamen Trunkus und dem hohen VSD haben beide Kammern eine gemeinsame Ausflußöffnung. Die systolischen Druckwerte in beiden Kammern und im Trunkus sind daher weitgehend angeglichen. Im Trunkus wird das arterialisierte Blut des linken Ventrikels und das venöse des rechten Ventrikels gemischt. Von daher besteht eine erhebliche Mischungszyanose. Solange noch keine pulmonal-arterielle Widerstandserhöhung vorliegt, zeigt die Lunge entsprechend einem Links-rechts-Shunt eine Blutüberfüllung. Das Eintreten der pulmonal-arteriellen Hypertonie führt zu einer Abnahme des Lungenzirkulationsvolumens und zu einer Umwandlung der Mischungszyanose in eine schwere Zyanose. Durch die kardiale Volumenbelastung und spätere Druckbelastung droht früh die Gefahr der Herzdekompensation.

Klinik in Stichworten

Symptome:
- frühauftretende Herzinsuffizienz
- Zyanose, besonders bei Eintreten der pulmonalvaskulären Hypertonie, bei kleinkalibrigem Abgang von Lungenarterien aus dem Trunkus bzw. atretischen Pulmonalarterien

Auskultation:
Ungespaltener 2. Herzton
- Ejektionsclick
- Holosystolikum (relative Ausflußtraktstenose)
- Diastolikum (bei Eintreten einer relativen Trunkusklappeninsuffizienz)

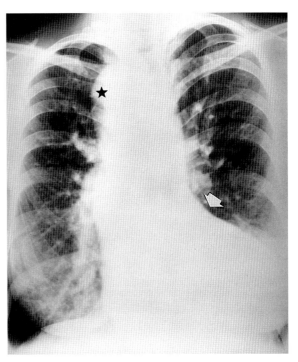

Abb. 145 Truncus arteriosus communis. Herz nach links verbreitert. Typische konkave Herzbucht (Pfeil). Rechts absteigender Trunkus (Stern). Deutlich verstärkte Lungendurchblutung.

Echokardiographie

2D-Echokardiographie

- Anlage der großen Gefäße reduziert auf ein großes Sammelgefäß, das über einen VSD sowohl aus dem rechten Ventrikel als auch aus dem linken Ventrikel entspringt

Farb-Doppler-Echokardiographie

- Darstellung des Blutflusses aus dem linken Ventrikel in das Hauptgefäß und diastolischer Blutübertritt von rechts nach links

Konventionelle Röntgenuntersuchung (Tab. 28)

Tabelle 28 Charakteristische Röntgenzeichen beim Truncus arteriosus communis.

Linksverbreitertes Herz (linker Ventrikel)
Herzbucht vertieft oder ausgefüllt
Weiter Trunkusbogen
Evtl. atypischer Abgang der Hilusgefäße
Pulmonale Hyperämie

Durch die erhöhte Druckbelastung des rechten und erhöhte Volumenbelastung des linken Ventrikels (Shunt-Blut aus der Lunge) ist das Herz auf der Übersichtsaufnahme vorwiegend nach links verbreitert. Da die Ausflußbahn des rechten Ventrikels fehlt, ist die Herzbucht vertieft (Abb. 145). Durch eine atypische Lage, eine starke Erweiterung des Trunkusrohres oder eine erweiterte linke Pulmonalarterie kann die Herztaille jedoch ausgefüllt werden. Der Trunkusbogen ist meistens weit, wobei sich ein rechtsseitig prominenter Trunkusbogen in etwa einem Drittel der Fälle findet (Abb. 145). Die Hilusgefäßzeichnung ist abhängig vom Ursprung und Kaliber der Lungenarterien. Je nach Typ des Trunkus und Weite der Lungenarterien unterscheiden sich die Hilusgefäße durch einen kranialen bzw. kaudalen Abgang bzw. seitendifferente Anordnung. Durch den gesteigerten Lungendurchfluß sind die peripheren Lungenarterien erweitert, bis zum Eintritt der pulmonal-arteriellen Hypertonie. Ein retikuläres Gefäßnetz in der Lungenperipherie weist auf einen Kollateralkreislauf der Bronchialarterien bei primär englumigen Pulmonalästen hin.

Angiokardiographie und Befunde des Herzkatheters

Die selektive Angiokardiographie vom rechten Ventrikel ausgehend ist dringend erforderlich, um die Gefäßanomalie zu erkennen, zusätzlich sollte die KM-Injektion auch in den Trunkus direkt erfolgen, um den Abgang der Pulmonalarterien überlagerungsfrei darzustellen.

Bei der Herzkatheteruntersuchung findet man entsprechend der Mischung von oxygeniertem und desoxygeniertem Blut im Trunkus eine arterielle Untersättigung. Die Messung der Druckwerte ergibt gleiche Ventrikeldrucke und Druckausgleich im Trunkus.

Ebstein-Anomalie

Pathologische Anatomie

Diese Malformation ist charakterisiert durch eine Verlagerung der Trikuspidalklappenöffnung in den rechten Ventrikel, wobei das septale und posteroinferiore Segel verklebt und an der rechtsventrikulären Wand adhärent sind. Die untypisch positionierte Trikuspidalklappe führt zu einer „Atrialisierung" großer Anteile des rechten Ventrikels. Es bleibt eine kleine unterentwickelte, wenig leistungsfähige rechte Kammer. Häufig sind ein gleichzeitiger ASD bzw. ein offenes Foramen ovale sowie eine Pulmonalklappenstenose kombiniert.

Pathologische Hämodynamik

Hämodynamisch wichtig ist die Behinderung des Einstromes vom rechten Vorhof durch das verlagerte und oft verengte Trikuspidalostium in den distalen Abschnitt des rechten Ventrikels. Da der rechte Ventrikel ein erniedrigtes Fassungsvermögen hat, kommt es in der Systole zu einem Rückfluß in den rechten Vorhof entsprechend einer Trikuspidalinsuffizienz. Es entsteht eine Druck- und Volumenüberlastung im rechten Vorhof, die zu einer Dilatation und Hypertrophie desselben führt sowie zu einer Rückstauung in den großen Kreislauf. Durch den häufig assoziierten ASD kommt es durch den Rechts-links-Shunt auf Vorhofebene (erhöhter Druck rechts) und durch die Minderdurchblutung der Lunge zur Zyanose.

Klinik in Stichworten

Symptome:
- Zyanose
- Symptome des Rechtsherzversagens
- atriale und ventrikuläre Arrhythmien
- paradoxe Embolien über den ASD

Auskultation:
- weitgespaltener 1. und 2. Herzton
- 3. und 4. Herzton
- holosystolisches Geräusch, der funktionellen Trikuspidalinsuffizienz entsprechend

Echokardiographie

M-mode-Echokardiographie

- keine obligate Zeichen
- simultane Darstellung der Mitralklappe und Trikuspidalklappe
- Nachweis eines verzögerten Trikuspidalklappenschluß von mehr als 80 ms nach dem Mitralklappenschluß (wichtig zur Differenzierung der Lageanomalie des Herzens) (Abb. 146)

2D-Echokardiographie

- Vergrößerung der rechten Herzseite mit großem, abnorm beweglichem, am Septum und an der Vorderwand fixiertem Trikuspidalsegel, dadurch Atrialisierung der Einstrombahn des rechten Ventrikels. Darstellung im linksparasternalen Querschnitt und apikalem 4-Kammerschnitt (Abb. 147)
- diastolisches Doming der Trikuspidalklappe
- abnormal elongiertes vorderes Trikuspidalsegel

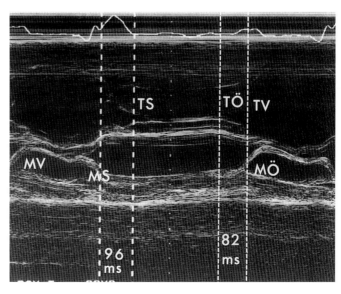

Abb. 146 M-mode-Echokardiogramm bei Morbus Ebstein mit Darstellung der Trikuspidalklappe (TV) und der Mitralklappe (MV). Die zeitversetzte Öffnung (TÖ) und Schließung (TS) der Trikuspidalklappe (mehr als 80 ms) im Vergleich zur Mitralklappe ist deutlich sichtbar. MS = Mitralklappenschließung, MÖ = Mitralklappenöffnung.

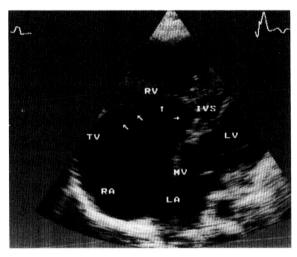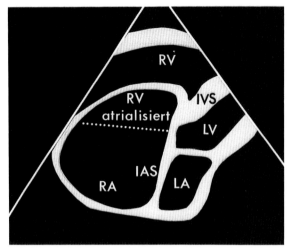

Abb. 147 Nachweis der Atrialisierung des rechten Ventrikels (RV) durch Verlagerung des Trikuspidalsegels (TV) bei Morbus Ebstein. Im Vergleich zur Mitralklappe (MV) ist das Trikuspidalsegel weit apikal verlagert.

Farb-Doppler-Echokardiographie

- Darstellung des geänderten Bluteinstroms in den rechten Ventrikel mit deutlicher, mehr oder weniger ausgeprägter Trikuspidalklappeninsuffizienz
- Erkennung zusätzlicher Shunt-Vitien auf Vorhof- oder Ventrikelebene

Konventionelle Röntgenuntersuchung (Tab. 29)

Tabelle 29 Charakteristische Röntgenzeichen der Ebstein-Anomalie.

Beidseitige kugelige Herzvergrößerung
Schmale Aorta
Verminderter Lungendurchfluß

Das Übersichtsbild zeigt ein kugelig nach links und rechts verbreitertes Herz durch eine hochgradige Dilatation des rechten Vorhofes. Die Herzbucht ist immer ausgefüllt oder sogar konvexbogig prominent. In der seitlichen Projektion wölbt sich das Herz verstärkt nach vorne und hinten vor, verursacht durch die Vergrößerung des rechten Vorhofes. Weitere diagnostische Hinweise bieten die Lungengefäße und die Aorta. Die zentralen Lungenarterien sind entweder normal weit oder deutlich verschmälert und unter Durchleuchtung pulsationslos. Die Lungenperipherie ist auffallend hell und gefäßarm als Ausdruck des verminderten Lungendurchflusses bei Rechts-links-Shunt bzw. assoziierter Trikuspidalinsuffizienz oder begleitender Pulmonalstenose. Eine Dilatation des Hauptstammes der Pulmonalarterien fehlt immer (Ausnahme assoziierte Pulmonalstenose). Die Aorta ist meist schmal, so daß die Trias hochgradige bzw. beidseitige Herzvergrößerung mit stark verminderter Lungengefäßzeichnung und relativ schmaler Aorta geradezu pathognomonisch für die Ebstein-Anomalie ist (Abb. 148).

Angiokardiographie und Befunde des Herzkatheters

Bei Sondierung der rechten Kammer und Injektion des Kontrastmittels zeigt sich ein breiter Reflux in den stark vergrößerten Vorhof. Verzögert füllt sich die eigentliche rechte Kammer sowie relativ spät die Pulmonalarterie. Bei einem ASD kann durch Übertritt von KM der Rechts-links-Shunt in den linken Vorhof direkt zur Darstellung kommen.

Bei der Ebstein-Anomalie läßt sich bei der Herzkatheteruntersuchung eine typische weite Katheterschlinge im rechten Vorhof legen. Die Druckmessungen ergeben erhöhte rechtsatriale Drucke, normale oder erniedrigte Ventrikeldrucke (je nach begleitendem Pulmonalklappenfehler).

Differentialdiagnose

- Perikarderguß
- Trikuspidalklappenvitien

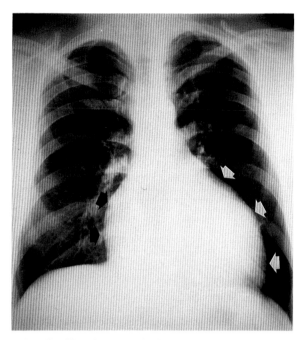
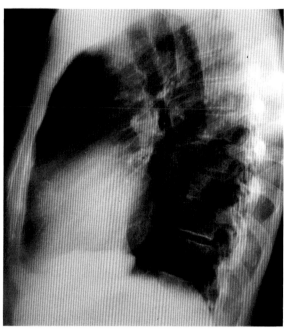

Abb. 148 Ebstein-Anomalie. Typisch kugelig verbreitertes Herz mit ausgefüllter Herzbucht. Gefäßarme Lungenperipherie. Schmale Aorta.

Trikuspidalatresie

Pathologische Anatomie

Die Anomalie ist charakterisiert durch das Fehlen einer Trikuspidalklappenöffnung, einer interatrialen Verbindung (ASD oder offenes Foramen ovale), einem hypoplastischen rechten Ventrikel und einer Verbindung zwischen systemischem und Lungenkreislauf (in der Regel VSD). Des weiteren unterteilt man dieses Vitium in eine Form mit und ohne Transposition der großen Arterien. Die weitere Klassifikation beruht auf der Ausprägung einer meist begleitenden Pulmonalstenose bis hin zur Pulmonalatresie.

Pathologische Hämodynamik

Aus dem rechten Vorhof fließt das Blut über den Vorhofseptumdefekt oder das offene Foramen ovale in den linken Vorhof. Hier kommt es zur Vermischung des desoxygenierten Blutes des Körperkreislaufs mit dem aus dem Lungenkreislauf zurückfließenden oxygenierten Blut. Besteht ein VSD, so fließt das Blut vom linken in den rechten Ventrikel und weiter in den Pulmonalarterienhauptstamm. Ist die rechte Kammer rudimentär, so findet sich meist auch eine hypoplastische Pulmonalarterie (Abb. 149). Beim intakten Ventrikelseptum gelangt das Blut über einen offenen Ductus Botalli oder über einen Kollateralkreislauf über Bronchialarterien in die Lunge. Ohne die Verbindung auf Vorhof- bzw. Ventrikelniveau wäre das Überleben mit der Trikuspidalatresie nicht möglich.

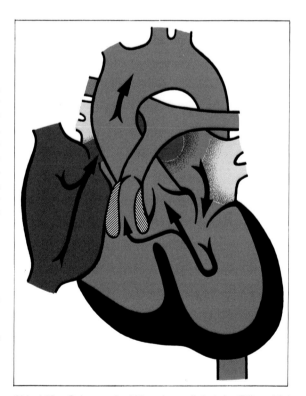

Abb. 149 Schema der Hämodynamik bei der Trikuspidalatresie (nach Schinz 1983).

Klinik in Stichworten

Schlechte Prognose:
- Zyanose, frühes Herzversagen
- linkstypisches EKG bei Zyanose

Echokardiographie

M-mode-Echokardiographie

- deutlich gestörte Trikuspidalbewegung, die oft nur eine Stenosierung vortäuscht

2D-Echokardiographie

- Darstellung einer verdickten, schlecht beweglichen Klappe mit diastolischem Doming ohne Separation der Segel

Farb-Doppler-Echokardiographie

- Nachweis des Vorhofseptumdefektes und des Ventrikelseptumdefektes

Konventionelle Röntgenuntersuchung (Tab. 30)

Tabelle 30 Charakteristische Röntgenzeichen der Trikuspidalatresie.

Linksverbreiterung
Konkave Herzbucht
Vorwölbung der rechten oberen Herzkontur
Dorsalausladung
Verminderter Lungendurchfluß
Aorta verbreitert

Die Form und Größe des Herzens wird weitgehend durch die Hypoplasie des rechten und die Vergrößerung des linken Herzens bestimmt. Entsprechend der Vergrößerung des linken Ventrikels ist das Herz auch nach links verbreitert. Die Herzbucht ist konkav durch die Hypoplasie oder Atresie des Truncus pulmonalis. Der rechte Herzrand fällt oft gradlinig zum Zwerchfell ab. In Einzelfällen führt die Vergrößerung des rechten Vorhofs zu einer Ausladung des Herzens nach rechts direkt unterhalb des Hilus, während im epidiaphragmalen Bereich das Herz den Wirbelsäulenrand nicht überragt. Nach hinten wölbt sich das Herz im Seitbild durch die Vergrößerung des linken Ventrikels verstärkt vor, wobei die Dorsalausladung bei der Trikuspidalatresie stärker als beim Morbus Fallot zu beobachten ist. Entsprechend des verminderten Lungendurchflusses bei Rechts-links-Shunt und vorhandener rechtsventrikulärer Ausflußtraktstenose ist die periphere Lungengefäßzeichnung nur spärlich. Gemäß der Volumenbelastung der Aorta ist diese im oberen Mediastinum verbreitert.

Angiokardiographie und Befunde des Herzkatheters

Für die Diagnosestellung beweisend ist meist schon die Unfähigkeit, den rechten Ventrikel zu sondieren. Der Katheter gelangt beim Sondierungsversuch fast regelmäßig über den ASD in den linken Vorhof und damit in den linken Ventrikel.

Bei Injektion von Kontrastmittel in den rechten Vorhof fließt das Kontrastmittel nicht in den rechten Ventrikel, sondern entsprechend dem Sondierungsversuch über ein offenes Foramen ovale oder einen ASD in den linken Vorhof. Danach kommt es frühzeitig zur Füllung des linken Ventrikels sowie der Aorta.

Beim Katheterismus sind die Druckwerte im linken Herzen meist normal, im rechten Ventrikel und der Pulmonalarterie normal bis erniedrigt, während sie im rechten Vorhof erhöht gefunden werden können.

Fallot-Tetralogie

Pathologische Anatomie

Die Fallot-Tetralogie entsteht durch die Fehlentwicklung bei der Bildung des Konusseptums. Der Conus cordis wird ungleich geteilt, so daß eine enge rechtsventrikuläre Ausflußbahn entsteht. Die Verlagerung des Konusseptums, die den Aortendurchmesser auf Kosten der Pulmonalarterie vergrößert, führt zusammen mit einer Hypertrophie der Infundibulumwand zu einer Obstruktion der rechtsventrikulären Ausflußbahn. Da das Konusseptum gleichzeitig an der Bildung des Septum membranaceum beteiligt ist, verursacht seine Fehlbildung einen hochsitzenden Ventrikelseptumdefekt. Die Aorta ist dabei nach rechts verlagert und reitet über dem VSD. Bedingt durch die infundibuläre Pulmonalstenose resultiert eine Hypertrophie der rechten Kammer.

Die Fallot-Tetralogie zeigt in der typischen Form also 4 Merkmale:
- infundibuläre Pulmonalstenose,
- hochsitzender VSD,
- reitende Aorta,
- Hypertrophie des rechten Ventrikels.

Eine extreme Form des Morbus Fallot stellt der Pseudotruncus arteriosus dar, bei dem eine Pulmonalatresie vorliegt und lediglich die Aorta aus dem Herzen über einem VSD entspringt (Abb. 152). Die Blutversorgung der Lunge erfolgt über den Kollateralkreislauf dilatierter Bronchialarterien. Bei der Fallot-Trilogie ist das Ventrikelseptum intakt. Die hierbei meist vorliegende valvuläre Pulmonalstenose, die dadurch bedingte rechtsventrikuläre Hypertrophie und der Rechts-links-Shunt auf Vorhofebene gemäß einem ASD bestimmen das Bild.

Pathologische Hämodynamik

Das Ausmaß des intrakardialen Defektes und der Grad der rechtsventrikulären Obstruktion im Ausflußtrakt bestimmen das hämodynamische (Abb. 150) und klinische Bild. Wenn die infundibuläre Pulmonalstenose schwergradig ist, entwickelt sich eine stark ausgeprägte Hypertrophie des rechten Ventrikels. Dabei ist der pulmonale Blutdurchfluß stark reduziert, wobei aufgrund der hohen rechtsventrikulären Druckwerte ein hohes Shunt-Volumen an ungesättigtem Blut in den linken Ventrikel und damit in den großen Kreislauf strömt. Dementsprechend ist die Zyanose ausgeprägt. Bei einer milden Pulmonalstenose (sogenannte „pink Fallot") liegt je nach Druckwerten sogar ein Links-rechts-Shunt oder nur ein geringer ventrikulärer Rechts-links-Shunt mit fehlender oder geringer Zyanose vor.

Klinik in Stichworten

Symptome:
- Zyanose („blue babies")
- Polyglobulie
- Trommelschlegelfinger
- Ermüdbarkeit schon bei geringer Belastung
- hypoxische Synkopen
- Hockstellung

Auskultation (Abb. 151):
- rauhes spindelförmiges systolisches Austreibungsgeräusch (infundibuläre Pulmonalstenose)

Echokardiographie

M-mode-Echokardiographie

Keine obligaten, nur fakultative Zeichen:
- Nachweis einer deutlichen Vergrößerung des rechten Ventrikels
- beim Schwenk des Schallstrahls vom Ventrikel zur Aorta Kontursprung durch fehlende Kontinuität des Septums

2D-Echokardiographie

- im Längsschnitt Darstellung der reitenden Aorta
- im parasternalen Querschnitt Nachweis der Verengung des Ausflußtraktes des rechten Ventrikels mit Verdickung und schlechter Beweglichkeit der Pulmonalklappe. Oft ausgeprägte Verdickung im subvalvulären Bereich (subvalvuläre Stenose)
- Aorta über dem Septum reitend

CW-Doppler-Echokardiographie

- Nachweis der erhöhten Flußgeschwindigkeit im rechtsventrikulären Ausflußtrakt über der Pulmonalis
- Gradientenbestimmung nach der modifizierten Bernoulli-Gleichung (Formel nach Hatle)

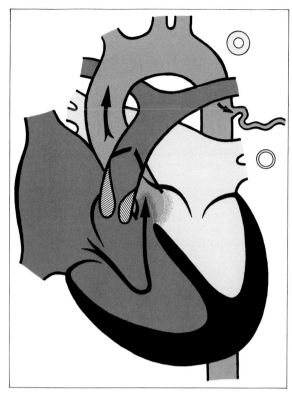

Abb. 150 Schema der Hämodynamik bei der Fallot-Tetralogie (nach Schinz 1983).

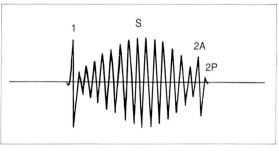

Abb. 151 Auskultationsbefunde bei der Fallot-Tetralogie. 1, 2 = Herztöne, A, P = aortales, pulmonales Segment, S = systolisches Geräusch (nach Karobath u. Buchstaller 1976).

Farb-Doppler-Echokardiographie

- turbulente Strömung im rechtsventrikulären Ausflußtrakt und der Pulmonalarterie
- Ventrikelseptumdefektdarstellung mit Shunt von links nach rechts und rechts nach links mit der systolischen Füllung des Aortenrohres, vorwiegend aus dem linken Ventrikel, und diastolischem Übertritt von Blut aus dem rechten Ventrikel in den linken Ventrikel

Konventionelle Röntgenuntersuchung (Tab. 31)

Tabelle 31 Charakteristische Röntgenzeichen bei der Fallot-Tetralogie.

Linksverbreiterung durch dilatierten rechten Ventrikel
Stark konkave Herzbucht
„Pseudoaortale Konfiguration"
Angehobene Herzspitze
Hypoplastisches Pulmonalissegment
Verminderte Lungendurchblutung
Enge Pulmonalarterien
Aortenelongation

Das röntgenmorphologische Bild hängt in hohem Maße vom Grad der Pulmonalstenose, vom Grad der Verlagerung des Aortenabgangs über dem rechten Ventrikel sowie von der Größe des Ventrikelseptumdefektes ab. Das Herz kann von normaler Form und Größe, aber auch mehr oder weniger durch die Vergrößerung des rechten Ventrikels nach links verbreitert sein. Typisch ist die bei der Fallot-Tetralogie beobachtete, sogenannte Holzschuhform des Herzens. Diese Form, die sich durch eine Konkavität der Herzbucht auszeichnet, wird in manchen Fällen, aber längst nicht in der Mehrzahl gefunden. Die konkave Herzbucht beruht auf der Diskrepanz zwischen hypertrophiertem Einfluß und hypoplastischem Ausflußtrakt mit hypoplastischem Pulmonalissegment (Abb. 152).

Die Verbreiterung des Herzens nach links ist ausschließlich durch die Hypertrophie und Dilatation des rechten Ventrikels bedingt. Liegt eine Ausdehnung nach rechts vor, so ist dies Folge der muskulären Insuffizienz des rechten Ventrikels mit begleitender relativer Trikuspidalinsuffizienz und Vergrößerung des rechten Vorhofes. Der linke Ventrikel ist meist klein, bei schwerer Tetralogie sogar hypoplastisch. Er wird infolge der Linksrotation des Herzens nach hinten verlagert. Dies führt zu einer Kippung des Herzens um die Transversalachse nach dorsal und damit zur Anhebung des linken Ventrikels nach dorsokranial (Abb. 153). Die Herzspitze scheint bei diesen Patienten abgerundet und angehoben. Je schwerer die Pulmonalstenose ist, um so mehr wird entsprechend der Drucksteigerung im rechten Ventrikel ein großer Teil des rechtsventrikulären Auswurfvolumens durch den hochgelegenen Septumdefekt in die Aorta entleert. So findet man, daß mit zunehmender Verkleinerung des Pulmonalishauptstammes bei schwerer Pulmonalstenose die Weite der Aorta zunimmt.

Die Aorta, die unter Umständen das gesamte Herzschlagvolumen aufnimmt, streckt sich in der Längsachse und verläuft von links unten (Aortenwurzel) nach rechts oben (Beginn des Aortenbogens). Hierdurch wird die Konkavität der Herzbucht (primär bedingt durch das hypoplastische Pulmonalissegment) weiter betont, so daß die Herzkonturen teilweise dem normalen linksbelasteten Herzen (pseudoaortale Konfiguration) ähneln (Abb. 154). Im Seitbild kann der rechte Ventrikel zwar nach vorn ausladen, man beobachtet jedoch keine Einengung des oberen Retrosternalraums, sondern eine Einengung des Retrokardialraumes.

Hier bleibt meist ein freier Raum zwischen vorderer Thoraxwand und dem vorderen oberen Herzrand erhalten, was durch die hypoplastische rechtsventrikuläre Ausflußbahn zu erklären ist.

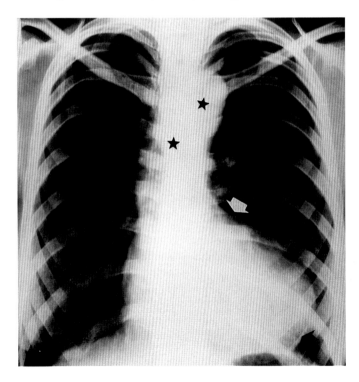

Abb. 152 Pseudotruncus arteriosus. Pulmonalatresie. Erhebliche Elongation der Aorta (Sterne), die alleine aus dem Herzen entspringt. Spärliche periphere Lungengefäßzeichnung. Linksverbreitertes Herz mit angehobener Herzspitze (schwarzer Pfeil). Vertiefte Herzbucht (weißer Pfeil).

Abb. 153 Fallot-Tetralogie. Linksverbreitertes Herz mit angehobener und abgerundeter Herzspitze (schwarzer Pfeil). Stark ausgeprägte Herzbucht. Verminderte zentrale und periphere Lungengefäßzeichnung.

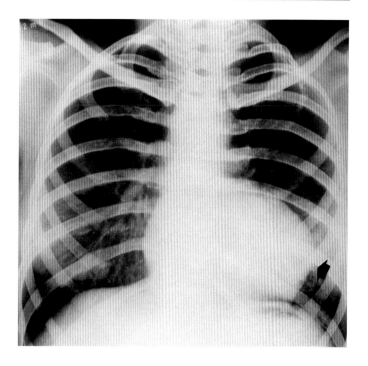

Die verminderte Lungendurchblutung äußert sich in der verstärkten Transparenz der gefäßarmen Lungenfelder (s. Abb. 152 und 153). Bei Ausbildung eines Kollateralkreislaufs über dilatierte Bronchialgefäße zeigt sich eine netzförmige Lungenstrukturzeichnung, die um so auffälliger ist, je schlechter die Pulmonalarterien durchströmt werden. Die Lungenarterien im Hilusbereich sind meist schmal. Eine Erweiterung des Hauptstammes der Pulmonalarterie als poststenotische Dilatation beobachtet man bei der infundibulären Pulmonalstenose nicht. Ein prominentes Pulmonalissegment weist immer auf einen möglicherweise gleichzeitig vorliegenden offenen Ductus arteriosus Botalli hin.

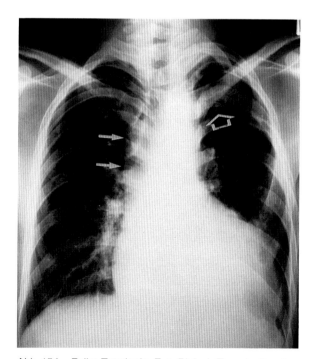
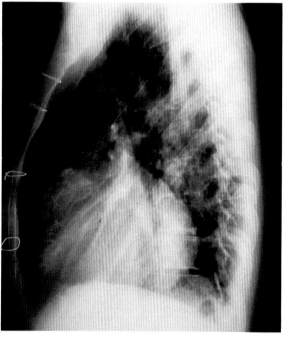

Abb. 154 Fallot-Tetralogie. Z. n. Blalock-Taussig-Anastomosen-Operation (Pfeil). Linksverbreiterung des Herzens durch eine Hypertrophie und Dilatation des rechten Ventrikels mit Rotation des linken Herzens. Konkave Herzbucht. Rechts absteigende Aorta (schmale Pfeile). Blalock-Taussig-Operation: Anastomosierung der A. subclavia mit der Pulmonalarterie.

Angiokardiographie und Befunde des Herzkatheters

Nach KM-Injektion in den rechten Ventrikel zeigt die Angiographie die gleichzeitige Füllung der Aorta über einen VSD. Ebenso können der hypoplastische rechtsventrikuläre Ausflußtrakt und die verengten Pulmonalarterien direkt dargestellt werden. Die Angiographie des linken Ventrikels stellt die atypische Lage der Aorta und die anatomischen Einzelheiten des VSD dar.

Die Druckmessungen bei der Herzkatheteruntersuchung dienen der Festlegung des Gradienten zwischen rechtem Ventrikel und Pulmonalarterie. Bei großem Defekt und Rechts-links-Shunt besteht zwischen rechtem und linkem Ventrikel Druckausgleich.

Differentialdiagnose

- Fallot-Trilogie
- VSD
- isolierte Pulmonalstenose

Isolierte Pulmonalstenose

Pathologische Anatomie

Pathologisch-anatomisch unterscheidet man die valvuläre, die infundibuläre und die supravalvuläre angeborene Pulmonalstenose. Bei der valvulären Pulmonalstenose sind die Klappenränder verwachsen, in unterschiedlichem Ausmaße verdickt und unbeweglich und bilden im rechtsventrikulären Ausflußtrakt eine fibröse Kuppel. In der Mehrzahl der Fälle besteht eine poststenotische Dilatation. Eine Hypertrophie des rechten Ventrikels und besonders des rechtsventrikulären Ausflußtraktes engt die Ausstrombahn weiter ein und verschlimmert im Laufe der Krankheit die rechtsventrikuläre Obstruktion.

Pathologische Hämodynamik

Die isolierte Pulmonalstenose verursacht eine ausschließliche Drucküberlastung des rechten Ventrikels. Man teilt die Pulmonalstenose je nach Druckgradienten in leichte Formen (systolischer Druck bis 50 mmHg), mittelschwere Formen bis 100 mmHg und schwere Formen bei Werten über 100 mmHg ein. Als Antwort auf die Drucküberlastung hypertrophiert der rechte Ventrikel in allen Abschnitten. Bei Eintreten der muskulären Insuffizienz tritt zusätzlich die myogene Dilatation des rechten Ventrikels ein. Bei der schweren Form der Pulmonalstenose fällt der Druck in der Pulmonalarterie nach Überwinden der Stenose drastisch ab, es herrscht Hypovolämie und Hypotension im kleinen Kreislauf.

Klinik in Stichworten

Symptome:
- bei schwerer Pulmonalstenose periphere Zyanose
- Belastungsdyspnoe

Auskultation (Abb. 155):
- auffällig lautes spindelförmiges systolisches Geräusch mit Punctum maximum im 2. und 3. ICR linksparasternal
- Ejektionsclick
- atemabhängig weitgespaltener 2. Herzton

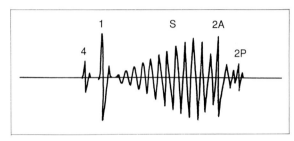

Abb. 155 Auskultationsbefunde bei der Pulmonalstenose. 1, 2, 4 = Herztöne, A, P = aortales, pulmonales Segment, S = systolisches Geräusch (nach Karobath und Buchstaller 1976).

Echokardiographie

M-mode-Echokardiographie

- verdickte, schlecht bewegliche Pulmonalklappe
- ausgeprägte diastolische Öffnungsbewegung des Pulmonalsegels (A-Welle)

2D-Echokardiographie

- Darstellung der verdickten, vermindert beweglichen Klappe
- systolisches Doming der Klappe
- subvalvuläre rechtsventrikuläre Hypertrophie, zum Teil mit Stenosierung
- RA/RV-Dilatation
- RV-Hypertrophie
- poststenotische PA-Dilatation

CW-Doppler-Echokardiographie
(Abb. 156 und 157)

- Gradientenbestimmung im linksparasternalen Querschnitt über der Pulmonalklappe nach der modifizierten Bernoulli-Gleichung (Formel nach Hatle)
- bei mehr als 60 mmHg schwere Pulmonalstenose mit möglichen therapeutischen Konsequenzen im Sinne einer Dilatation oder Operation

Abb. 156 Kontinuierliche (CW) Doppler-Echokardiographie der Pulmonalklappe. Dargestellt der erhöhte Fluß systolisch über der Pulmonalklappe aus dem rechten Ventrikel in die Pulmonalarterie mit einer Flußgeschwindigkeit von 3,78 m/s entsprechend einem Druckgradienten von 56 mmHg.

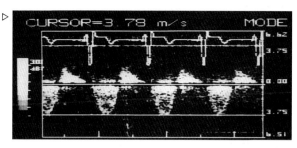

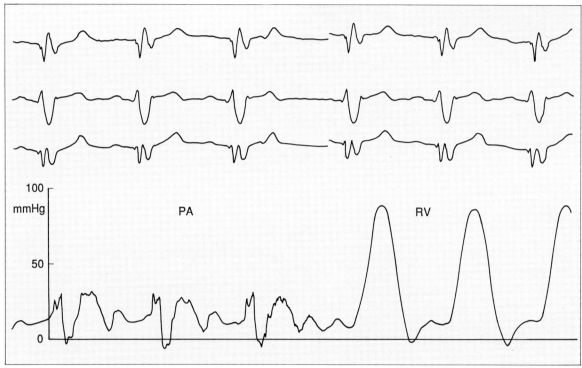

Abb. 157 Rückzug des Herzkatheters aus der Pulmonalarterie in den rechten Ventrikel mit Darstellung eines Druckgradienten von ca. 60 mmHg, entsprechend der Darstellung des Druckgradientes, berechnet aus dem CW-Doppler nach der Bernoulli-Formel (Abb. 156).

Farb-Doppler-Echokardiographie

– Nachweis eines erhöhten Blutflusses über der Pulmonalklappe mit Turbulenzbildung, geeignete Methode, um bei zusätzlicher subvalvulärer Stenosierung diese getrennt von der Pulmonalstenosierung zu erfassen

Konventionelle Röntgenuntersuchung (Tab. 32)

Tabelle 32 Charakteristische Röntgenzeichen bei der isolierten Pulmonalstenose.

Früh:
Poststenotische Dilatation des Pulmonalissegmentes
Später:
Linksverbreiterung (rechter Ventrikel)
Rechtsverbreiterung (rechter Vorhof)

Solange der rechte Ventrikel nur hypertrophiert ist, erscheint der Herzquerdurchmesser im Übersichtsbild normal. Im Seitbild kann bei schweren Formen die Verlängerung des rechtsventrikulären Ausflußtraktes nach kranial entlang dem Sternum bereits sichtbar sein.

Häufig ist die Prominenz des Pulmonalissegmentes und Conus pulmonalis (rechtsventrikulärer Ausflußtrakt) sowie meist die poststenotische Dilatation der linken Pulmonalarterie; Befunde, die bei der valvulären und supravalvulären, nicht jedoch bei der subvalvulären infundibulären Pulmonalstenose gefunden werden können (Abb. 158). In der Lunge sieht man peripher meist eine normale, selten eine verminderte Lungengefäßzeichnung. Das Eintreten der Widerstandsdilatation ist an der Vergrößerung des Herzens nach rechts und links zu erkennen, nach rechts durch den vergrößerten rechten Vorhof bei relativer Trikuspidalinsuffizienz, nach links durch den dilatierten rechten Ventrikel, der den linken Ventrikel nach dorsal verlagert.

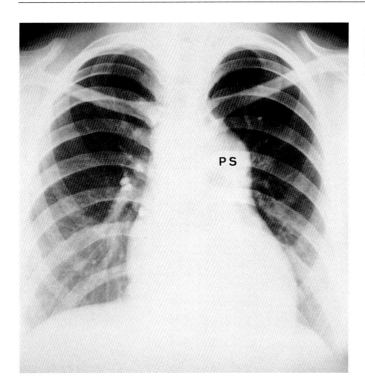

Abb. 158 Valvuläre Pulmonalstenose. Durch die Vergrößerung des rechten Ventrikels bedingte Linksverbreiterung des Herzens. Stark prominentes Pulmonalissegment (PS). Verminderte periphere Lungengefäßzeichnung.

Angiokardiographie und Befunde des Herzkatheters

Die Methode der Wahl ist die selektive Dextrokardiographie. Sie weist die Hypertrophie des rechten Ventrikels, den Sitz der Stenose sowie die relative Trikuspidalinsuffizienz bei fortgeschrittener Pulmonalstenose auf. Ferner trifft sie über den Ausschluß eines VSD die Abgrenzung zum Morbus Fallot. Bei der valvulären Pulmonalstenose zeigt sich typischerweise in der Systole eine dom- oder kuppelförmige Vorwölbung der Klappe in die Pulmonalishauptarterie.

Bei der Herzkatheteruntersuchung läßt sich durch Druckregistrierung der Druckgradient zwischen rechtem Ventrikel und dem Ort der Pulmonalstenose lokalisieren und eine Gradeinteilung vornehmen.

Differentialdiagnose

- periphere Pulmonalstenose
- idiopathische Pulmonalsklerose
- Fallot-Tetralogie

Aortenklappenstenose

Pathologische Anatomie

Die angeborene Aortenstenose läßt sich in eine supravalvuläre, valvuläre und subvalvuläre Form unterteilen. Bei der valvulären Aortenstenose sind die Klappen verdickt und können an den Rändern nahe dem Klappenring verkleben. Im Extremfall bilden die Aortenklappen einen starren Trichter mit kleiner zentral gelegener Öffnung.

Die supravalvuläre Aortenstenose kann durch verschiedene anatomische Veränderungen verursacht sein. Zum einen kann eine gürtelförmige zentimeterlange Einengung der Aorta vorliegen, die im Extremfall als Hypoplasie der Aorta ascendens bis zum Abgang der Halsgefäße reicht. Zum anderen können membranartige Einengungen der Aortenlichtung beobachtet werden sowie fibröse Stränge, die das Aortenvolumen oberhalb der Aortenklappenebene durchziehen. Diese Form wird vor allem bei Hyperkalzämien nachgewiesen.

Bei der subvalvulären Aortenstenose unterscheidet man eine membranöse, muskuläre und Tunnel-Variante. Bei der membranösen Form engt ein fibröses Diaphragma die Ausflußbahn des linken Ventrikels zirkulär oder halbkreisförmig ein.

Irreguläre Massen hypertrophischer Muskulatur im Bereich des Kammerseptums sind die anatomischen Veränderungen bei muskulären subvalvulären Aortenstenosen.

Die muskuläre subvalvuläre Stenose soll als hypertrophe obstruktive Kardiomyopathie an anderer Stelle besprochen werden.

Pathologische Hämodynamik

Hämodynamisch wirksame Aortenstenosen bedeuten für den linken Ventrikel eine Drucküberlastung, wobei die Lokalisation der Stenose zunächst von untergeordneter Bedeutung ist. Wichtig ist dagegen die Lagebeziehung zu den Koronarostien, wobei bei den supravalvulären Formen die Koronarostien im prästenotischen Bereich und damit im Einflußbereich des erhöhten Ventrikeldruckes liegen und frühzeitig degenerative Veränderungen erfahren.

Klinik in Stichworten

Symptome:
- die leichte bis mäßige Stenose verläuft häufig symptomlos
- Belastungsdyspnoe
- Synkopen
- Belastungsangina bei schwerer Aortenstenose
- kompensierte Herzinsuffizienz, Lungenödem bei Linksherzdekompensation

Auskultation:
- Systolikum mit Punctum maximum im 2. ICR rechts, spindelförmig bei der valvulären Aortenstenose, spätsystolisch bei der supravalvulären und frühsystolisch bei der subvalvulären Aortenstenose
- Austreibungsclick über der Aorta
- ungespaltener 2. Herzton bis hin zur paradoxen Spaltung des 2. Herztones

Echokardiographie

M-mode-Echokardiographie

- keine spezifischen Zeichen, oft normale Beweglichkeit der angeloteten Segel (die Segel selbst bewegen sich normal, nur die zentrale Öffnung eingeengt [Doming])
- frühsystolische Inzisur bei Subaortenstenose

2D-Echokardiographie

- systolisches Doming der Klappe im linksparasternalen Längsschnitt und transösophageal (Abb. 159)
- Bestimmung der Aortenöffnungsfläche im linksparasternalen Längsschnitt
- Subaortenstenose (LVOT)
  fibröse Form,
  fibromuskuläre Form,
  Tunnelstenose

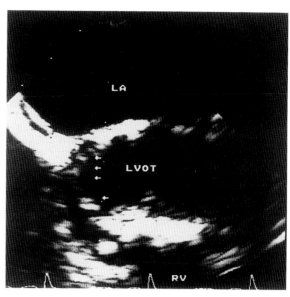

Abb. 159 Zweidimensionales transösophageales Echokardiogramm. „Doming" der Aortenklappe (↑↑) bei angeborener Aortenstenose. LA = linker Vorhof, LVOT = linksventrikulärer Ausflußtrakt, RV = rechter Ventrikel

CW-Doppler-Echokardiographie

- Erfassung der erhöhten Flußgeschwindigkeit mit der Möglichkeit der Bestimmung des Gradienten nach der modifizierten Bernoulli-Gleichung (Formel nach Hatle)
- Aortenklappenöffnungsflächenbestimmung nach der Kontinuitätsgleichung

Farb-Doppler-Echokardiographie

- turbulente Strömung distal der Aortenklappe
- Erfassung möglicher zusätzlicher oder isolierter subvalvulärer Aortenstenosen

Konventionelle Röntgenuntersuchung (Tab. 33)

Tabelle 33 Charakteristische Röntgenzeichen bei der Aortenklappenstenose.

Früh: Poststenotische Aortendilatation
Später: Linksverbreiterung des Herzens durch linken Ventrikel
Sehr spät: Vergrößerung des linken Vorhofes Pulmonal-venöse Stauung Pulmonal-arterielle Hypertonie Rechtsherzbelastung

Röntgenologisch findet man keine Unterscheidung zu der erworbenen rheumatischen Aortenklappenstenose. Bei leichten Stenoseformen können Form und Größe des Herzens normal sein. Erst bei stärkerer Widerstandsbelastung des linken Ventrikels steht die Umformung des Herzens durch die Größenzunahme der linken Herzkammer im Vordergrund. Im Übersichtsbild führt die Vergrößerung der linken Kammer zu einer Verbreiterung des Transversaldurchmessers nach links, im Seitbild zu einer verstärkten dorsalen Ausladung der Herzkontur. Das Röntgennativbild erlaubt keine Aussage zu der Höhe der linksventrikulären Ausflußtraktobstruktion, gleichfalls läßt es keine Rückschlüsse auf den Schweregrad des Vitiums zu. Liegt zusätzlich zu einer Linksverbreiterung eine Lungenstauung im Röntgenbild vor, so ist die Diagnose eines dekompensierten Aortenvitiums und einer myogenen Dilatation des linken Ventrikels erlaubt. Ferner kann als Zeichen der relativen Mitralinsuffizienz der linke Vorhof vergrößert sein. Eine Erweiterung der Aorta ascendens sieht man bei der valvulären und membranösen subvalvulären Aortenklappenstenose, während sie bei der muskulären subvalvulären und supravalvulären Aortenstenose nicht nachweisbar ist.

Angiokardiographie und Befunde des Herzkatheters

Die Indikation zur Lävokardiographie und Aortographie besteht darin, die anatomischen Verhältnisse und den Sitz der Strombahnbehinderung im einzelnen aufzuzeigen. Ferner dient die Aortographie zum Ausschluß eines Insuffizienzanteils.

Die Druckmessung der Herzkatheteruntersuchung zeigt erhöhte linksventrikuläre Drücke und einen Druckabfall jenseits der Klappe in der Aorta.

Differentialdiagnose

– Aortenisthmusstenose
– Aorteninsuffizienz
– Hypertonieherz

Aortenklappeninsuffizienz

Die angeborene Aortenklappeninsuffizienz zählt zu den äußerst seltenen Kardiopathien. Häufig ist die erworbene rheumatische Aortenklappeninsuffizienz, die im entsprechenden Kapitel besprochen wird.

Aortenisthmusstenose

Pathologische Anatomie

Man unterscheidet im wesentlichen 2 Formen der Aortenisthmusstenose: zum einen die präduktale (oder infantile) Aortenisthmusstenose, die vor dem Abgang des Ductus arteriosus Botalli eine Gefäßeinengung durch Mediawulstung und Intimaproliferation mit offenem Ductus arteriosus Botalli zeigt, und zum anderen die postduktale (oder Erwachsenen-)Aortenisthmusstenose mit obliteriertem Ductus arteriosus Botalli. Zur Überwindung der Stenosierung ist dabei ein Kollateralkreislauf zwischen prä- und poststenotischem Aortenabschnitt über Interkostalarterien ausgebildet.

Pathologische Hämodynamik

Eine Einengung des Aortenlumens um weniger als 50% ist hämodynamisch nicht relevant. Erst bei stärkerer Einengung resultiert eine Druckdifferenz zwischen prä- und poststenotischem Gefäßabschnitt. Bei den meisten Patienten mit hämodynamisch wirksamer Aortenisthmusstenose ist eine Dilatation des prästenotischen Aortenabschnittes bis hin zur aneurysmatischen Erweiterung festzustellen. Bei der präduktalen Form mit offenem Ductus arteriosus Botalli resultiert durch die Aortenisthmusstenose ein Rechts-links-Shunt auf Gefäßebene, der je nach Ausmaß der Einengung zu einer erheblichen Zyanose der unteren Körperhälfte führt (Abb. 160). Bei der Erwachsenen- oder postduktalen Form wird die Stenose über Kollateralkreisläufe überdrückt, wobei vor der Stenose eine erhebliche Druckerhöhung verzeichnet werden kann. Entsprechend zeigt die obere Körperhälfte, die von den drei supraaortalen Ästen versorgt wird, hypertone Werte bei entsprechend niedrigeren Werten in der unteren Körperhälfte. Ist die A. subclavia sinistra in die Stenose einbezogen, so liegt selbst eine Blutdruckdifferenz zwischen beiden Armen vor.

Klinik in Stichworten

Symptome:
– bei der kindlichen Form – Zyanose der unteren Körperhälfte
– bei der Erwachsenenform – Hypertonie (bzw. Blutdruckdifferenz zwischen rechtem und linkem Arm) an den Armen, Kopfschmerz, Nasen-

Aortenisthmusstenose

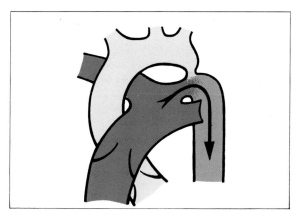

Abb. 160 Schema der Hämodynamik bei der präduktalen Aortenisthmusstenose mit offenem Ductus Botalli (nach Schinz 1983).

bluten, kalte Füße und rasche Ermüdbarkeit beim Gehen

Auskultation (Abb. 161):
– spätsystolisches, in die Diastole hineinreichendes, spindelförmiges Geräusch mit Punctum maximum im 2. bis 3. ICR links in der Medioklavikularlinie. Nachweis des Geräusches vor allen Dingen auch im Rücken linksparavertebral oder rechtsparavertebral bei rechts absteigendem Aortenbogen

Echokardiographie

M-mode-Echokardiographie

– keine spezifischen Zeichen
– indirekte Zeichen:
linksventrikuläre Hypertrophie, erkennbar an einer Verdickung des Septums und der Hinterwand und einer erhöhten Muskelmasse

2D-Echokardiographie

– direkte Zeichen:
• bei suprasternaler Anlotung Darstellung der Stenose distal oder proximal der A. subclavia sinistra. Möglichkeit der Ausmessung des engsten Durchmessers im Längsschnitt (Abb. 162)
• bei transösophagealer Anlotung Querschnittsdarstellung der Aortenisthmusstenose, mit der Möglichkeit der Bestimmung der Querschnittsfläche mittels Planimetrie
– indirekte Zeichen:
• LV-Hypertrophie
• LV-Dilatation im Spätstadium

CW-Doppler-Echokardiographie

– Nachweis einer erhöhten Flußgeschwindigkeit der Aorta descendens im Vergleich zur Aorta ascendens (Abb. 163)
– Gradientenbestimmung nach der modifizierten Bernoulli-Gleichung. Achtung: wegen des stark geschlängelten Verlaufs oft ideale Ausrichtung des Schallstrahls nicht möglich mit Fehlbestimmung des Gradienten. Beschränkung auf die Angabe der Flußgeschwindigkeiten

Farb-Doppler-Echokardiographie

– turbulente Strömung in der Aorta descendens im Vergleich zur Aorta ascendens
Ausnahme: Aortenatresie im Isthmusbereich

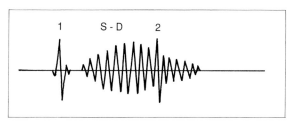

Abb. 161 Auskultationsbefunde bei der Aortenisthmusstenose. 1, 2 = Herztöne, S-D = systolisch-diastolisches Geräusch (nach Karobath u. Buchstaller 1976).

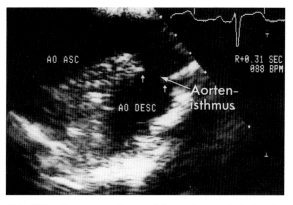

Abb. 162 Suprasternale zweidimensionale Echokardiographie mit Darstellung des eingeengten Aortenisthmus am Übergang des Aortenbogens zur Aorta descendens auf 9 mm.

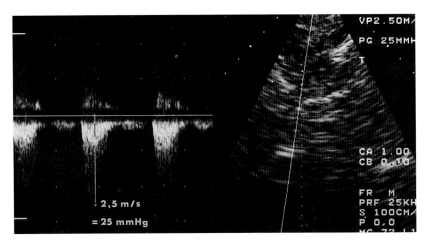

Abb. 163 Darstellung der CW-Doppler-Untersuchung bei vorliegender Aortenisthmusstenose (AIS) mit Erhöhung der Flußgeschwindigkeit auf 2,5 m/s, entsprechend einem Druckgradienten von 25 mmHg. Erkennbar ist, daß die präsystolische Flußgeschwindigkeit niedriger ist, erkennbar an der helleren inneren Flußgeschwindigkeitsdarstellung.

Konventionelle Röntgenuntersuchung (Tab. 34)

Tabelle 34 Charakteristische Röntgenzeichen bei der Aortenisthmusstenose.

Prästenotische Dilatation der Aorta
Epsilon-Zeichen
Rippenusuren
Kontur der linken Aorta subclavia sichtbar
Linksverbreiterung (linker Ventrikel)

Die isolierte Aortenisthmusstenose führt zu einer Druckbelastung des linken Ventrikels, dessen Muskulatur hypertrophiert. Beim jugendlichen Patienten kann das Herz im Übersichtsbild noch unauffällig geformt sein, während vornehmlich beim Erwachsenen das Herz mit einer ausgeprägten Herztaille nach links verbreitert sein kann. Starke Linksverbreiterungen weisen auf eine myogene Dilatation der linken Kammer hin. Liegt zusätzlich eine vermehrte Lungengefäßzeichnung oder eine deutliche Vergrößerung des linken Vorhofes (relative Mitralinsuffizienz) vor, so weist dies auf eine Dekompensation des linken Ventrikels.

Die Konturveränderungen des Gefäßbandes geben wichtige Hinweise auf eine Aortenisthmusstenose. Die Aorta ascendens ist häufig erweitert, der distale Aortenbogen fehlt, weil es infolge einer Verziehung der Aorta nach medial und ventral zu einer Verschmälerung des Aortenbogens kommt. Häufig kann man die erweiterte A. subclavia als flachbogige Kontur auf dem Aortenbogen linksseitig abgrenzen (Abb. 164). In Höhe der Stenose findet man an der linken Aortenkontur häufig eine stufenförmige Einkerbung, die der äußeren Einziehung der Aortenwand entspricht. Diese Einkerbung wird noch betont, wenn die poststenotische

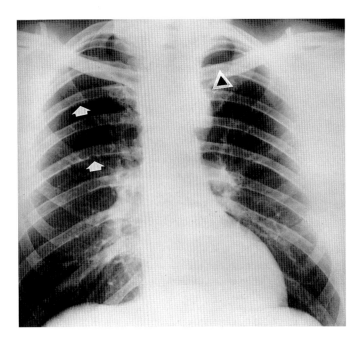

Abb. 164 Aortenisthmusstenose. Linksverbreitertes Herz. Poststenotische Erweiterung der A. subclavia links (Pfeilspitze). Nachweis von Rippenusuren (Pfeile).

Aorta erweitert ist (Epsilon-Zeichen). Weitere Hinweise gibt die Kontrastuntersuchung des Ösophagus. Man sieht im Seitbild eine flachbogige Impression der Speiseröhre von dorsal und links durch die poststenotische Dilatation der Aorta descendens. Als Zeichen der ausgeprägten Kollateralzirkulation über Bronchialarterien können unterhalb der breitflächigen Ösophagusimpression kleine umschriebene Impressionen der Ösophagushinterwand nachweisbar sein.

Bei der präduktalen kindlichen Form ist oft ein vorspringendes Pulmonalissegment als Ausdruck der pulmonalen Hyperämie nachweisbar. Bei der postduktalen Erwachsenenform ist die Lungengefäßzeichnung unauffällig.

Rippenusuren, verursacht durch die dilatierten Interkostalarterien, sind bei der röntgenologischen Diagnose eine wertvolle Hilfe. Sie finden sich vornehmlich an den hinteren Anteilen der 3.–8. Rippe.

Angiokardiographie und Befunde des Herzkatheters

Die Aortographie als selektives Angiogramm (häufig als intravenöse zentrale DSA durchgeführt) erlaubt die Feststellung der Lokalisation des Schweregrades und der Morphologie des Gefäßbefundes (s. Kapitel DSA).

Über die Herzkatheteruntersuchung läßt sich über eine retrograde direkte Sondierung der Stenose von der A. femoralis aus die Druckdifferenz zwischen dem prä- und poststenotischen Abschnitt unmittelbar erfassen.

Differentialdiagnose

- angeborene Aortenstenose
- systemisch arterielle Hypertonie
- Aortenatresie
- abdominelle Aortenstenose

Tabelle 35 Charakteristische röntgenologisch sichtbare Veränderungen an Herz und großen Gefäßen bei angeborenen und erworbenen Herzvitien.

LA↑	LV↑	RA↑	RV↑	AO↑	AO↓	PST↑	Gefäße↑	Gefäße↓
					MST	PI	ASD	PST
MST	MI	TI	PST	AST	MI	PST	VSD	TST
MI	AST	TST	PI	AI	ASD	MST II	D. Botalli	Ebstein
LHI	AI	Ebstein	ASD	AIST	TPG	ASD	LVF	Fallot
VSD	AIST	ASD	VSD II + III	D. Botalli	Ebstein	VSD	TPG	
D. Botalli	VSD I	LVF	D. Botalli	TA		D. Botalli	TA	
	D. Botalli	RHI	II + III	Fallot		LVF		
	TPG		LVF			CP		
	TA		TPG					
	COCM		Fallot					
	LHI		COCM					
			RHI					

ASD = Vorhofseptumdefekt, AI = Aorteninsuffizienz, AIST = Aortenisthmusstenose, AST = Aortenstenose, CP = Cor pulmonale, COCM = Kongestive Kardiomyopathie, D. Botalli = Ductus Botalli apertus, Ebstein = Ebstein-Anomalie, Fallot = Fallot-Tetralogie, LHI = Linksherzinsuffizienz, LVF = Lungenvenenfehleinmündung, MI = Mitralinsuffizienz, MST = Mitralstenose, PI = Pulmonalinsuffizienz, PST = Pulmonalstenose, TA = Truncus arteriosus communis, TI = Trikuspidalinsuffizienz, TPG = Transposition der großen Gefäße, TST = Trikuspidalstenose, VSD = Ventrikelseptumdefekt, I, II, III = Grad 1, 2, 3

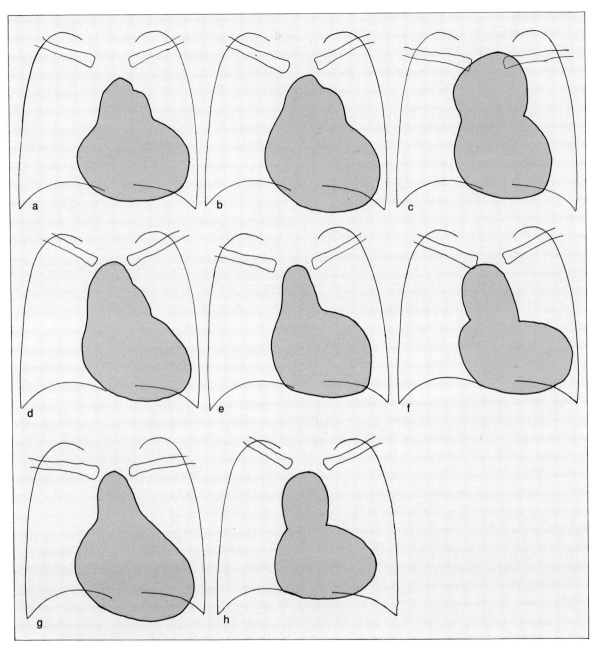

Abb. 165 Schematische Übersicht über die Änderungen der Herzkonfiguration bei angeborenen Herzvitien **(a–h)**.
a = Vorhofseptumdefekt
b = Ventrikelseptumdefekt
c = Lungenvenenfehleinmündung
d = Ductus Botalli apertus
e = Transposition der großen Gefäße
f = Truncus arteriosus
g = Ebstein-Anomalie
h = Fallot-Tetralogie

Sonstige Herzerkrankungen

Linksherzinsuffizienz

Ätiologie

Eine Linksherzinsuffizienz kann Endzustand folgender Erkrankungen sein:
- direkte und primäre Schädigung des Myokards (infektiös, toxisch, degenerativ),
- Kardiomyopathien,
- chronisch drucküberlasteter linker Ventrikel (Aortenstenose, Isthmusstenose, systemisch arterielle Hypertonie),
- chronisch volumenüberlasteter linker Ventrikel (Aorteninsuffizienz, Mitralinsuffizienz, kombiniertes Aortenmitralvitium, Septumdefekt, offener Ductus arteriosus Botalli, aortopulmonales Fenster, AV-Fistel).

Pathologische Hämodynamik

Linksherzinsuffizienz bedeutet muskuläre Kontraktionsinsuffizienz des linken Ventrikels mit einer Vergrößerung des systolischen und diastolischen Ventrikeldruckes, einer Verminderung der Austreibungs- oder Ejektionsfraktion und damit einer Reduzierung des Herzzeitvolumens. Sicherer Ausdruck der Minderung der systolischen Leistungsfähigkeit ist der Nachweis von Rückstauungszeichen mit sekundärer Dilatation des linken Vorhofes und pulmonal-venösen Stauungszeichen in der Lunge.

Zunächst kommt es zu einer Durchblutungsumverteilung. Normalerweise sind aufgrund des hydrostatischen Druckes die basalen Gefäße etwas weiter als die apikalen. Bei einer pulmonal-venösen Drucksteigerung kommt es zu einem interstitiellen Flüssigkeitsaustritt, dadurch zu einer Steigerung des interstitiellen Druckes und Kompression der interstitiellen kleinen Gefäße. Die Erhöhung des Gefäßwiderstandes in der Lungenperipherie führt zu einer Änderung der Durchblutungsumverteilung im Sinne einer Reduzierung der Gefäßweite in den basalen Abschnitten und einer Steigerung in den apikalen (Tab. 36). In schweren Fällen der Linksherzinsuffizienz kommt es zur Flüssigkeitstransudation in die Lungenalveolen und damit zum alveolären Lungenödem (Abb. 166).

Tabelle 36 Stufen der chronischen Lungenstauung.

Erweiterung der Oberlappenvenen
Interstitielle Flüssigkeitseinlagerung
Drosselung der arteriellen und venösen Durchblutung der Unterfelder
Erweiterung aller Oberlappengefäße
Aktive Vasokonstriktion der Arteriolen und Segmentarterien durch interstitielle Gewebsproliferation
Pulmonal-arterielle Hypertonie mit engen peripheren und weiten zentralen Pulmonalarterien

Klinik in Stichworten

Symptome:
- Ruhedyspnoe, Belastungsdyspnoe
- eingeschränkte Leistungsfähigkeit

Auskultation:
- protodiastolischer Galopp (3. Herzton)
- 4. oder präsystolischer Herzton
- bei Tachykardie Summationsgalopp
- Rasselgeräusch über den Lungen

Echokardiographie

M-mode-Echokardiographie
(Abb. 167 und 168)

- Zunahme des diastolischen und systolischen Durchmessers (Abb. 169)
  a) Anstieg des Durchmessers innerhalb des Normbereiches (Nachweis nur bei Ausgangsbefund)
  b) Vergrößerung über die Norm (größer als 3,2 cm/m² Körperoberfläche)
- Abnahme der Verkürzungsfraktion (kleiner als 25%)
- EPSS-Abstand erhöht (E-Punkt-Septum-Abstand größer als 0,7 cm) (Abb. 170)
- reduzierte Bewegung der Aortenwand (reduziertes Schlagvolumen) (Abb. 169)
- fehlende systolische Anlegung der Aortenklappe an die Aortenwand (vermindertes Schlagvolumen)
- beginnende Schließung der Aortensegel noch systolisch (vermindertes Schlagvolumen)
- Reduzierung der Öffnungsamplitude der Mitralklappe (vermindertes Schlagvolumen). Achtung: keine Mitralstenose (Abb. 169/170)

126 Sonstige Herzerkrankungen

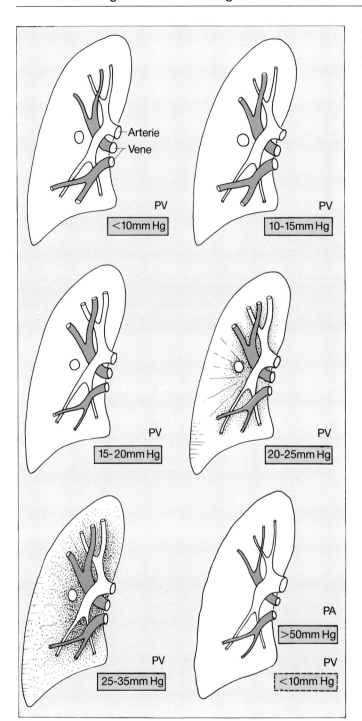

Abb. 166 Manifestationen der pulmonal-venösen Drucksteigerung an den Gefäßen und im Lungeninterstitium (nach Burgener u. Kormano 1985).

Abb. 167 Schematische Darstellung des (M-mode-Echokardiogramm) linken Ventrikels mit enddiastolischem (DD) und endsystolischem (DS) Durchmesser bei verschiedenen Formen der Herzerkrankungen. Gleichzeitig eingezeichnet das interventrikuläre Septum (IVS) und der rechte Ventrikel (RV) sowie die Thoraxwand (CW) und das rechtsventrikuläre Myokard (RVW) bei linksparasternaler Anlotung (nach Hurst 1985).

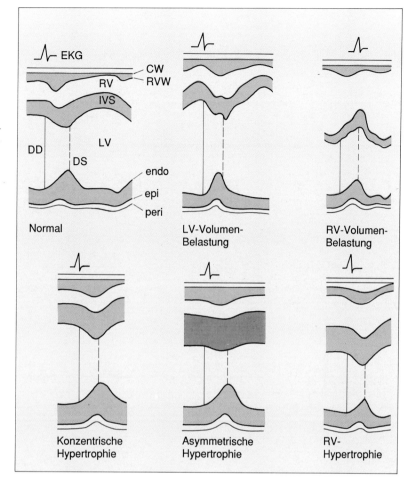

2D-Echokardiographie

- Nachweis einer Vergrößerung des enddiastolischen und endsystolischen Volumens
- reduzierte Ejektionsfraktion (kleiner als 49%)
- reduzierte Wandbewegungsamplitude
- diffuse Hypokontraktilität

Farb-Doppler-Echokardiographie

- bei reduzierter Flußgeschwindigkeit fehlendes Alias-Phänomen bei der E-Welle, oft vorhandenes Alias-Phänomen bei der A-Welle
- kleine Einstromfläche durch vermindertes Einstromvolumen. Nachweis eines sog. Rauchzeichenphänomens durch Möglichkeit der Verfolgung des einströmenden Volumens in den linken Ventrikel nach Passage des Mitralsegels

Konventionelle Röntgenuntersuchung

Allgemein gilt, daß eine feste Beziehung zwischen dem Grad der röntgenologisch nachweisbaren Vergrößerung des Herzens und der Leistungsfähigkeit des Ventrikels nicht besteht. Diese Problematik wird beim frischen Myokardinfarkt besonders deutlich (s. unten). Hierbei kann eine normale Herzgröße mit einer Kontraktionsinsuffizienz des linken Ventrikels einhergehen. Andererseits ist eine deutliche Linksherzvergrößerung im Röntgenbild, wie z.B. bei einer Kardiomyopathie (s. dort) oder einem Aortenfehler (s. dort) nicht immer Ausdruck der schon bestehenden muskulären Kontraktionsinsuffizienz.

Mit Ausnahme einer sehr ausgeprägten Herzvergrößerung ist der Nachweis von Rückstauungszeichen für die röntgenologische Beurteilung der Leistungsfähigkeit ausschlaggebend. Es gehören dazu die leichte bis mittelgradige Vergrößerung des linken Vorhofes (Abb. 171) sowie der Nachweis der verschiedenen Grade des Lungenödems. Ausdruck der Durchblutungsumverteilung ist die normalerweise nicht vorliegende Dilatation der Oberlappenvene, im rechten Oberlappen früher und zuverlässiger erkennbar als im linken. Ausdruck der interstitiellen Flüssigkeitstranssudation ist die Trübung der basalen und peripheren Lungenabschnitte mit unscharfen Gefäßstrukturen (Abb. 172). Ferner werden analog zur Mitralstenose kostodiaphragma-

128 Sonstige Herzerkrankungen

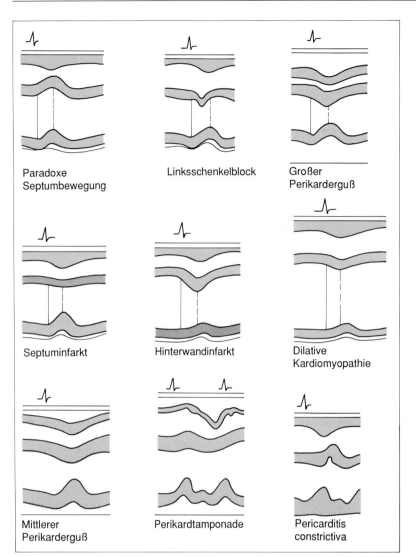

Abb. 168 Schematische Darstellung der verschiedenen Funktionsstörungen des Herzens, die im linksparasternalen Längsschnitt im M-mode-Echokardiogramm nachweisbar sind (nach Hurst 1985).

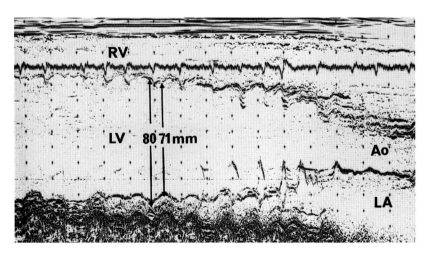

Abb. 169 Vergrößerung des linken Ventrikels (LV) mit einem diastolischen Durchmesser von 80 mm und einem systolischen Durchmesser von 71 mm bei einem normal großen rechten Ventrikel (RV), dargestellt bei einer Schwenkung des Schallkopfes aus dem Bereich der Aorta und des linken Vorhofs (AO/LA) über die Mitralklappe in den linken Ventrikel.

Linksherzinsuffizienz

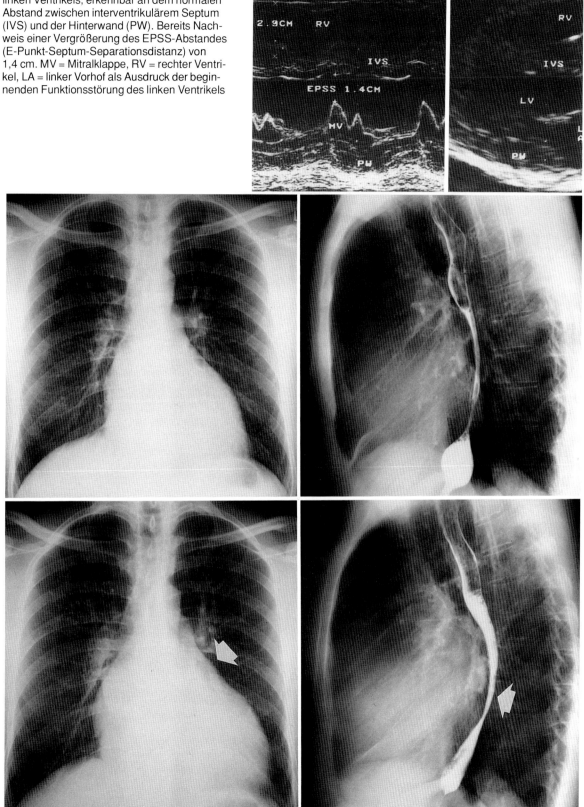

Abb. 170 Noch normaler Durchmesser des linken Ventrikels, erkennbar an dem normalen Abstand zwischen interventrikulärem Septum (IVS) und der Hinterwand (PW). Bereits Nachweis einer Vergrößerung des EPSS-Abstandes (E-Punkt-Septum-Separationsdistanz) von 1,4 cm. MV = Mitralklappe, RV = rechter Ventrikel, LA = linker Vorhof als Ausdruck der beginnenden Funktionsstörung des linken Ventrikels

Abb. 171 Linksherzinsuffizienz im Verlauf. Zunahme der Linksherzinsuffizienz mit zunehmender Ventrikeldilatation und Vergrößerung des linken Vorhofs (Pfeil) als Zeichen der enddiastolischen Druckerhöhung ohne relative Mitralinsuffizienz.

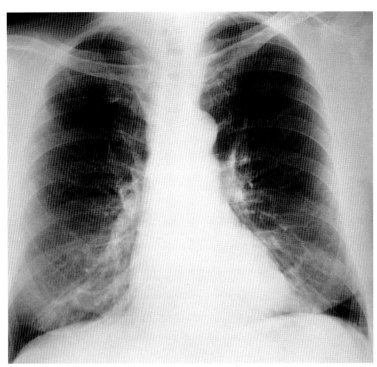

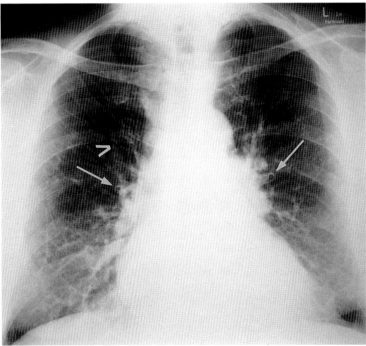

Abb. 172 Im Verlauf Dekompensation einer Herzinsuffizienz. Zunahme der Herzverbreiterung bei Dilatation des linken Ventrikels und linken Vorhofes. Pulmonal-venöse Stauungszeichen mit Dilatation der Oberlappenvenen (Pfeilspitze) und interstitieller Flüssigkeitseinlagerung (z. B. peribronchial, Pfeile).

le Septumlinien, die sogenannten Kerley-B-Linien oder die hiluswärts gerichteten Kerley-A-Linien als röntgenologisches Korrelat zu dilatierten Lymphgefäßen sichtbar (Abb. 173). Die interstitielle Flüssigkeitseinlagerung ist ferner zuverlässig an einer Wandverdickung und Konturunschärfe des orthograd dargestellten anterioren Oberlappensegmentbronchus erkennbar (Abb. 174).

Für die Klinik relevant ist der Hinweis, daß das interstitielle Ödem im Gegensatz zum alveolären Ödem auskultatorisch oft nicht hörbar ist. Da es ein frühes Zeichen für die kardiale Dekompensation darstellt, ist der radiologische Nachweis um so wesentlicher. Das alveoläre Lungenödem, klinisch auskultatorisch durch grobblasige Rasselgeräusche hörbar, macht sich durch herdförmige azinöse rundliche Verdichtungen von 3–7 mm Durchmesser vorwiegend in den basalen Lungenabschnitten bemerkbar. In weiter fortgeschrittenen Formen können diese zu großen flächenhaften Verdichtun-

Abb. 173 Dekompensierte Herzinsuffizienz mit Herzvergrößerung und interstitieller Flüssigkeitseinlagerung. Dilatierte Oberlappenvenen, Nachweis von Kerley-B-Linien (Pfeile), Flüssigkeit im Lappenspalt.

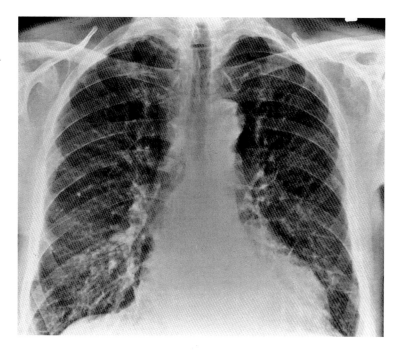

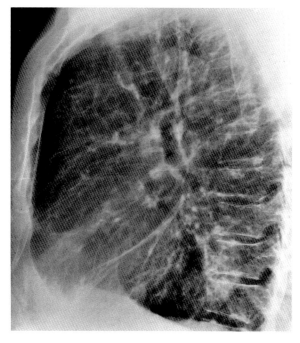

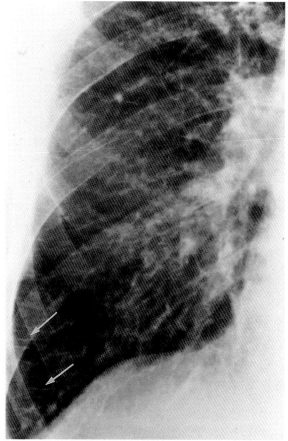

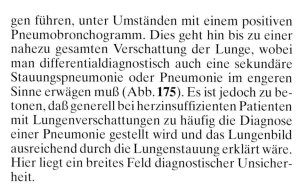

gen führen, unter Umständen mit einem positiven Pneumobronchogramm. Dies geht hin bis zu einer nahezu gesamten Verschattung der Lunge, wobei man differentialdiagnostisch auch eine sekundäre Stauungspneumonie oder Pneumonie im engeren Sinne erwägen muß (Abb. 175). Es ist jedoch zu betonen, daß generell bei herzinsuffizienten Patienten mit Lungenverschattungen zu häufig die Diagnose einer Pneumonie gestellt wird und das Lungenbild ausreichend durch die Lungenstauung erklärt wäre. Hier liegt ein breites Feld diagnostischer Unsicherheit.

132 Sonstige Herzerkrankungen

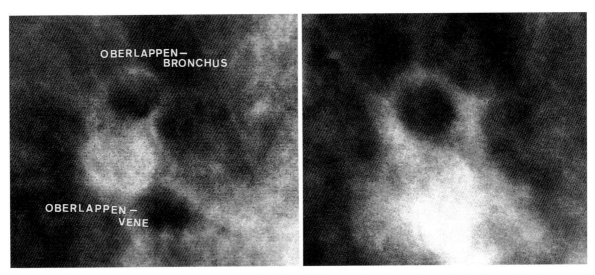

Abb. 174 Interstitielle Flüssigkeit, zuverlässig an einer Wanddickenzunahme des orthograd getroffenen Oberlappensegmentbronchus erkennbar.

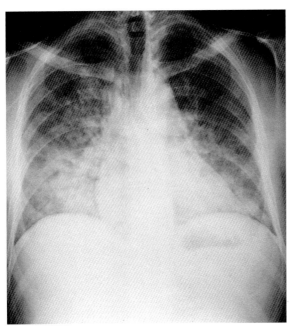

◁ Abb. 175 Alveoläres Lungenödem mit herdförmigen bis flächenhaften Verschattungen beidseits.

Farbtafel I

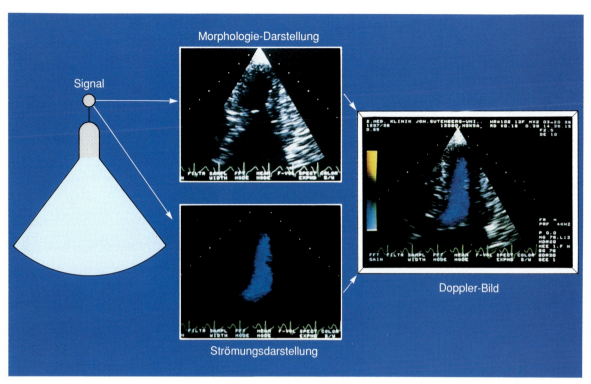

Abb. 9 Prinzip der Farb-Doppler-Echokardiographie mit der Analyse der zweidimensionalen echokardiographischen Morphologie und der Strömungsdarstellung über einen flächenhaft gepulsten Doppler mit der Summierung der Einzeldarstellung zum zweidimensionalen Farb-Doppler-Bild.

Abb. 59 Zweidimensionales Farb-Doppler-Echokardiogramm (rechte Bildhälfte) und M-mode-Echokardiogramm (linke Bildhälfte) bei schwerer Mitralstenose. Erkennbar ist im zweidimensionalen echokardiographischen Bild, daß bereits vor der Einengung der Mitralklappe eine Flußbeschleunigung auftritt, erkennbar am Farbumschlag von Rot nach Blau im Bereich des Mitralsegels (MV). Der Blutfluß in dem linken Ventrikel (LV) zeigt eine überhöhte Flußgeschwindigkeit mit Turbulenzen, erkennbar an dem mehrfachen Alias-Phänomen mit Ausbildung eines „Pfauenaugen-Phänomens" und gleichzeitiger Blutumkehr seitlich (blau). Die zeitliche Beziehung ist im M-mode-Echokardiogramm verbessert dargestellt.

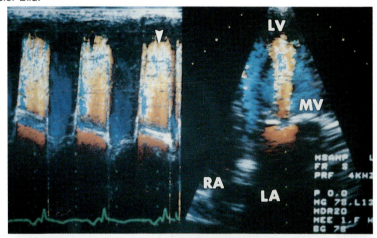

Abb. 77 Zweidimensionales echokardiographisches Farb-Doppler-Bild (rechte Bildhälfte) und M-mode-Echokardiogramm (linke Bildhälfte) mit Darstellung einer geringen Mitralinsuffizienz am Ende der Systole, erkennbar an der blaugrün-weiß und rot markierten Farbfläche im linken Vorhof (LA) in der Nähe der Mitralklappe. Abkürzungen s. Abb. 72.

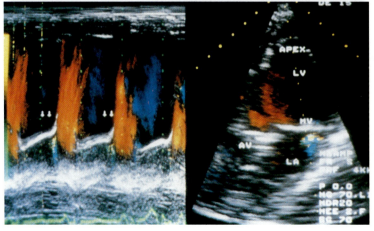

II Farbtafel

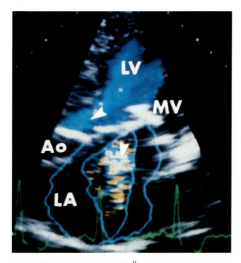

Abb. 79 Apikaler RAO-Äquivalentschnitt mit Darstellung einer ausgedehnten Mitralinsuffizienz während der Ausstromphase des linken (LV) Ventrikels (blau). Eingezeichnet die Konturen des linken Vorhofs (LA) und des Regurgitations-Jets. AO = Aorta, MV = Mitralklappe.

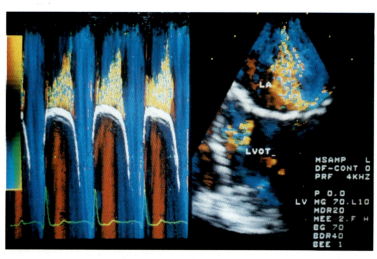

Abb. 80 Transösophageale echokardiographische Farb-Doppler-Darstellung einer Mitralinsuffizienz Grad II im zweidimensionalen Echokardiogramm (rechte Bildhälfte) und M-mode-Echokardiogramm (linke Bildhälfte) mit spätsystolischer Zunahme des Jets bei vorliegendem Mitralklappenprolaps. Gleichzeitig sichtbar klappenschlußassoziierte Aorteninsuffizienz. Während das Blut über die defekte Klappe in den linken Vorhof (LA) zurückfließt (Mosaikstruktur) in Türkis, Gelb und Orange, fließt das Blut aus den Lungenvenen (blau und dunkelrot) in den Vorhof ein.

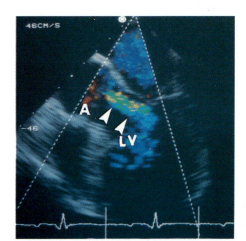

Abb. 93 Transösophageales zweidimensionales Echokardiogramm mit Farb-Doppler-Darstellung einer leichten Aorteninsuffizienz. Erkennbar ist der diastolische Rückstrom mit Mosaikdarstellung in Gelb, Rot und Grün sowie Blau aus dem Aortenrohr (A) in den linken Ventrikel (LV).

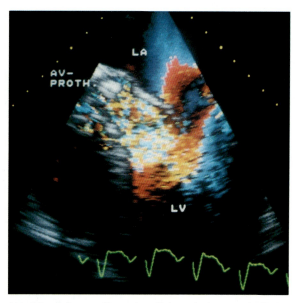

Abb. 94 Schwere Aorteninsuffizienz bei paravalvulärem Leck nach Aortenklappenersatz, erkennbar an der Turbulenz (Farbmosaik) im Ausflußtrakt des linken Ventrikels (LV).

Farbtafel III

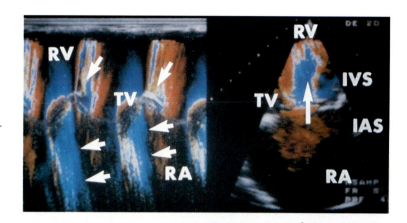

Abb. 105 Farb-Doppler-Echokardiogramm. Darstellung des Einstroms aus dem rechten Vorhof (RA) in den rechten Ventrikel (RV) über eine stenosierte Trikuspidalklappe (TV). Gut erkennbar ist das „Pfauenaugen-Phänomen" durch den Alias-Effekt bei Überschreitung der Flußgrenzgeschwindigkeit. Bei Fluß auf den Schallkopf zu, wechselt Rot zu Blau. Die blaue Zone wird durch die rote Zone umgeben. Hier herrscht ein niedriger Fluß. IVS = interventrikuläres Septum, IAS = interatriales Septum. Gleichzeitig besteht eine Trikuspidalinsuffizienz.

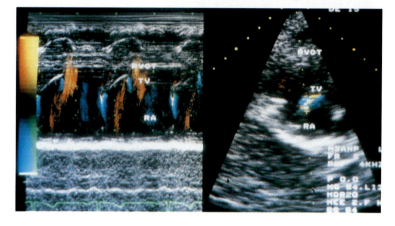

Abb. 110 Zweidimensionales Farb-Doppler-Echokardiogramm (rechte Bildhälfte) und M-mode-Echokardiogramm (linke Bildhälfte) bei klappenassoziierter Regurgitation aus dem rechten Ventrikel (RVOT) in den rechten Vorhof (RA) über die Trikuspidalklappe (TV). Normalbefund.

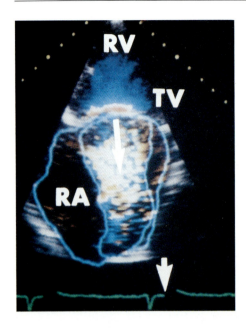

Abb. 111 Farb-Doppler-Echokardiographie bei schwerer Trikuspidalinsuffizienz mit Darstellung der Ausfüllung des rechten Vorhofs (RA) zu 60% durch das Regurgitationssignal, das von der Trikuspidalklappe ausgeht (TV). Der Blutfluß aus dem rechten Ventrikel (RV) zeigt schon vor dem Übergang in den rechten Vorhof einen Farbumschlag Blau nach Rot als Ausdruck der zunehmenden Flußgeschwindigkeit.

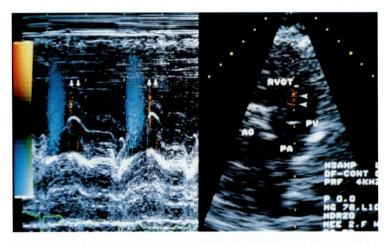

Abb. 112 Klappenassoziierte Pulmonalinsuffizienz (Pfeil) mit Fluß aus der Pulmonalarterie (PA) über die Pulmonalklappe (PV) in den rechtsventrikulären Ausflußtrakt (RVOT), der Fluß auf den Schallkopf ist rot kodiert, der systolische Fluß in die Pulmonalarterie blau kodiert. Im M-mode (linke Bildhälfte) sind die Zeitverhältnisse erkennbar. Normalbefund.

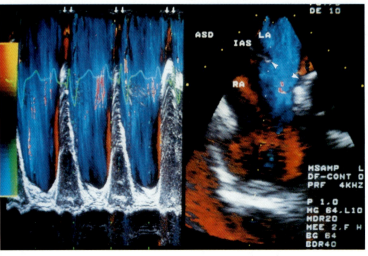

Abb. 126 Zweidimensionales Farb-Doppler-Echokardiogramm (rechte Bildhälfte) und M-mode-Echokardiogramm (linke Bildhälfte) bei Septum-secundum-Defekt mit Darstellung des Blutstroms (blau) aus dem linken Vorhof in den rechten Vorhof (LA/RA) über das interatriale Septum (IAS). Die Weite des Vorhofseptumdefektes (ASD) kann ausgemessen werden. Der Blutstrom trifft auf den systolischen Blutstromeintritt aus der V. cava inferior in den rechten Vorhof (rot). Im M-mode-Echokardiogramm ist der überwiegende Shunt von links nach rechts erkennbar. Nach der Vorhofaktion ist kurzfristig (Pfeil) ein Rechts-links-Shunt erkennbar (rot).

Farbtafel V

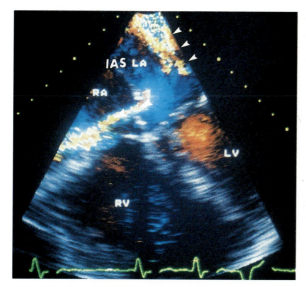

Abb. 127 Farb-Doppler-Echokardiogramm eines Septumprimum-Defektes mit Shunt-Übertritt aus dem linken Vorhof (LA) in den rechten Vorhof (RA) oberhalb der Trikuspidalklappe. LV = linker Ventrikel, RV = rechter Ventrikel. Gleichzeitig ist systolisch mosaikstrukturiert im linken Vorhof eine Mitralinsuffizienz erkennbar (Ausflußtrakt des linken Ventrikels rot).

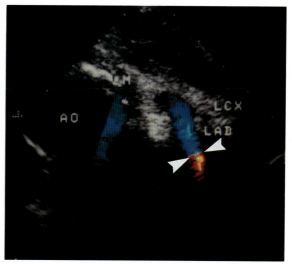

Abb. 186 Farb-Doppler-Echokardiographische Darstellung des normalen Flusses im R. interventricularis anterior (LAD) und im Hauptstamm (LM) in der frühen Diastole. Der Fluß ist vom Schallkopf weggerichtet und daher blau dargestellt. Durch die Höhe des Flusses tritt ein Farbumschlag (Pfeile) kurz unterhalb einer Stenose auf. Dies ist in Rot dargestellt. LCX = R. circumflexus.

Abb. 199 Ventrikelseptumruptur. Farb-Doppler-Echokardiographie mit Darstellung des Blutflusses aus dem linken Ventrikel (LV) in den rechten Ventrikel über das interventrikuläre Septum (IVS). Darstellung im zweidimensionalen Echokardiogramm (rechte Bildhälfte) und M-mode-Echokardiogramm sowie gepulstem Doppler (linke Bildhälfte). Erkennbar ist im M-mode, daß diastolisch ein Blutfluß aus dem linken Ventrikel in den rechten Ventrikel stattfindet. Dies findet auch in der Systole statt. In der frühen Diastole Rückstrom des Blutes aus dem rechten Ventrikel in den linken Ventrikel (blau) (aus Erbel u. Mitarb.: Z. Kardiol. 75 [1986] 468–472).

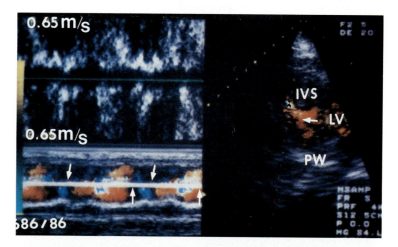

Abb. 216 Normale Füllung des linken Ventrikels. Zweidimensionales echokardiographisches Farb-Doppler-Bild im 4-Kammerschnitt (rechte Bildhälfte), im M-mode-Echokardiogramm und gepulsten Doppler-Bild (linke Bildhälfte) mit Darstellung des normalen Verhältnisses der Blutflußgeschwindigkeit zum Zeitpunkt von E und A mit normalen Alias-Phänomenen während des frühdiastolischen Einstroms (E, Pfeil) (aus Erbel u. Mitarb.: Münchn. med. Wschr. 130 [1988] Spezial 26–37).

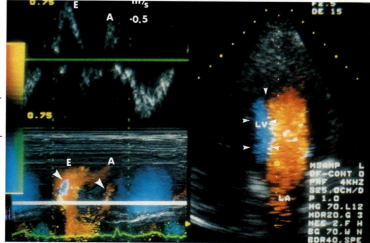

VI   Farbtafel

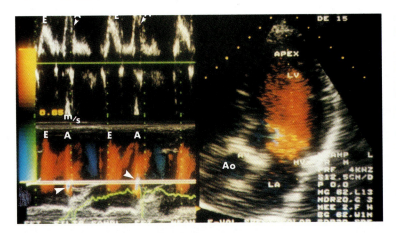

Abb. 217   Füllung des linken Ventrikels bei LV-Hypertrophie durch Hypertonie. Zweidimensionales echokardiographisches Farb-Doppler-Bild bei linksventrikulärer Hypertrophie mit Darstellung des pathologischen Einstroms aus dem linken Vorhof in den linken Ventrikel (LA/LV), Einnahme des gesamten linken Ventrikels durch die Einstromfläche (rot) und Verdrängung der Ausflußbahn (blau). Im gepulsten Doppler und im Farb-Doppler (linke Bildhälfte) ist die überhöhte Geschwindigkeit der A-Welle und nicht zum Zeitpunkt der E-Welle erkennbar (aus Erbel u. Mitarb.: Münchn. med. Wschr. 130 [1988] Spezial 26–37).

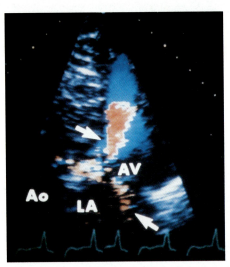

Abb. 231   Hypertrophe obstruktive Kardiomyopathie. Farb-Doppler-Echokardiogramm im apikalen Schnittbild mit Darstellung des systolischen Ausflusses aus dem linken Ventrikel in die Aorta (Ao) mit ausgedehntem Alias-Phänomen im linken Ventrikel (Farbumschlag von Blau nach Rot). Turbulenzbildung hinter dem SAM der Mitralklappe. Einstrom von Blut in den linken Vorhof (LA), entsprechend einer Mitralinsuffizienz.

Rechtsherzinsuffizienz

Ätiologie

Die Rechtsherzinsuffizienz ist Endzustand einer chronischen Volumenüberlastung mit primärer Dilatation des rechten Ventrikels oder einer sekundären Dilatation bei primärer Drucküberlastung oder aber einer direkten Schädigung des Myokards.

Ätiologisch kommen folgende Erkrankungen in Betracht:
Endzustand der primären Volumenbelastung:
– Vorhofseptumdefekt
– Trikuspidalklappeninsuffizienz
– Pulmonalklappeninsuffizienz
Endzustand der primären Druckbelastung:
– Pulmonalklappenstenose
– pulmonal-arterielle Hypertonie als Folge von:
• primärer Parenchymerkrankung
• primäre Lungengefäßobstruktion
• Shunt-Vitium
• schweres Mitralvitium
• sehr spätes Aortenvitium
• Einflußstauung vor dem linken Herzen bei Linksherzinsuffizienz

Pathologische Hämodynamik

Durch die Rechtsherzinsuffizienz kommt es zur Erhöhung der enddiastolischen Füllungsdrücke des rechten Ventrikels mit einer Rückstauung und Vergrößerung des rechten Vorhofes, einer Erweiterung der oberen und unteren Hohlvene, zur Hepatomegalie bzw. oberen Einflußstauung.

Pleuraergüsse sind Zeichen der Rechtsherzinsuffizienz, da sie Ausdruck eines erhöhten Venendruckes sind, wobei sie meist auf der rechten Seite auftreten, aber auch links oder bilateral anzutreffen sind.

Klinik in Stichworten

Symptome:
– weite Halsvenen
– periphere Ödeme, Aszites, Hepatomegalie

Auskultation:
– 3. Herzton (protodiastolischer Galopp)
– Summationsgalopp

Echokardiographie

M-mode-Echokardiographie

– RV-Dilatation
– PA-Dilatation (größer als 1,1 cm/m^2 Körperoberfläche)
– Zeichen der pulmonalen Druckerhöhung

2D-Echokardiographie

– RV-/RA-Dilatation (Abb. **176** und **177**)
  Sonderform: Endomyokardfibrose: Amputation des rechten Ventrikels durch fibrotisch-thrombotisches Material (Abb. **178** und **179**)
– erweiterte Pulmonalarterien (größer als 1,1 cm/m^2)
– erweiterte V. cava inferior mit Lebervenenerweiterung (größer als 1,1 cm) (Abb. **180**), fehlender Kollaps während Inspiration

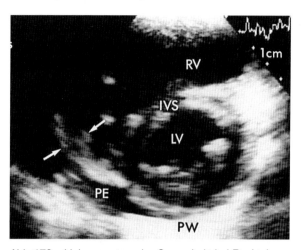

Abb. **176** Linksparasternaler Querschnitt bei Rechtsherzdilatation bei bestehender pulmonaler Druckerhöhung durch eine Kollagenose. RV = rechter Ventrikel, LV = linker Ventrikel, IVS = interventrikuläres Septum, PE = Perikarderguß. Neben der Dilatation des rechten Ventrikels ist zwischen den Pfeilen die deutliche Verdickung des Myokards erkennbar (aus Erbel u. Mitarb.: Europ. Heart J. 8 [1987] 89–93).

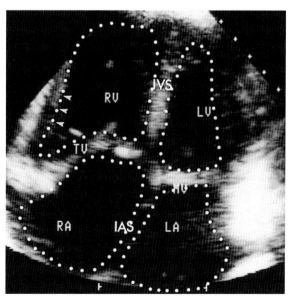

Abb. **177** Apikale 4-Kammerschnittsdarstellung der deutlichen Vergrößerung des rechten Ventrikels und rechten Vorhofs (RV/RA) im Vergleich zum linken Ventrikel und linken Vorhof (LV/LA). Erkennbar ist die Verdickung des rechtsventrikulären Myokards (Pfeilköpfe) bei bestehender pulmonaler Druckerhöhung auf dem Boden einer schweren Kollagenose (aus Erbel u. Mitarb.: Europ. Heart J. 8 [1987] 89–93).

134　Sonstige Herzerkrankungen

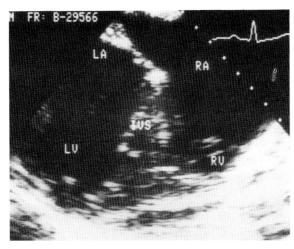

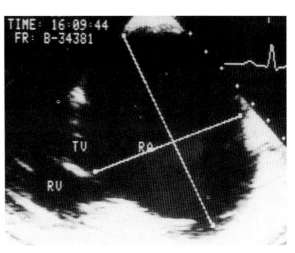

Abb. 178　Darstellung des transösophagealen echokardiographischen Schnittbildes des rechten Ventrikels (RV) mit Verlegung der Spitze durch fibrothrombotische Materialien bei restriktiver Kardiomyopathie auf dem Boden einer Endomyokardfibrose. LV = linker Ventrikel, LA = linker Vorhof, RA = rechter Vorhof.

Abb. 179　Massive Vergrößerung des rechten Vorhofs (RA) bei Endomyokardfibrose mit Erweiterung des Querdurchmessers auf 9,6 bzw. 6,4 cm.

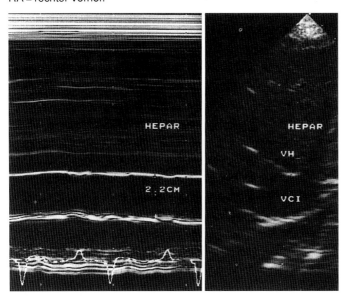

Abb. 180　Subkostaler Schnitt durch die Leber (Hepar) mit Anschallung der Lebervenen (VH) und der V. cava inferior (VCI). Erweiterung der V. cava inferior auf 2,2 cm.

Kontrastechokardiographie

– Nachweis einer Trikuspidalklappeninsuffizienz

CW-Doppler-Echokardiographie

– Bestimmung des systolischen Pulmonalarteriendruckes durch systolische Gradientenbestimmung an der Trikuspidalklappe und Addition des Vorhofdruckes
– Bestimmung des diastolischen Pulmonalarteriendruckes durch diastolische Gradientenbestimmung über der Pulmonalklappe und Subtraktion vom rechtsventrikulären Druck

Gepulste Doppler-Echokardiographie

– Analyse des rechtsventrikulären Einstroms zur Differenzierung der Ätiologie

Farb-Doppler-Echokardiographie

– Zeichen der Trikuspidalklappeninsuffizienz

Konventionelle Röntgenuntersuchung

Im konventionellen Röntgenbild ist wie – schon mehrfach erwähnt – die Leistungsbeurteilung des rechten Ventrikels schwierig. Nur die progrediente Verbreiterung der Herzkontur nach rechts durch die Vergrößerung des rechten Vorhofes infolge einer relativen Trikuspidalinsuffizienz, die Erweiterung der V. cava superior sowie V. azygos –, ein rechtsseitiger oder doppelseitiger Pleuraerguß sind Hinweise auf die muskuläre Kontraktionsinsuffizienz des rechten Ventrikels. Auch ein rechtsseitiger Zwerchfellhochstand aufgrund einer Hepatomegalie kann richtungsweisend sein.

Ferner imponieren im Röntgenbild die Zeichen der Grunderkrankung (Cor pulmonale, Emphysem, Lungenfibrose usw.).

Globalinsuffizienz

Tritt infolge einer Linksherzinsuffizienz eine myogene Dilatation des rechten Ventrikels auf – globale Herzmuskelinsuffizienz – dann ist im Röntgenbild neben einer leichten bis mäßigen Lungenstauung ein rechtsseitiger Pleuraerguß zu erkennen. Meistens findet man eine allseitige Herzvergrößerung mit Rechts- (rechter Vorhof) und Linksverbreiterung (linker Ventrikel) sowie im Seitbild eine Einengung des Retrosternal- (rechter Ventrikel) und Retrokardialraumes (linker Ventrikel und linker Vorhof). Bei Verlaufsbeobachtungen einer Linksherzinsuffizienz ist der Rückgang der Lungenstauung jedoch zweideutig. Es kann sich einerseits um eine Besserung der Kontraktionsfähigkeit, aber andererseits auch um eine zusätzlich eintretende Trikuspidalinsuffizienz als Ausdruck der Rechtsherzinsuffizienz handeln, insbesondere dann, wenn ein rechtsseitiger Pleuraerguß zusätzlich vorliegt. Zu einer Rechtsherzinsuffizienz kommt es in den fortgeschrittenen Stadien einer muskulären Insuffizienz des linken Ventrikels mit chronischer Lungenstauung, die schließlich zur Lungenfibrose, zur Druckbelastung des rechten Ventrikels, sekundär zur Dilatation der rechten Kammer und zur Dilatation der zentralen Pulmonalarterien führt.

Koronare Herzerkrankung

Anatomie:
Die rechte Koronararterie entspringt im Sinus aortae der rechten Valvula aortae semilunaris und zieht an die Hinterfläche des Herzens (Abb. **181** und **182**). Die linke Koronararterie nimmt ihren Ursprung im Sinus aortae der linken Valvula aortae seminularis und verzweigt sich in den R. interventricularis anterior, der an der Vorderfläche des Herzens läuft und den R. circumflexus, der ebenfalls nach dorsal zieht (Abb. **181** und **182**).

Ätiologie und Pathogenese

Für das Verständnis der Arteriosklerose gibt es mehrere Erklärungsansätze; folgender Pathomechanismus wird heute weitgehend akzeptiert. Bekannte Risikofaktoren sind in der Reihenfolge ihrer Bedeutung die Hyperlipidämie, das Zigarettenrauchen (thrombogene Wirkung), die arterielle Hypertonie und die diabetogene Stoffwechsellage

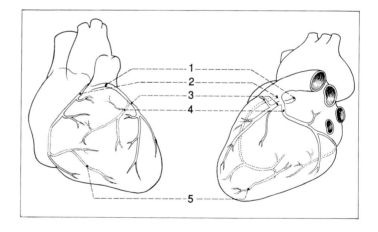

Abb. 181 Anatomie der Koronargefäße: anterior-posteriore und linksseitliche Ansicht.
1 = linke Koronararterie,
2 = rechte Koronararterie,
3 = R. interventricularis anterior der linken Koronararterie,
4 = R. circumflexus der linken Koronararterie
5 = R. interventricularis der rechten Koronararterie

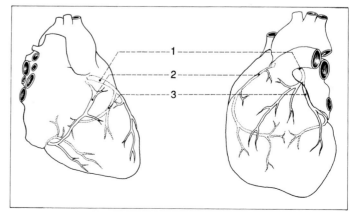

Abb. 182 Anatomie der Koronargefäße im rechtsschrägen und linksschrägen Durchmesser.
1 = linke Koronararterie,
2 = rechte Koronararterie,
3 = R. circumflexus der linken Koronararterie
(nach Meschan, 1981).

Sonstige Herzerkrankungen

(Verstärkung der Hyperlipidämie). Die Hyperlipidämie (insbesondere „Low-Densitiy-Lipoprotein-Fraktion") scheint dabei eine zentrale Rolle zu spielen.

Am Beginn der Erkrankung steht die Endothelläsion des Gefäßes. Diskutiert werden mechanische Faktoren (Hypertonie) oder chemische Faktoren (zur Permeabilitätssteigerung des Endothels führende Hyperlipidämie), die zu einer gesteigerten Insudation von wahrscheinlich überwiegend cholesterolreichem LDL („Low-density-Lipoprotein") führt. An der lädierten Gefäßwand kommt es zu einer Proliferation von kleinen Muskelzellen aus der Media. Eingesickerte Plasmabestandteile führen zur Akkumulation von Cholesterolen und lösen ebenfalls eine Gewebsreaktion aus, die zur Einsprossung von Fibrozyten in die Intima führen. Durch diese „Gewebsvermehrung" ist der lumeneinengende arteriomatöse Plaque geschaffen.

Ulzeriert darüber hinaus die arteriosklerotische Plaquebildung, so wird Gewebsthrombokinase freigesetzt, die die Auflagerung von Thromben auf das Geschwür fördert.

Bevorzugt von der Arteriosklerose betroffen sind unter anderem die mittelgroßen Gefäße die Koronarien und hier besonders die Ostien oder die Abzweigung der größeren Äste. Von den Koronarien zeigt am häufigsten die rechte Koronararterie (RCA) arteriosklerotische Veränderungen, es folgen der R. interventricularis anterior (RIVA) und R. circumflexus (RCX).

Pathologische Hämodynamik

Koronare Minderperfusionen führen zur Hypoämie der zu versorgenden Gebiete und zur Reduktion der Kalziumfreisetzung am Muskelsarkolemm, so daß eine Minderung der Kontraktilität resultiert.

Eine Reduktion des Flows um 10–20% führt im gleichen Prozentsatz zur Reduktion der myokardialen Kontraktilität (Hypokinesie). Eine Reduktion des Flows um 80% verursacht eine Akinesie. Eine linksventrikuläre Insuffizienz ist die Folge einer mindestens 20 bis 25%igen Reduktion der linksventrikulären Kontraktilität.

Klinik in Stichworten

– Die koronar-angiographischen Befunde korrelieren nicht immer mit der Klinik
– beim Auftreten klinischer Symptome (Angina pectoris) kann die Erkrankung schon fortgeschritten sein oder eine 2- oder 3-Gefäß-Erkrankung vorliegen

Echokardiographie

Koronararterien

Primärer Ausgangspunkt der Erkrankung sind Veränderungen der Koronararterien. Bis zur Einführung der hochauflösenden Annular- und Phased-array-Schallköpfe mit hoher Kristallzahl (96/126) war die Koronararteriendarstellung nur selten möglich. Mit Einführung der Zoom-Technik und der Cineloop-Technik ist dies jedoch leichter geworden. Darstellbar sind aber nur in 50–60% der Patienten die ersten 2–3 cm der linken Koronararterie und der Anfang der rechten Koronararterie (Abb. **183**).

Wesentlich sicherer und besser gelingt die Koronargefäßdarstellung mittels transösophagealer Echokardiographie. Die linke Koronararterie ist in 90% der Fälle im Anfangsteil erkennbar (Abb. **184** und **185**). Der R.-circumflexus-Verlauf kann über 4–5 cm und der R. interventricularis anterior über 2–3 cm dargestellt werden (Abb. **184**). Mittels gepulster und Farb-Doppler-Echokardiographie gelingt in Einzelfällen sogar die Flußdarstellung

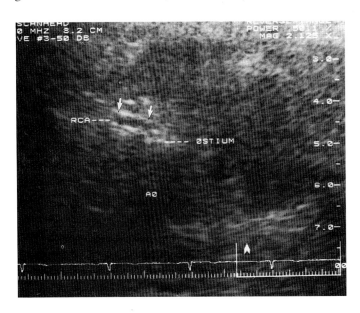

Abb. **183** Anschallung der rechten Koronararterie (RCA) mit Hilfe eines hochauflösenden Annular Array Schallkopfes mit digitaler Speicherung und Cineloop-Technik. Dargestellt ist der Verlauf der Koronararterie über 2 cm kurz nach dem Ostium.

Koronare Herzerkrankung 137

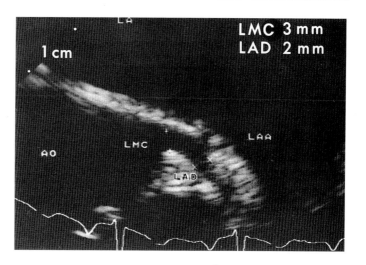

Abb. 184 Transösophageales Echokardiogramm des Hauptstammes der linken Koronararterie (LMC, left main coronary) mit Aufzweigung in den R. interventricularis anterior (LAD = RIVA) und Ausmessung der Weite der Lumina mit 3 mm für den Hauptstamm und 2 mm für den R. interventricularis anterior. Abgehende Seitenäste der Aufzweigung sind erkennbar. LAA = linkes Vorhofohr.

(Abb. 186, s. Farbtafel V, und 187). Mit Weiterentwicklung der Schallköpfe und höherer Auflösung ist damit zu rechnen, daß auf diesem Gebiet in Zukunft weitere Fortschritte gemacht werden. Mit der Entwicklung von Echokontrastmittel, das in der Lage ist, das Lungenkapillargebiet zu passieren, scheint nun auch die Darstellung des Myokards und damit der Koronarperfusion in greifbarer Nähe. Die Lungenpassage ist dadurch möglich geworden, daß stabile Bläschen von weniger als Erythrozytengröße in stabilem Zustand hergestellt werden konnten.

Frühstadium der koronaren Herzerkrankung

Ruheuntersuchung:
Koronarstenosen bis 90% verursachen in Ruhe keine Wandbewegungsstörung, daher bleibt die Echokardiographie negativ.
Belastungsuntersuchung:
Stenosen von mehr als 70% verursachen unter Belastung eine Minderversorgung des Myokards; Wandbewegungsstörungen entstehen (Abb. 188 und 189).

Ausnahmen bilden Patienten mit wechselndem Koronartonus, die im Extremfall das Bild der Prinzmetal–Angina (Variant-Angina) verursachen.

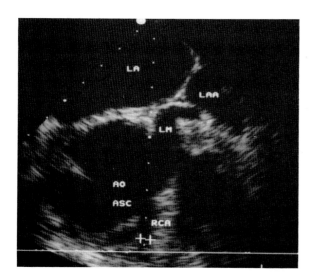

Abb. 185 Transösophageale echokardiographische Anlotung gleichzeitig der linken Koronararterie mit Hauptstamm (LM) und der rechten Koronararterie (RCA) im Bereich der Aortenwurzel. Der Durchmesser der rechten Koronararterie beträgt 4 mm.
LAA = linkes Vorhofohr, LA = linker Vorhof.

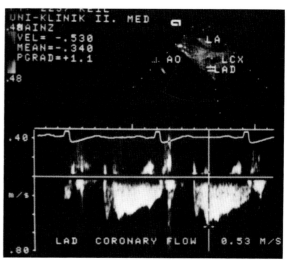

Abb. 187 Gepulste Doppler-Echokardiographie im R. interventricularis anterior (LAD = RIVA) mit gleichzeitiger Darstellung des R. circumflexus. Erkennbar ist der diastolische Fluß im R. interventricularis anterior (LAD = RIVA), der einen Spitzenwert von 0,53 m/s erreicht. Durch die Bewegung des Herzens ist systolisch die Flußdarstellung unterbrochen.

138 Sonstige Herzerkrankungen

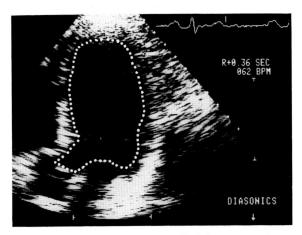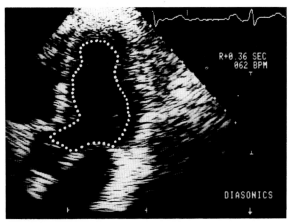

Abb. 188 Enddiastolisches (linke Bildhälfte) und endsystolisches (rechte Bildhälfte) apikales zweidimensionales Echokardiogramm im RAO-Äquivalenzschnitt mit Darstellung einer supraapikalen, d.h. umschriebenen Vorderwandspitzenbewegungsstörung bei einer Stenose im mittleren Bereich des R. interventricularis anterior.

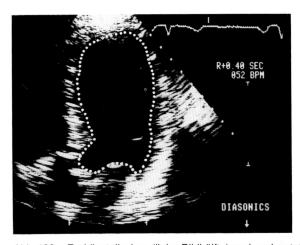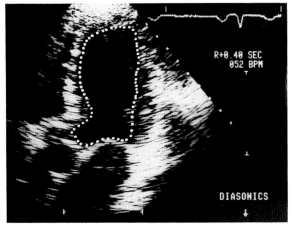

Abb. 189 Enddiastolisches (linke Bildhälfte) und endsystolisches (rechte Bildhälfte) apikales zweidimensionales echokardiographisches Schnittbild des linken Ventrikels im RAO-Äquivalenzschnitt mit Darstellung einer anterolateralen Wandbewegungsstörung, hervorgerufen durch eine proximale R.-interventricularis-anterior-Stenose.

Bei diesen Patienten findet sich auch in Ruhe während des Auftretens von Koronarspasmen eine Wandbewegungsstörung, die nach Nitroglycerin rückläufig ist. Wichtig ist, hierbei zu bedenken, daß 70% der Ruhedurchblutungsstörungsphasen stumm sind, d.h. ohne Beschwerden einhergehen. Die stumme Myokardischämie ist also durch Wandbewegungsstörungen aufzudecken.

Belastungsechokardiographie

Voraussetzung für die effektive Anwendung der Methode ist die Möglichkeit der digitalen Speicherung mit der vergleichenden Darstellung der Untersuchung vor und nach Belastung mittels Cineloop auf einem Bildschirm.

Fahrradergometer

Voraussetzung: Die Belastung wird auf speziell angefertigten Liegen in Linksschräglage oder im Sitzen durchgeführt. Nach der Ruheregistrierung erfolgt die Belastung bis zur Ausbelastung oder Schmerzgrenze.
Abbruchkriterien sind:
Angina pectoris, ST-Streckenanhebungen oder -senkungen von mehr als 0,1 mV, ventrikuläre Arrhythmien. Da nach der Belastung die echokardiographische Registrierung rasch negativ wird, empfiehlt sich eine kontinuierliche Registrierung zur Erfassung der Herzkontraktion direkt am Ende der fahrradergometrischen Austestung.

Koronare Herzerkrankung

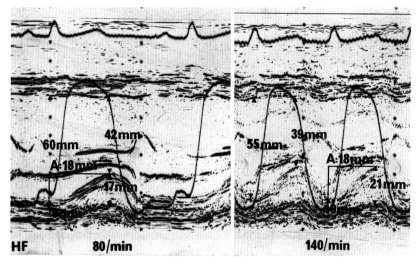

Abb. 190 M-mode-Echokardiogramm des Durchmessers des linken Ventrikels bei einer Vorhoffrequenz von 80/min und einer Vorhofstimulation von 140/min. Erkennbar ist, daß unter der Stimulation der Durchmesser des Herzens abnimmt und gleichzeitig im interventrikulären Septum eine paradoxe Bewegung (Pfeile) auftritt. Kompensatorisch nimmt die Kontraktion der Hinterwand von 17 auf 21 mm zu. Eine Wanddickenänderung des Septums ist nicht erkennbar. Pathologischer Befund. In der gleichzeitig registrierten Ventrikeldruckkurve ist die erhöhte AV-Welle als Ausdruck der Erhöhung des Füllungsdruckes des linken Ventrikels erkennbar. Unter Vorhofstimulation spricht der langsame Anstieg und der langsame Abfall der Ventrikeldruckkurve für eine reduzierte Kontraktilität.

Vorhofstimulation (Abb. 190)

Die Belastung mittels Vorhofstimulation war bisher auf die Herzkatheteruntersuchung beschränkt. Jetzt stehen Minielektroden zur Verfügung, die in Kapseln verpackt vom Patienten geschluckt werden können. Nach Auflösung im Ösophagus wird die Elektrode, die mit einem feinen Draht verbunden ist, zur Stimulation frei. Sie wird so weit zurückgezogen, bis Vorhofpotentiale registriert werden. Da mit dieser Belastung durch den erzeugten Frequenzanstieg der Sauerstoffverbrauch oft nicht ausreichend gesteigert wird, um eine Ischämie zu induzieren, wird zusätzlich eine Handgrip-Belastung durchgeführt, so daß sich durch die Steigerung der Wandspannung der Sauerstoffverbrauch erhöht.

Pharmakologische Testverfahren

Dipyramidol. Durch Dipyramidol wird das Arteriolenbett erweitert, nicht die epikardialen Gefäße. Liegt nun eine fixierte Stenose vor, entwickelt sich ein Steal-Effekt mit Ischämie und faßbaren Wandbewegungsstörungen. Injiziert werden 0,5 mg/kg in 10 Minuten. Entsteht keine Ischämie, wird die Injektion von 0,25 mg/kg nachgeholt und 30 Minuten abgewartet. Als Antidot bei auftretender Angina pectoris und Ischämiereaktionen muß Nitroglycerin und Euphyllin bereitgehalten werden. Der Test hat sich wegen einer geringen Spezifität nicht durchgesetzt.

Ergonovin. Koronarspasmen werden durch Ergonovin produziert. Der Test ist aber nicht ungefährlich und kann nur nach Ausschluß einer koronaren Herzerkrankung durch eine Koronarographie durchgeführt werden. Alle Voraussetzungen für eine Reanimation müssen vorhanden sein. Injiziert werden alle 5 Minuten 0,05 mg bis zu einer Gesamtdosis von 0,75 mg. Als Antidot muß Nitroglycerin als Spray und zur intravenösen Injektion bereitgehalten werden. Der Test wird selten angewandt.

Bei der koronaren Herzerkrankung sollte *Nitroglycerin* gegeben werden, um bei vorhandenen Wandbewegungsstörungen festzustellen, ob diese reversibel oder irreversibel sind.

Spätstadium der koronaren Herzerkrankung

Es können sich extensive Kollateralen ausbilden, so daß die linksventrikuläre Funktion lange normal bleibt und Wandbewegungsstörungen nicht vorhanden sind. Verlaufen die ischämischen Episoden vorwiegend stumm, kann sich das Endstadium als reine dilative Herzerkrankung unter dem Bild der Linksinsuffizienz manifestieren.

Konventionelle Röntgenuntersuchung

Das Herz des Patienten mit koronarer Herzerkrankung ist in der Regel normal groß, wenn nicht gleichzeitig eine arterielle Hypertonie oder Herzinsuffizienz vorliegt und von daher eine Herzumformung erfolgt ist. Das pathologische Koronarogramm korreliert nicht mit Veränderungen im konventionellen Röntgenbild. Schwere koronare Veränderungen und selbst eine umschriebene Asynergie können mit einem normalen Herz-Lungen-Befund einhergehen. Akinesien größerer Herzabschnitte können zu radiologisch erkennbarer Herzvergrößerung unter Umständen mit den Zeichen der Kontraktionsinsuffizienz in der Lunge führen.

Die Bedeutung der Durchleuchtung (s. dort) und der Suche nach Koronararterienkalk ist daran abzuschätzen, daß in den Fällen von gefundenem Koronarkalk in 97% ein pathologisches Koronarogramm zu finden ist. Ferner nimmt bei der koronaren Herzerkrankung die Durchleuchtung insofern einen hohen Stellenwert ein, als damit auch akinetische Zonen zu erfassen sind.

Dabei korrelieren Akinesien folgender Abschnitte mit Läsionen folgender Koronarien:
– Vorderwandspitzenbereich:
  R. interventricularis anterior (RIVA)
– Hinterwand und Septum:
  A. coronaria dextra (RCA)
– Posterolateralwand:
  R. circumflexus der linken Koronararterie (RCX)

Angiokardiographie

Siehe Kapitel Koronarangiographie (S. 27).

Myokardinfarkt

Ätiologie und Pathogenese

In mehr als 90% der Fälle wird der Herzinfarkt durch eine koronare Thrombose verursacht. Es wird ferner diskutiert, ob auch die Einblutung in einen arteriosklerotischen Plaque das Lumen auch ohne Thrombus so okkludiert, daß es zum Infarkt kommt.

Koronarspasmen spielen nur in 3–5% der Fälle eine Rolle. Seltene Ursachen sind Embolie (Endokarditis, Wandthromben künstlicher Klappen), Takayasu-Arteriitis, Polyarthritis nodosa, Lupus erythematodes, Syphilis. Der totale Verschluß eines Koronargefäßes muß nicht immer in einem Infarkt enden, da es auf das Ausmaß der ausgebildeten Kollateralen ankommt, den Zustand der übrigen Koronarien und die Vorschädigung des Myokards.

Echokardiographie

Ventrikelaneurysma

Aneurysma bedeutet dyskinetischer Herzwandabschnitt, der in Diastole und Systole als Aussackung imponiert und vorwiegend aus fibrotischem Material besteht.

M-mode-Echokardiographie
– keine spezifischen Zeichen

2D-Echokardiographie
– Konturierung enddiastolischer und endsystolischer Bilder, die in der Überlagerung die Ausdehnung und Lokalisation des Aneurysmas darstellen (Abb. **191** und **192**). Um die Dyskinesie zu belegen, empfiehlt es sich, M-mode-Echokardiogramme der entsprechenden Herzabschnitte mit dem EKG aufzuzeichnen, um paradoxe Bewegungen zu dokumentieren.
– Berechnung der Volumina und der Ejektionsfraktion mit und ohne Aneurysma-Anteil des linken Ventrikels zur Beurteilung der Funktion des Restmyokards.

Farb-Doppler-Echokardiographie
– fehlende Flußdarstellung im Aneurysmabereich
– Mitralinsuffizienz (meistens nur leicht)

Ventrikelthromben

M-mode-Echokardiographie
– keine spezifischen Zeichen

2D-Echokardiographie
– Zusatzstrukturen im Kavum des linken Ventrikels (Abb. **193** und **194**).
• in Ventrikelabschnitten lokalisiert und Wandbewegungsstörungen aufweisend
• meistens in der Herzspitze lokalisiert
• mit scharfer Abgrenzung zum Ventrikelkavum
• mit unterschiedlichem Echomuster im Vergleich zur Umgebung
• mit zum Teil freier Beweglichkeit der intrakavitären Thromben
• Strukturveränderungen bei Serienuntersuchungen aufweisend
– teilweise nachweisbare spontane echokardiographische Kontrastierung im Bereich von Ventrikelaneurysmata als Ausdruck einer erhöhten Erythrozytenaggregation bei einem reduzierten Blutfluß

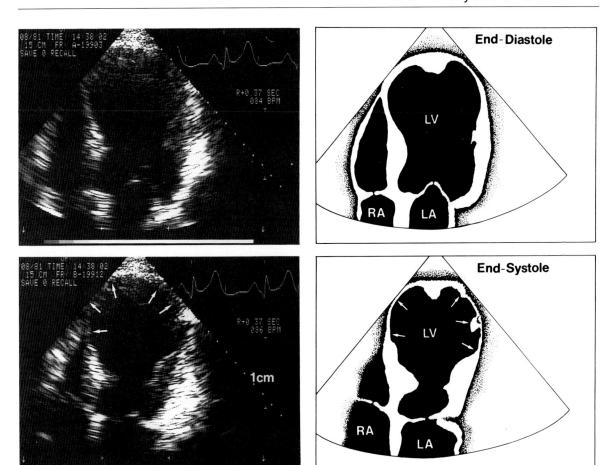

Abb. 191 Ausgedehntes Vorderwandspitzenaneurysma (Pfeile) mit Einbeziehung der mittleren und basalen Abschnitte des interventrikulären Septums, der Ventrikelspitze und des apikalen Hinterwandanteils im Lateralbereich. Das Aneurysma ist an der Verdünnung der Wand, die insbesondere systolisch sichtbar wird, zu erkennen. Im systolischen Bild sind die vitalen Myokardabschnitte an der sichtbaren Wanddickenzunahme erkennbar. LV/LA = linker Ventrikel/linker Vorhof, RA = rechter Vorhof.

Sonstige Herzerkrankungen

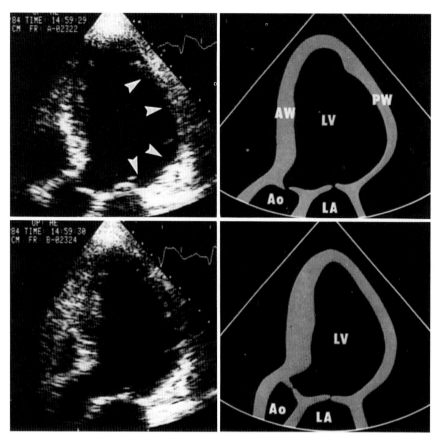

Abb. 192 Hinterwandaneurysma (Pfeile) im Bereich der basalen und mittleren Abschnitte der reinen Hinterwand (PW). Im endsystolischen Bild (untere Bildhälfte) im Vergleich zum enddiastolischen Bild (obere Bildhälfte) ist erkennbar, daß im Bereich der Vorderwand (AW) noch eine Wanddickenzunahme auftritt, während dies für die Hinterwand nicht gilt. LV/LA = linker Ventrikel/linker Vorhof, Ao = Aorta.

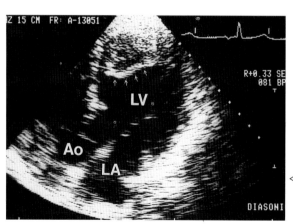

◁ Abb. 193 Apikales zweidimensionales Echokardiogramm im RAO-Äquivalenzschnitt bei Zustand nach Anterolateralinfarkt mit Ausbildung eines großen muralen Ventrikelthrombus (Pfeile).

Myokardinfarkt 143

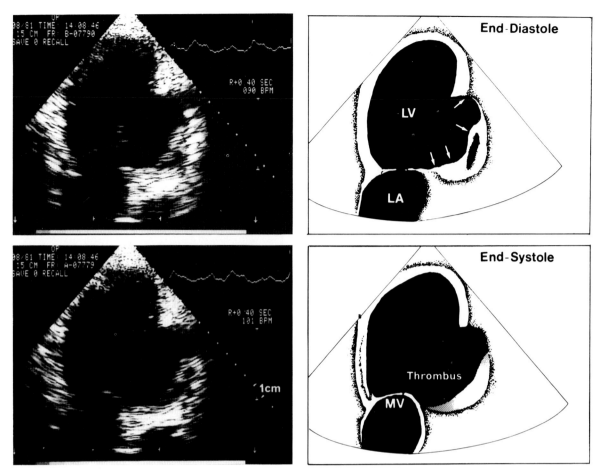

Abb. 194 Großes Hinterwandaneurysma (Pfeil) im apikalen Zweikammerschnittsbild mit Darstellung eines Ventrikelthrombus im Hinterwandaneurysma im enddiastolischen und endsystolischen Bild.

Papillarmuskelruptur

M-mode-Echokardiographie

- Mitralsegelprolaps
- vermehrte Kontraktionsamplituden von Septum und Hinterwand (volumenbelasteter linker Ventrikel)

2D-Echokardiographie

- freiflottierende Zusatzstruktur im linken Ventrikel, verbunden mit normalen Chordae tendineae (abgerissener Papillarmuskel) (Abb. 195)
- partiell nur Teileinriß nachweisbar (Abb. 196)
- Mitralsegelprolaps
- vermehrte Volumenbelastung des linken Ventrikels
- in der Folge der Papillarmuskelinfarzierung entstehende Papillarmuskelfibrose (Abb. 197)

Doppler-Echokardiographie

- Nachweis einer schweren, perakuten Mitralinsuffizienz, erkennbar an der rasch abfallenden Flußgeschwindigkeit im CW-Doppler und der ausgedehnten Füllung des linken Ventrikels mit turbulenter Strömung im Farb-Doppler-Echokardiogramm

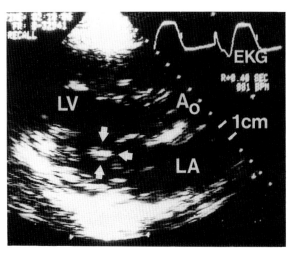
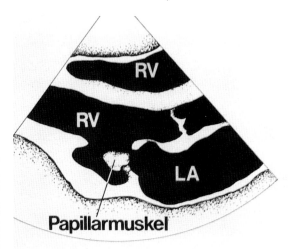

Abb. 195 Papillarmuskelabriß. Bei linksparasternaler Darstellung stellt sich der abgerissene Papillarmuskelkopf im linken Ventrikel frei flottierend dar (Pfeil).

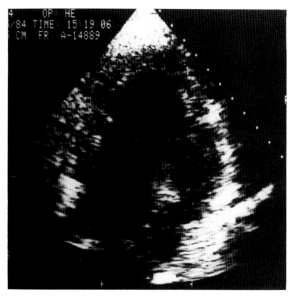
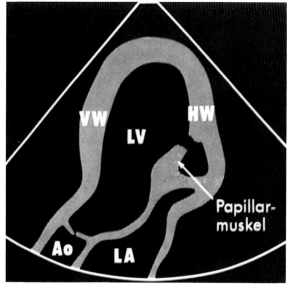

Abb. 196 Apikalerer RAO-Äquivalenzschnitt bei einem Patienten mit Papillarmuskelteilabriß. Während ein Ansatzteil bereits gerissen ist, ist der basale Abschnitt an der Hinterwand noch fixiert bei frischer Infarzierung im Rahmen eines Hinterwandinfarktes. LA/LV = linker Vorhof/linker Ventrikel, VW/HW = Vorderwand/Hinterwand, Ao = Aorta.

Myokardinfarkt

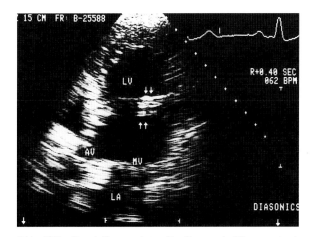

Abb. 197 Darstellung einer Papillarmuskelfibrose nach Papillarmuskelinfarzierung ohne Ruptur (Pfeil) bei abgelaufenem Hinterwandinfarkt im apikalen RAO-Äquivalentschnitt. Die Fibrosierung ist an der vermehrten Echogenität des Papillarmuskels erkennbar (Pfeil). LV/LA = linker Ventrikel/linker Vorhof, MW = Mitralklappe, AV = Aortenklappe.

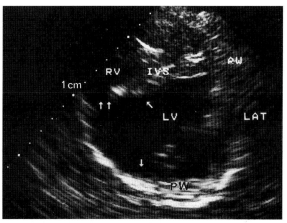

Abb. 198 Ventrikelseptumruptur. Linksparasternaler Querschnitt des linken Ventrikels (LV) mit Darstellung einer ausgedehnten Hinterwandakinesie (PW) des interventrikulären Septums am Ansatz zur Hinterwand (IVS). Dadurch freie Verbindung zum rechten Ventrikel (RV).

Ventrikelseptumruptur

M-mode-Echokardiographie

– keine spezifischen Zeichen faßbar

2D-Echokardiographie

– Nachweis einer umschriebenen Wandbewegungsstörung als Ausdruck des abgelaufenen Infarktes
– Nachweis der Rupturstelle im Septum, in 60% der Fälle direkt möglich. Typisch die abnorme Bewegung des Septums im rupturierten Bereich (Abb. 198)
– neben der einfachen Ruptur u. U. auch Längsspaltung des gesamten Septums

Kontrastechokardiographie

Nach intravenöser Kontrastinjektion findet sich bei einem Links-rechts-Shunt ein Auswascheffekt im rechten Ventrikel. Bei Druckausgleich beider Ventrikel und erhöhtem Druck im rechten Ventrikel tritt auch ein Rechts-links-Shunt auf. Die Passage der Bubbles von rechts nach links kann als direkter Rupturnachweis gewertet werden. Bei großen Shunts kann der Fluß von links nach rechts so hoch sein, daß die Kontrast-Bubbles den rechten Ventrikel in der Spitze gar nicht erreichen können.

Farb-Doppler-Echokardiographie

Darstellung des Shunts mit der Lokalisation im Septum von links nach rechts (Abb. 199, s. Farbtafel V), sehr oft bei Hinterwandinfarkt im hinterwandnahen Septumabschnitt. Bei schlecht schallbaren Patienten ist oft nur eine turbulente Strömung ohne genaue Lokalisation der Rupturstelle erfaßbar.

Transösophageale Farb-Doppler-Echokardiographie

– bei beatmeten Patienten genaue Lokalisation des Defektes (Abb. 200)
– Mitralinsuffizienz

CW-Doppler-Echokardiographie

– Bestimmung des Gradienten über dem Septum. Bei bekanntem systolischem Druck kann die Höhe des rechtsventrikulären Druckes bestimmt werden.

Herzwandruptur

– freie Ruptur
– tritt bei akutem Myokardinfarkt ein Perikarderguß auf, der im M-mode und zweidimensionalen Echogramm erfaßt werden kann, so muß mit einer akuten Ruptur gerechnet werden (sofortige Perikardpunktion erforderlich).

Pseudoaneurysma (Abb. 201)

M-mode-Echokardiographie

– keine spezifischen Zeichen

2D-Echokardiographie

– Nachweis einer dritten Herzkammer mit paradoxer Zunahme der Ausdehnung während der Systole (Abb. 202)
– Darstellung der Rupturstelle (Abb. 203)
– Thrombbildung im Aneurysma (Abb. 204)
– Nachweis einer vermehrten Volumenbelastung durch verstärkte Kontraktion des linken Ventrikels (Abb. 202)

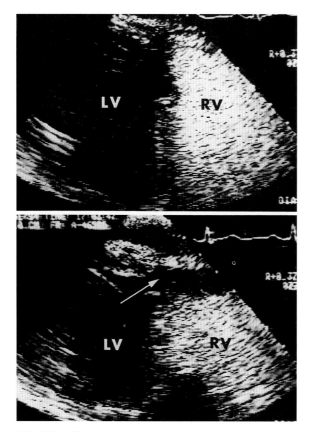

Abb. 200 Transösophageales Echokardiogramm mit Darstellung einer Rupturstelle des interventrikulären Septums zwischen linkem Ventrikel und rechtem Ventrikel (LV/RV) (Pfeil). Während der Systole ist in dem mit Echokontrastmittel nach peripherer Injektion gefüllten rechten Ventrikel ein Auswascheffekt erkennbar (untere Bildhälfte) (aus Treese u. Mitarb.: Z. Kardiol. 75 [1986] 695–699).

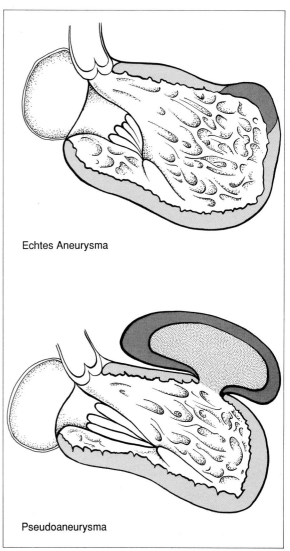

Abb. 201 Schematische Darstellung eines echten Aneurysmas und eines Pseudoaneurysmas. Während in dem echten Aneurysma alle Wandabschnitte ausgewölbt sind, ist bei dem Pseudoaneurysma eine Durchbrechung aller Wandabschnitte vorhanden.

Farb-Doppler-Echokardiographie

– Mitralinsuffizienz
– Nachweis eines systolischen Flusses in das Pseudoaneurysma und eines diastolischen Rückstroms in den linken Ventrikel

Myokardinfarkt 147

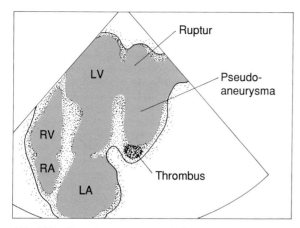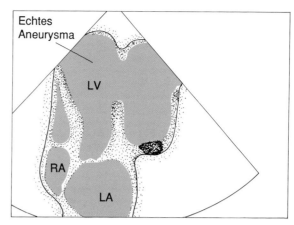

Abb. 202 Pseudoaneurysma mit Darstellung der Rupturstelle an der apikalen Hinterwand. Die Rupturöffnung beträgt 4,2 cm. Bei Vergleich des diastolischen Bildes (linke Hälfte) mit dem systolischen Bild (rechte Bildhälfte) ist die Größenzunahme des Pseudoaneurysmas erkennbar durch die Volumenbelastung des linken Ventrikels.
LA/LV = linker Vorhof/linker Ventrikel,
RA/RV = rechter Vorhof/rechter Ventrikel,
IVS = interventrikuläres Septum,
PL = posterolaterale Wand.

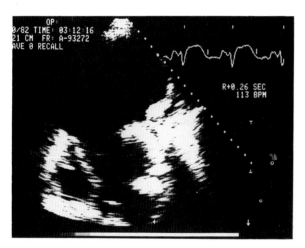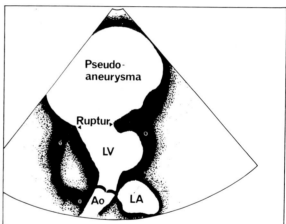

Abb. 203 Apikales Pseudoaneurysma mit Darstellung der Ruptur (2 cm) in der Ventrikelspitze an der Anbindungsstelle des rechten Ventrikels.

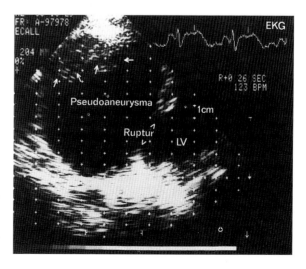

Abb. 204 Apikales Pseudoaneurysma mit Darstellung der Rupturstelle an der Spitze des linken Ventrikels. Im Bereich des Pseudoaneurysmas finden sich Thrombenbildungen (Pfeile) (aus Schweizer u. Mitarb.: Internist 25 [1984] 329–335).

Rechtsherzinfarkt

M-mode-Echokardiographie
– keine spezifischen Zeichen

2D-Echokardiographie
– Akinesie der anterolateralen Wand des rechten Ventrikels
– fehlende Querachsenverkürzung (Abb. **205**)
– persistierende Längsachsenverkürzung (Abb. **206**)
– Thrombenbildung
– kleiner gut kontrahierender linker Ventrikel
– Hinterwandakinesie

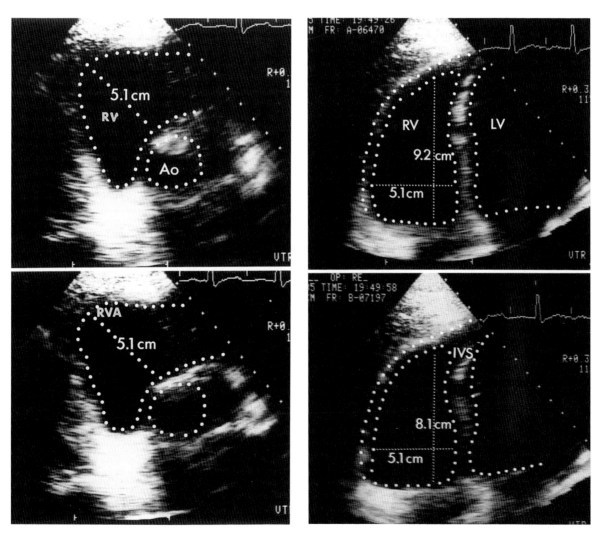

Abb. **205** Rechtsinfarkt. Linksparasternaler Querschnitt bei Hinterwandinfarkt mit Rechtsinfarkt. Erkennbar ist, daß der Durchmeser des rechten Ventrikels (RV) mit 5,1 cm von der Enddiastole zur Endsystole nicht abnimmt als Ausdruck der Akinesie der rechtsventrikulären Vorderwand (RVA).

Abb. **206** Rechtsinfarkt. Darstellung des rechten und linken Ventrikels im 4-Kammerschnitt (RV/LV). Erkennbar ist, daß zwar eine Längsachsenverkürzung, aber keine Querachsenverkürzung stattfindet im Vergleich des endsystolischen und enddiastolischen Bildes.

Dressler-Syndrom

Nachweis eines Perikardergusses bei Vorder- oder Hinterwandinfarkt (Abb. 207)

Konventionelle Röntgenuntersuchung

Im akuten Myokardinfarkt kann das Herz normal groß sein (Abb. 208). Bei normal großem Herz können jedoch die pulmonal-venösen Stauungszeichen (interstitielles Ödem bis hin zum intraalveolären Lungenödem) Ausdruck der akuten linksventrikulären Insuffizienz sein (Abb. 209). Im Verlauf ist die konventionelle Röntgenthoraxuntersuchung eine wertvolle diagnostische Hilfe, die Aussagen über die Leistungsfähigkeit und Prognose des linken Ventrikels macht.

Eine schlechte Prognose haben Herzinfarkte, die nach dem 3.–5. Tag noch eine Lungenstauung, unter Umständen in progredienter Form zeigen. Patienten mit normal großem Herzen sind weniger gefährdet, die Prognose verschlechtert sich bei progredienter Herzvergrößerung (Abb. 210).

Aneurysmabildungen im Stromgebiet des R. interventricularis anterior sind nicht selten. Sie lassen sich im Röntgenthoraxbild an der konvexbogigen Vorwölbung der Herzkonturen erkennen (Abb. 211).

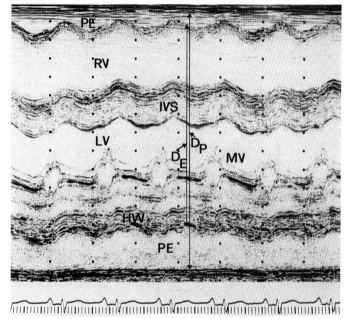

Abb. 207 Darstellung eines Perikardergusses (PE) bei Hinterwandinfarkt, erkennbar an der fehlenden systolischen Wanddickenzunahme (HW) bei erhaltener Bewegung des interventrikulären Septums (IVS). Zusätzlich sichtbar die angeloteten Chordae tendineae der Mitralklappe (MV). Zur Berechnung der Größe des Perikardergusses wurden systolisch der epikardiale (DE) und perikardiale Durchmesser (DP) eingezeichnet.

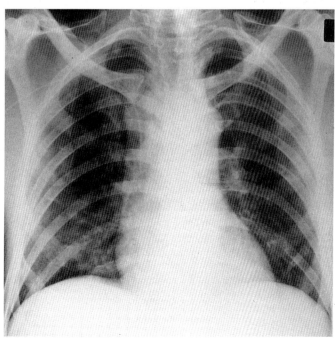

Abb. 208 Akuter Myokardinfarkt. Normal großes Herz mit pulmonal-venösen Stauungszeichen.

150 Sonstige Herzerkrankungen

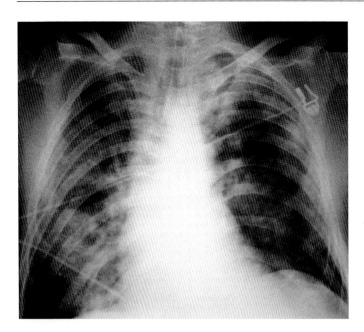

Abb. 209　Akuter Herzinfarkt mit intraalveolärem Lungenödem, das insbesondere rechtsseitig zu flächenhaften Verschattungen führt, bei normal großem Herzen.

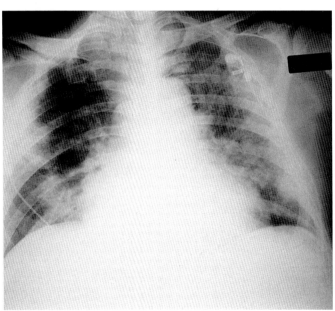

Abb. 210　Globale Herzvergrößerung mit intraalveolärem und interstitiellem Lungenödem bei Herzinfarkt.

Beim Nachweis von Verkalkungen muß man zwischen verkalkten Myokardschwielen nach Infarkt, einem verkalkten Aneurysma und einem verkalkten Thrombus im Bereich eines Aneurysmas suchen.

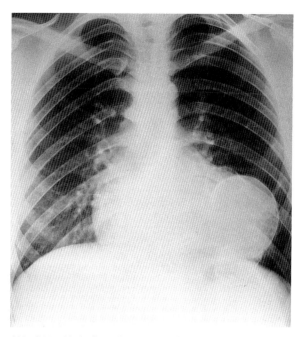 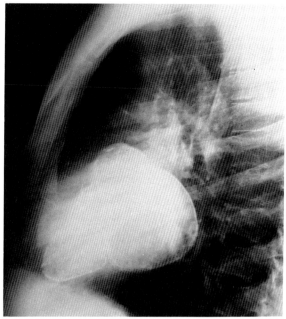

Abb. 211 Verkalktes Aneurysma des linken Ventrikels nach Infarkt.

Hypertonie im großen Kreislauf

Ätiologie und pathologische Anatomie

Bei der systemisch arteriellen Hypertonie ist die essentielle primäre Hypertonie von allen Formen der sekundären Hypertonie (Tab. 37) abzugrenzen, wobei letztere durch die Symptome der Grunderkrankung charakterisiert ist.

Die Ätiologie der essentiellen Hypertonie ist ungeklärt, eine hereditäre Komponente ist möglich. Als Hypertonie wird die andauernde Steigerung des arteriellen Mitteldruckes mit systolischen Blutdruckwerten größer 160 mm Hg und/oder diastolischen Blutdruckwerten größer 95 mm Hg bezeichnet. Der Übergang in die maligne Form der Hypertonie ist gekennzeichnet durch diastolische Druckwerte von größer 120 bis 130. Der entscheidende pathogenetische Mechanismus der essentiellen Hypertonie liegt wahrscheinlich in einer sympathikotonen Anfangsphase mit erhöhtem Herzzeitvolumen und leicht erhöhter Herzfrequenz und einer Ausbildung und Aufrechterhaltung eines gesteigerten peripheren arteriellen Widerstandes. Die länger bestehende Hypertonie verursacht morphologische Veränderungen an den Blutgefäßen des arteriellen Strombettes, insbesondere an den Arteriolen und Interlobärarterien der Niere. Diese Prozesse führen zu einer Erhöhung des peripheren vaskulären Widerstandes. Bei größeren Arterien wird die Arteriosklerose durch den Hochdruck beschleunigt. Die arteriosklerotischen Veränderungen betreffen die Aorta, die Koronararterien, die Karotiden und Gefäße der Extremitäten. In der Niere entwickelt sich eine Nephrosklerose (Tubulusatrophie, Glomerulusrarefizierung). Später kommt es über eine Mitbeteiligung der Interlobärarterien und Arteriolen zu einer fokalen Nekrose der Interlobärarterien und Arteriolen. Durch die arteriosklerotische Schrumpfniere wird die Hypertonie perpetuiert.

Tabelle 37 Ätiologie der sekundären Hypertonie.

Renale Hypertonie – renovaskuläre – renoparenchymale
Endokrine Hypertonie – Morbus Cushing – Phäochromozytom – Conn-Syndrom – Hyperthyreose – Akromegalie – Hyperparathyreoidismus
Hypertonie bei organischen Erkrankungen des Nervensystems
Hypertonie in der Gravidität
Arzneimittelinduzierte Hypertonie

Pathologische Hämodynamik

Die andauernde Drucküberlastung des linken Ventrikels durch den erhöhten peripheren Widerstand führt zu einer konzentrischen linksventrikulären Hypertrophie, die durch verdickte Kammerwände bei normaler oder kleiner Herzkammer und einem erhöhten Herzgewicht charakterisiert ist. Die chronische Druckbelastung führt zu einer Verlängerung der Ausflußbahn. Im Stadium der konzentrischen Druckhypertrophie ist die Ventrikelfunktion normal. Bei längeren Verläufen kommt es zu einer zusätzlichen Dilatation des linken Ventrikels und zur allmählichen Erhöhung des enddiastolischen Volumens. Nimmt die Auswurffraktion ab, so zeigt dies auf eine Abnahme der linksventrikulären Kontraktilität und Pumpfunktion mit Übergang in die myogene Kontraktionsinsuffizienz mit relativer Mitralinsuffizienz und pulmonal-venöser Stauung.

Klinik in Stichworten

Symptome:
- Schweregrad I (diastolischer Blutdruck 95–110 mm Hg): Kopfschmerz, Schwindel, Nervosität
- Schweregrad II (diastolischer Blutdruck 110–125 mm Hg): pektanginöse Beschwerden, Dyspnoe, stärkere Kopfschmerzen, Schwindel und Müdigkeit, Augenhintergrundsveränderungen
- Schweregrad III (diastolischer Blutdruck 125–140 mm Hg: Organkomplikationen – Niere, Zerebrum, Herz), Augenhintergrundsveränderungen
- Schweregrad IV (Größe 140 mm Hg): zunehmende Niereninsuffizienz, schwerste Augenhintergrundsveränderungen (Papillenödem, Blutungen), zerebrale Komplikationen, Herzinsuffizienz

Langzeitkomplikationen:
- Herz (Rhythmusstörungen, Koronarsklerose mit Infarkt, Herzinsuffizienz)
- Nieren (Arteriosklerose bis Arterionekrose, Schrumpfniere, Niereninsuffizienz)
- Zerebrum (zerebrale Ischämie, Infarkt, Massenblutung)

Echokardiographie

LV-Hypertrophie

M-mode-Echokardiographie (Abb. 212)

- Bestimmung der Muskelmasse des linken Ventrikels s. u.
- ASE-Methode (leading edge methode):
  LV-Masse = $1,4 (IVS + LVD + PW)^3 - LVD$ (g)
- PENN-Methode:
  LV-Masse = $1,04 (IVS + LVD + PW^3) - LVD^3 - 13,6$ (g)
  IVS = interventrikuläre Septumdicke
  LVD = linksventrikulärer Durchmesser
  PW = Hinterwanddicke (zur Bestimmung, Abb. 213)
- Normalwert (< 136 g/m^2)

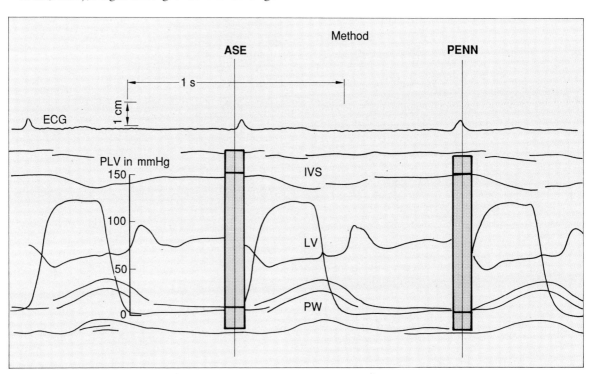

Abb. 212 M-mode-Echokardiogramm des linken Ventrikels mit Darstellung der Auswerterichtlinien für die Bestimmung der Muskelmasse des linken Ventrikels nach der American Society of Echocardiography Methode (ASE) oder PENN Convention (PENN).

Hypertonie im großen Kreislauf

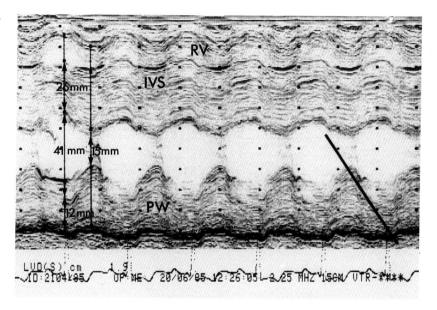

Abb. 213 Nachweis einer deutlichen Verdickung des interventrikulären Septums (IVS) und der Hinterwand (PW) bei asymmetrischer Hypertrophie des linken Ventrikels mit Bestimmung der enddiastolischen und endsystolischen Parameter (Durchmesser und Wanddicke). Eingezeichnet ist zusätzlich die Bestimmung der Relaxationsgeschwindigkeit der Hinterwand (PW).

2D-Echokardiographie

– Verteilung der Hypertrophie, in 15% asymmetrische Septumhypertrophie

Doppler-Echokardiographie

– überhöhte A-Welle (Abb. 214 und 215)
– E zu A Verhältnis (max. Flußgeschwindigkeit) kleiner als 1,3 spricht für eine Compliance-Störung des linken Ventrikels

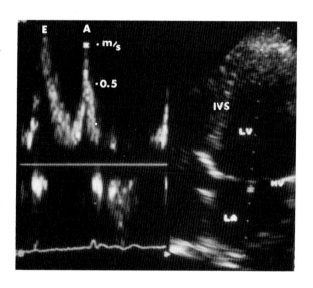

Abb. 214 Compliance (Dehnbarkeit) des normalen linken Ventrikels. Zweidimensionales Echokardiogramm (rechte Bildhälfte) des linken Ventrikels und des linken Vorhofs (LV/LA) mit Darstellung der gepulsten Doppler-Untersuchung über der Mitralklappe (MV) mit Abbildung der E- und A-Welle.

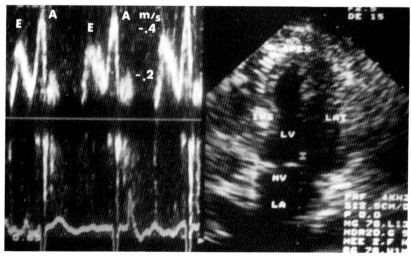

Abb. 215 Compliance-Bestimmung des linken Ventrikels bei LV-Hypertrophie durch Hypertonie. Gepulste Doppler-Echokardiographie bei linksventrikulärer Hypertrophie mit Darstellung der gepulsten Flußgeschwindigkeit (linke Bildhälfte) und zweidimensionales Echokardiogramm (rechte Bildhälfte). Erkennbar ist, daß die A-Welle deutlich höher als die E-Welle ist, entsprechend einer niedrigen Compliance des linken Ventrikel (LV). LA = linker Ventrikel, MV = Mitralklappe, IVS = interventrikuläres Septum, LAT = Lateralwand.

Farb-Doppler-Echokardiographie
(Abb. 216, s. Farbtafel V, und 217, s. Farbtafel VI)
- Verschiebung des Verhältnisses von E- und A-Welle (frühdiastolische- spätdiastolische Einflußströmung) zu Gunsten der A-Welle mit zunehmender Compliance-Störung.
- Alias-Phänomen nach der A-Welle bei fehlendem Alias-Phänomen nach der E-Welle, ebenfalls Ausdruck einer gestörten Compliance des linken Ventrikels

Konventionelle Röntgenuntersuchung

Bei der konzentrischen alleinigen Hypertrophie des linken Ventrikels sind im Röntgenbild fast nie Veränderungen der Herzkontur erkennbar. Erst bei Eintreten einer zusätzlichen Dilatation – ohne Vorliegen einer myogenen Insuffizienz – können erste sichtbare Veränderungen im Röntgenbild vorhanden sein. Im Übersichtsbild führt die Ventrikeldilatation zu einer Linksverbreiterung des Herzens mit erhaltener Herzbucht („aortale Konfiguration"), während die Dorsalausladung des linken Ventrikels am ehesten im linken Seitbild faßbar ist. Einen Hinweis auf die Druckbelastung gibt die Aortenelongation bzw. die Aortensklerose.

Mit zunehmender Insuffizienz des linken Ventrikels wird als Ausdruck der enddiastolischen Druckerhöhung eine Lungenstauung sichtbar, sowie eine leichte Vergrößerung des linken Vorhofes (relative Mitralinsuffizienz). Frühestes Insuffizienzzeichen in der Lunge ist die Erweiterung der Venen des rechten Oberlappens. Mit zunehmender pulmonal-venöser Rückstauung kommt es zu einem interstitiellen oder intraalveolären Ödem mit Ergußbildung im Pleuraraum und Interlobium und in der Folge zu einer peripheren Widerstandserhöhung durch die Fibrose der Gefäße im Interstitium. Bei längerem Fortbestand der Linksherzinsuffizienz und der Lungenstauung führt die pulmonal-arterielle Hypertonie zu einer Drucküberlastung und Vergrößerung des rechten Ventrikels, die im Übersichtsbild an einer zunehmenden Ausfüllung der Herzbucht erkennbar ist (erweiterter Conus pulmonalis). Im Seitbild findet sich eine progrediente Ausfüllung des Retrosternalraumes. Dekompensiert schließlich auch der rechte Ventrikel, so wird das Herz im Durchmesser durch die Dilatation des rechten Vorhofes bei gleichzeitiger Abnahme der Lungengefäßzeichnung nach rechts breiter. Jetzt sind Pleuraergüsse und eine Erweiterung der oberen Hohlräume sichere Zeichen der Rechtsherzinsuffizienz.

Differentialdiagnose

Reine Hypertrophie:
- Aortenstenose
- Aortenisthmusstenose

Hypertrophie und Dilatation:
- Linksherzinsuffizienz bei Koronarsklerose
- Kardiomyopathie
- Aortenmitralfehler

Hypertonie im kleinen Kreislauf (pulmonal-arterielle Hypertonie, Cor pulmonale)

Ätiologie und pathologische Anatomie

Unter Cor pulmonale versteht man die Konfigurationsänderung des Herzens auf dem Boden einer Rechtsherzhypertrophie, die Folge einer pulmonalen Grunderkrankung ist.

Das akute Cor pulmonale zeigt dabei im wesentlichen nur eine Dilatation des rechten Ventrikels. Ursächlich kommen ausgedehnte Lungenembolien und pneumonische Prozesse in Frage.

Das chronische Cor pulmonale zeichnet sich je nach Stadium durch eine Hypertrophie und Dilatation des rechten Ventrikels als Folge eines chronisch obstruktiven Syndromes, chronischer Bronchitiden, Lungenemphysem, Lungenfibrose, Lungenresektion und rezidivierender Embolien aus. Die zugrundeliegende pathogenetische Erklärung ist der Euler-Liljestrand-Reflex, der besagt, daß die verminderte Sauerstoffspannung zu einer pulmonalen Vasokonstriktion und einer in der Folge entstehenden pulmonal-arteriellen Hypertonie aufgrund der peripheren Widerstandserhöhung führt. Von dieser parenchymalen Art der primär arteriellen Hypertonie ist die primär vaskuläre pulmonale Hypertonie, auf dem Boden primär pathologischer Gefäßveränderungen abzugrenzen, so daß man dabei von einem Cor pulmonale vasculare in Abgrenzung zum Cor pulmonale parenchymale spricht. Ferner ist klarzustellen, daß für die sekundär pulmonal-arterielle Hypertonie als Folge eines langdauernden Mitral- oder Aortenfehlers oder eines Shunt-Vitiums der Begriff des Cor pulmonale nicht zutreffend ist, obwohl das rechte Herz und die Pulmonalarterie ähnliche morphologische Umformungen erfahren.

Pathologische Hämodynamik

Im Stadium I des Cor pulmonale sind bereits an den zentralen Gefäßen die Zeichen der pulmonal-arteriellen Hypertonie nachweisbar, d. h. in der Reihenfolge ihres Auftretens die Dilatation des Pulmonalarterienhauptstammes (Truncus arteriosus), dann die Dilatation des Conus pulmonalis (Teil des rechtsventrikulären Ausflußtraktes) und die Erweiterung der rechten und linken zentralen Pulmonalarterie. Auffällig ist der sogenannte Kalibersprung zwischen den zentralen und peripheren Lungenarterien. Am Herzen hat sich im Stadium I des Cor pulmonale eine konzentrische Druckhypertrophie entwickelt.

Im Stadium II folgt die endsystolische Restblutsteigerung mit Anstieg des enddiastolischen Ventrikel- und Vorhofdruckes. Die Dilatation greift nun vom Conus pulmonalis auf den gesamten rechtsventrikulären Ausflußtrakt über, es kommt zu einer Streckung und weiteren Anhebung des bereits dilatierten Pulmonalissegmentes.

Im Stadium III kommt es zu einer myogenen Dilatation auch der rechtsventrikulären Einflußbahn.

Im Stadium IV tritt eine myogene Dilatation der rechten Kammer mit Strukturzerstörung und allen Zeichen der Rechtsherzinsuffizienzen hinzu. Das zusätzliche Auftreten einer Linksherzdekompensation durch Hypoxämie und Azidose ist möglich.

Klinik in Stichworten

- Symptome der Grundkrankheit stehen im Vordergrund (Emphysem, Bronchitis usw.)
- Belastungsdyspnoe, Synkopen (reduzierter „Cardiac output", Hypoxämie)
- Schwäche, Leistungsminderung
- Symptome der Rechtsherzinsuffizienz, Hepatomegalie, periphere Ödeme, Aszites

Echokardiographie

M-mode-Echokardiographie

- erweiterte Pulmonalarterie (größer 1,1 cm/m^2)
- erweiterter rechter Ventrikel (größer 1,7 cm/m^2)

2D-Echokardiographie

- erweiterte Pulmonalarterie
- erweiterter rechter Vorhof und rechter Ventrikel
- intraluminale Zusatzstrukturen bei Thrombenbildung

Kontrastechokardiographie

- Ausschluß von Shunt-Vitien
- Nachweis einer Trikuspidalinsuffizienz

Doppler-Echokardiographie

- Pulmonalinsuffizienz, über den CW-Doppler kann der diastolische Pulmonalarteriendruck bestimmt werden.

Konventionelle Röntgenuntersuchung

Im Stadium I des Cor pulmonale ist das Herz noch normal groß. Es überwiegen die Zeichen der pulmonalarteriellen Hypertonie an den zentralen Pulmonalarterien, dem Conus pulmonalis und der sogenannten Hilusamputation mit Kalibersprung von weiten zentralen zu engen peripheren Gefäßen.

Das Lungenbild ist geprägt von dem emphysematischen Umbau der Lunge (typisches Emphysembild mit kleinem medialgestelltem Herz bei Zwerchfelltiefstand) oder dem Bild der sogenannten „dirty chest" mit Residuen rezidivierender Pneumonien und Bronchitiden.

Im Stadium II ist das Herz im Übersichtsbild grenzwertig groß, im Seitbild ist der Retrosternalraum durch den dilatierten rechtsventrikulären Ausflußtrakt eingeengt, es sei denn es liegt ein manifestes retrosternales Emphysem vor. Der rechte Vorhof kann bereits diskret vergrößert sein.

Das Stadium III macht sich durch eine Linksverbreiterung des Herzens bemerkbar, wobei die myogene Dilatation des gesamten rechten Ventrikels zu einer Drehung des rechten Ventrikels nach dorsal führt und der rechte Ventrikel links randbildend wird (Abb. **218**).

Im Seitbild wird der Retrosternalraum von der dilatierten Ausflußbahn und der Retrokardialraum durch dem dorsal verlagerten (nicht vergrößerten) linken Ventrikel eingeengt. Als Zeichen der Rechtsherzinsuffizienz bietet das Stadium IV zusätzlich zur Linksverbreiterung eine progrediente Rechtsherzverbreiterung mit Vergrößerung des rechten Vorhofes (relative Trikuspidalinsuffizienz) sowie die Bildung eines meist rechtsseitigen Pleuraergusses. Die V. cava superior ist gestaut. Das rechte Zwerchfell tritt aufgrund der zunehmenden Lebervergrößerung und Aszites hoch.

Differentialdiagnose

- physiologisch prominentes Pulmonalissegment bei Jugendlichen
- Mitralklappenstenose und Rechtsherzbelastung
- valvuläre Pulmonalstenose (prominentes Pulmonalissegment aber normal weite rechte Pulmonalarterie)
- Shunt-Vitien mit Shunt-Umkehr (ASD, VSD mit Eisenmenger-Reaktion)
- Ektasie der Pulmonalarterie

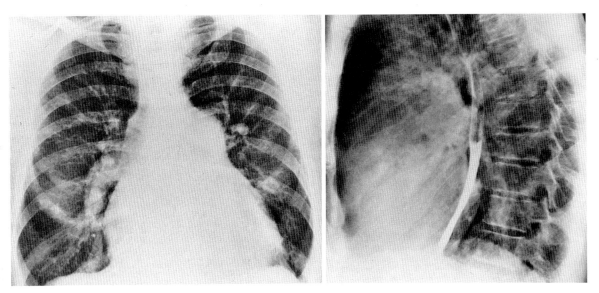

Abb. 218 Cor pulmonale Stadium III. Erhebliche Linksverbreiterung des Herzens durch den dilatierten rechten Ventrikel, der den linken Ventrikel verdrängt. Prominentes Pulmonalissegment. Erheblich dilatierte zentrale Pulmonalarterien. In der Peripherie enge Arterien und Venen.

Primäre Kardiomyopathien

Der Begriff der Kardiomyopathie ist noch nicht einheitlich definiert. Kardiomyopathien sind primäre oder sekundäre Erkrankungen des Herzmuskels, die weder auf eine Volumen- oder Drucküberlastung, noch auf eine koronare Mangeldurchblutung noch auf Herzvitien zurückgeführt werden können. Die Einteilung der Kardiomyopathien erfolgt derzeit nach ätiologischen und hämodynamischen Gesichtspunkten. Hinsichtlich der Ätiologie lassen sich 2 Gruppen abgrenzen: Kardiomyopathien, deren Ursache unbekannt ist (primäre oder idiopathische Formen) sowie Kardiomyopathien, die im Zusammenhang mit einer bekannten Grunderkrankung oder durch infektiöse und toxische Einflüsse im weitesten Sinne auftreten (sekundäre Kardiomyopathien). Die primären Kardiomyopathien werden nach hämodynamischen Kriterien (Tab. 38) eingeteilt, die sekundären Kardiomyopathien nach ihrer Ätiologie, wobei sie sich jedoch ebenfalls unter hämodynamischen Gesichtspunkten als dilative, hypertrophe oder obliterative Kardiomyopathie äußern können.

Dilative Kardiomyopathie

Ätiologie und pathologische Anatomie

Die Ätiologie ist unbekannt. Grundlage der Diagnose ist der Ausschluß anderer Ursachen, insbesondere der Erkrankungen der Koronararterien und die alkohol-toxisch bedingte Form. Nach der Morphologie handelt es sich bei der dilativen Kardiomyopathie um eine Erweiterung aller Herzhöhlen, wobei die rechte und linke Seite unterschiedlich

Tabelle 38 Hämodynamische Klassifizierung der primären Kardiomyopathien.

Dilative oder kongestive Kardiomyopathie	Systolischer Pumpfehler
Hypertrophe obstruktive oder nichtobstruktive Kardiomyopathie	Diastolischer Compliance-Fehler
Restriktive oder obliterative Kardiomyopathie	Füllungsbehinderung

betroffen sein können (Abb. 219). Das histologische Bild ist gekennzeichnet durch eine Überdehnung und Verschmälerung der Herzmuskelfaser mit hypertrophischem Zellkern. Die Herzwände sind ausgedünnt und es findet sich eine ausgedehnte Endokardfibroelastose. Zur Diagnosestellung sind Endomyokardbiopsien unterstützend.

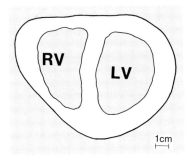

Abb. 219 Schematische Abbildung des Herzens bei dilativer Kardiomyopathie. Querschnitt durch die Ventrikelebene.

Primäre Kardiomyopathien

Pathologische Hämodynamik

Dilative Kardiomyopathien zeigen alle Schweregrade der Herzinsuffizienz. Bei der rein dilativen Form der Kardiomyopathie besteht ein relativ zu geringes Herzschlagvolumen, d.h. es besteht eine Fördcrinsuffizienz des Herzens. Gleichzeitig sind jedoch noch keine pulmonal-venösen Stauungszeichen in den Lungen nachweisbar. Das Fehlen der enddiastolischen Füllungsdruckerhöhung bei stark vergrößertem Herzen gilt als typisch für die dilative Kardiomyopathie. Im Verlauf gehen jedoch die meisten Formen der dilativen Kardiomyopathie über in die sogenannten kongestiven Formen (kongestive Kardiomyopathie COCM). Hierbei gesellt sich zu der ohnehin schon bestehenden „Vorwärtsinsuffizienz" mit reduziertem Schlagvolumen zusätzlich die „Rückwärtsinsuffizienz" mit Zeichen der Lungenstauung (s. Tab. 36).

Klinik in Stichworten

Symptome:
  dilative Kardiomyopathie
  – Atemnot bei Belastung
  – Herzklopfen
  – Rhythmusstörungen
  – Herzdruck
  kongestive Kardiomyopathie
  – Orthopnoe
  – Ruhezyanose
  – kardiale Kachexie

Auskultation:
  – dritter Herzton
  – Galopprhythmus
  – Regurgitationsgeräusch der AV-Klappen

Echokardiographie

M-mode-Echokardiographie
– im Frühstadium:
  nur Zunahme des Durchmessers des linken Ventrikels bei normaler Wanddicke. Zu bedenken ist, daß die Durchmesserzunahme noch innerhalb des Normbereiches liegen kann
– Zunahme des EPSS-Abstandes
– im Vollstadium: LA-/LV-Dilatation
– im Endstadium: RV-Dilatation
– pathologische Bewegung der Aortenklappe
– PA-Erweiterung

2D-Echokardiographie (Abb. 220)
– kugeliger mit im Frühstadium vergrößertem linkem Ventrikel und linkem Vorhof und im Spätstadium vergrößertem rechtem Vorhof und rechtem Ventrikel
– pathologische Rotationsbewegung des Herzens um die Längs- und Querachse
– PA-Dilatation
– Zusatzstrukturen im linken Ventrikel bei Thrombenbildung

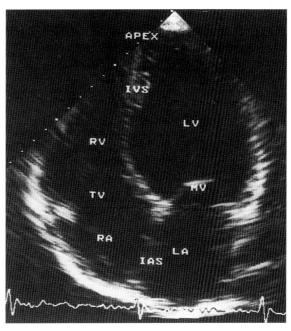

Abb. 220 Dilative Kardiomyopathie. 4-Kammerschnitt bei dilativer Kardiomyopathie mit Darstellung des vergrößerten linken und rechten Ventrikels (LV/RV) und vergrößerten linken und rechten Vorhofs (LA/RA). Gleichzeitige Darstellung des Mitralsegels und Trikuspidalsegels (MV/TV), des interventrikulären Septums und interatrialen Septums (IVS/IAS).

Farb-Doppler-Echokardiographie
– Zeichen der Linksherzinsuffizienz mit fehlendem Alias-Phänomen und Rauchzeichenphänomen
– wandernde Farbwolke
– relative Mitralinsuffizienz, leicht bis mittleren Grades
– im Spätstadium Trikuspidalinsuffizienz

Konventionelle Röntgenuntersuchung

In seltenen Fällen ist das Herz im Röntgenbild normal groß, wenn auch bereits mit anderen Methoden ein systolischer Pumpfehler festgestellt werden kann (echokardiographisch oder angiographisch ermitteltes zu geringes Ejektionsvolumen). In der Regel fallen die Patienten mit dilativer Kardiomyopathie durch ein überwiegend links oder allseits stark vergrößertes Herz auf, ohne daß sie zunächst eine Lungenstauung zeigen (Abb. 221).

Geht die dilative Kardiomyopathie über in die kongestive Kardiomyopathie also in das Stadium der Dekompensation, so sind neben der erkennbaren Herzdilatation die typischen Zeichen der Lungenstauung nachweisbar (Abb. 222). Man findet die Stadien des interstitiellen bis hin zum intraalveolären Ödem sowie Ergußbildungen in den Lymphspalten, Interlobärspalten und Pleuraräumen.

158 Sonstige Herzerkrankungen

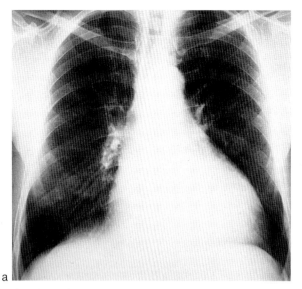
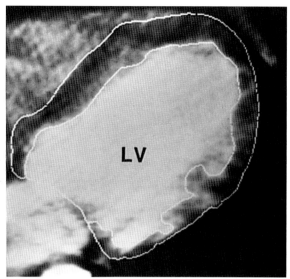

Abb. 221 Dilative Kardiomyopathie.
a Überwiegend linksventrikulär dilatiertes Herz mit erheblicher Linksverbreiterung im Übersichtsbild, keine Lungenstauung.
b Morphologie der dilativen Kardiomyopathie im axialen CT.

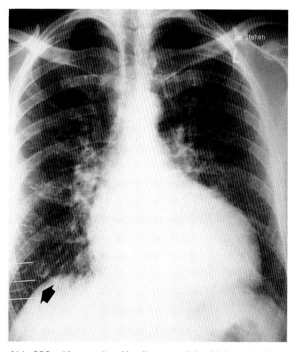
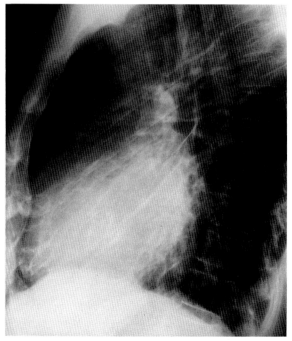

Abb. 222 Kongestive Kardiomyopathie. Linksverbreiterung des Herzens bei überwiegend linksventrikulär dilatiertem Herz. Beginnende Vorhofvergrößerung. Deutliche Zeichen der Lungenstauung mit interstitieller Flüssigkeitseinlagerung und hilärer Gefäßunschärfe. Rechts basal Kerley-Linien (Pfeil).

Es ist zur differentialdiagnostischen Abgrenzung erwähnenswert, daß diese Form der kongestiven Kardiomyopathie Endzustand aller anderen Kardiomyopathien sein kann.

Zur Darstellung der Herzmorphologie eignen sich weitere bildgebende Verfahren wie die Kardio-Computer-Tomographie und Magnetresonanz-Tomographie (s. dort), insbesondere dann, wenn der Patient echokardiographisch schlecht untersuchbar ist.

Angiokardiographie und Befunde des Herzkatheters

Angiographisch findet man eine vergrößerte Darstellung des linken und rechten Ventrikels mit entsprechend vergrößerten enddiastolischen und endsystolischen Volumina und erniedrigter Austreibungsfraktion. Typisch ist ein noch lange konstanter Füllungsdruck des linken Ventrikels. Kontrastmittelaussparungen vor allem im Bereich der Ventrikelspitze weisen auf wandständige Thromben hin. Vorsicht ist bei der kongestiven Form der Kardiomyopathie geboten, d. h. bei manifester oder anamnestisch angegebener Dekompensation, da durch die Kontrastmittelgabe die Herzinsuffizienz aggraviert werden und eine kontrastmittelinduzierte subendokardiale Ischämie resultieren kann.

Bei der Herzkatheteruntersuchung findet man bei der dilativen Form der Kardiomyopathie noch einen normalen enddiastolischen Füllungsdruck, während jedoch beim Übergang in die kongestive Form der Kardiomyopathie der enddiastolische Füllungsdruck erhöht ist.

Differentialdiagnose

- sekundäre Kardiomyopathien (insbesondere alkoholtoxische Kardiomyopathie, Schwangerschaftskardiomyopathie, Myokarditis)
- koronare Herzerkrankung und -insuffizienz

Hypertrophe Kardiomyopathie

Ätiologie und pathologische Anatomie

Der hypertrophischen Kardiomyopathie liegt eine ätiologisch unklare hypertrophiebedingte Verdickung der Ventrikelmuskulatur zugrunde (Abb. 223), mit oder ohne linksventrikuläre Ausflußbahnobstruktion (HOCM = hypertrophe obstruktive Kardiomyopathie gegenüber hypertropher nichtobstruktiver Kardiomyopathie, HNCM). Die hypertrophe obstruktive Kardiomyopathie geht mit einem intraventrikulären Druckgradienten einher. Wegen der in der Regel überproportionalen Verdickung des Septums gegenüber der freien Wand wurde für die HOCM auch die Bezeichnung asymmetrische Septumhypertrophie (ASH) verwendet. Eine früher gebräuchliche Bezeichnung war ferner die idiopathische hypertrophische Subaortenstenose (IHSS), die aufgegeben werden sollte, da sie nur einen Subtyp der hypertrophischen Kardiomyopathie mit Obstruktion darstellt. Die hypertrophe Wandverdickung findet sich zwar am häufigsten im Mittelteil des Ventrikelseptums, so daß damit die Ausflußbahn des linken Ventrikels deutlich verengt ist und ein intraventrikulärer Druckgradient entsteht, es findet sich jedoch die Hypertrophie des Myokards auch im Bereich der freien Ventrikelwand sowie lediglich beschränkt auf die apikale Region des linken Ventrikels. Gelegentlich kann eine generalisierte Hypertrophie oh-

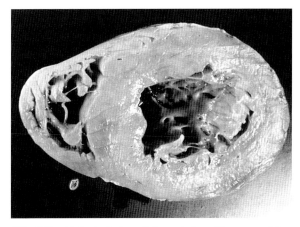

Abb. 223 Pathologisches Präparat eines Herzens mit hypertropher Kardiomyopathie im Querschnitt. Man erkennt die erhebliche Verdickung des Septums und der freien Wand des linken Ventrikels.

ne Asymmetrie vorliegen, sowie eine Hypertrophie des rechten Ventrikels ebenfalls mit Obstruktion. Häufig vergesellschaftet mit der hypertrophischen obstruktiven Kardiomyopathie ist eine pathologische Vorwärtsbewegung des anterioren Mitralsegels in der Systole, wobei hier ein sicheres morphologisches Substrat noch fehlt und dieses Phänomen wahrscheinlich rein hämodynamischen Ursprunges ist. So ist der sog. Venturi-Effekt eine mögliche Erklärung, der besagt, daß aufgrund der hohen Flußgeschwindigkeit ein Unterdruck mit Saugwirkung auf das vordere Mitralsegel entsteht. Man erkennt ferner in seiner Höhe eine Verdickung (Fibrose) des ventrikulären Septumendokards, vermutlich ein Abdruck des vorderen Mitralsegels.

Histologisch findet man eine exzessive Hypertrophie der einzelnen Herzmuskelzellen mit erheblich vermehrtem Querdurchmesser und einem irregulären Faserverlauf (wirbelartig). Diese für die hypertrophe Kardiomyopathie nicht spezifische Veränderung in der Anordnung der Myokardfasern ist jedoch im Rahmen einer Endomyokardbiopsie ein unterstützender Hinweis.

Pathologische Hämodynamik

Die Herzen mit hypertropher Kardiomyopathie zeichnen sich durch einen sogenannten diastolischen Compliance-Fehler aus, also durch eine reduzierte Dehnbarkeit der Ventrikelmuskulatur in der Diastole. Dementsprechend ist meist der enddiastolische Druck erhöht. Bei vorliegender Obstruktion leidet der linke Ventrikel ferner unter einer Drucküberlastung. Gegenüber anderen drucküberlasteten Ventrikeln ist das Ausmaß der Hypertrophie jedoch überproportional. Das endsystolische und enddiastolische Ventrikelvolumen ist im Normbereich oder verkleinert. Durch den Einsatz der Kammerhypertrophie ist mit Ausnahme weit fortgeschrittener Stadien das Schlagvolumen in Ruhe normal. Erwähnenswert ist, daß trotz zunehmender kardialer Dekompensation diese Herzen nie zu einer Dilatation des linken Ventrikels führen, es sei denn postoperativ nach Myektomie. Häufig findet man bei der HOCM eine Mitralinsuffizienz, diese ist in der Mehrzahl funktionell bedingt durch Verziehungen des Klappenapparates oder morphologisch durch eine Fehlstellung der Papillarmuskel.

Klinik in Stichworten

Symptome:
- Dyspnoe
- Palpitationen
- Herzschmerzen

Auskultation:
- abgeschwächter 1. Herzton
- lautes mittelfrequentes spätsystolisches, vom 1. Herzton abgesetztes Geräusch mit p.m. über dem 4. ICR linksparasternal
- Lautstärke des Geräusches abhängig vom Grad der Obstruktion, zunehmend unter Nitroglycerin, Digitalis oder Valsalva-Versuch, abnehmend unter Betablocker-Therapie

Echokardiographie

M-mode-Echokardiographie (Abb. 224 und 225):
- asymmetrische Septumhypertrophie, Verhältnis von Septum zur Hinterwand größer als 1,3
- SAM = systolische Vorwärtsbewegung (systolic anterior motion) des vorderen Mitralsegels (obligat)

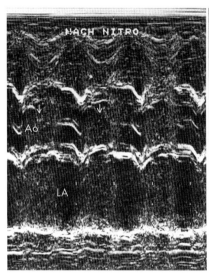
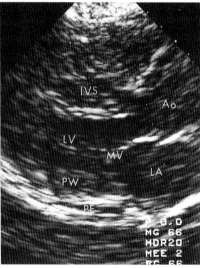

Abb. 224 Hypertrophe obstruktive Kardiomyopathie. Nachweis einer Inzisur der Aortenklappen im M-mode-Echokardiogramm (linke Bildhälfte) bei Anlotung im linksparasternalen Längsschnitt (rechte Bildhälfte), die nach Nitroglycerin besonders stark hervortritt.
IVS = interventrikuläres Septum, PW = Hinterwand, PE = Perikarderguß, LA/LV = linker Vorhof/Ventrikel, MV = Mitralklappe, AV = Aortenklappe.

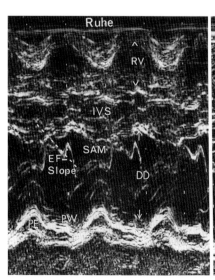
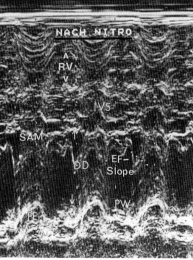

Abb. 225 Hypertrophe obstruktive Kardiomyopathie. M-mode-Echokardiogramm. Darstellung der Mitralklappe in Ruhe und nach Nitroglycerin mit Nachweis der pathologischen systolischen Vorwärtsbewegung des Mitralsegels (SAM), die unter Nitroglycerin verstärkt wird. Gleichzeitig erkennbar der EF-Slope, der nach Nitroglycerin abflacht als Ausdruck der starken Compliance-Verminderung des linken Ventrikels. Erkennbar ist die Septumverdickung im Vergleich zur Hinterwandverdickung (IVS/PW). Auch das Myokard des rechten Ventrikels (RV) ist verdickt, und das Lumen nimmt nach Nitroglycerin stark ab.
DD = diastolischer Durchmesser, PE = Perikarderguß.

- Inzisur der Aortenklappe (fakultativ), in Abhängigkeit vom Gradienten
- zum Teil RV-Hypertrophie

2D-Echokardiographie (Abb. 226–228):
- Septumhypertrophie: bei linksparasternaler Anlotung im Querschnitt Darstellung der Verteilung der Hypertrophie
- Bananenform des linken Ventrikels durch Septumhypertrophie im apikalen 4-Kammerschnitt

CW-Doppler-Echokardiographie (Abb. 229 und 230):
- Nachweis der Ausflußbahnobstruktion durch Anlotung des linksventrikulären Ausflußtraktes von apikal mit Flußgeschwindigkeiten, die ihr Maximum in der Spätsystole erreichen. Gradientenbestimmung nach der Bernoulli-Formel (s. dort)
- Nachweis einer Mitralinsuffizienz. Die Differenzierung zur linksventrikulären Ausflußbahnobstruktion gelingt durch den Nachweis eines früheren Anstiegs der Flußgeschwindigkeit
- Verstärkung der Effekte durch sublinguale Nitroglyceringabe (1,6 mg) oder Belastung

Farb-Doppler-Echokardiographie (Abb. 231, s. Farbtafel VI):
- pathologischer linksventrikulärer Einstrom mit Nachweis zum Teil hoher Flußgeschwindigkeiten durch die diastolische Compliance-Störung des linken Ventrikels und dadurch bedingter, hoher Gradientenbildung.
- Turbulenzdarstellung hinter dem SAM im LV-Ausflußtrakt

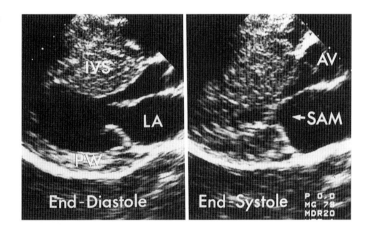

Abb. 226 Hypertrophe obstruktive Kardiomyopathie. Linksparasternaler Längsschnitt des linken Ventrikels mit Darstellung einer deutlichen Septumhypertrophie (IVS) im Vergleich zur Hinterwand (PW) in Enddiastole und Endsystole mit Darstellung der Vorwärtsbewegung des Mitralsegels (SAM). Gleichzeitige Darstellung der Aortenklappe (AV).

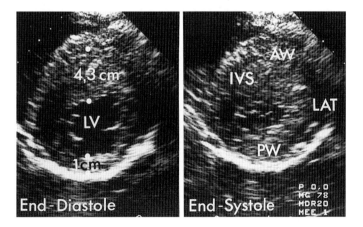

Abb. 227 Hypertrophe obstruktive Kardiomyopathie. Linksparasternaler Längsschnitt des linken Ventrikels (LV) mit Darstellung der massiven Hypertrophie (4,3 cm) des interventrikulären Septums (IVS), der Vorderwand (AW) und der Lateralwand (LAT).

162 Sonstige Herzerkrankungen

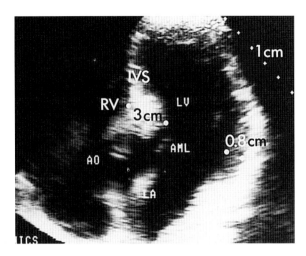

Abb. 228 Hypertrophe obstruktive Kardiomyopathie. Apikaler RAO-Schnitt mit Darstellung einer massiven Septumhypertrophie (IVS) von 3 cm bei normaler Hinterwanddicke (0,8 cm). LA/LV = linker Vorhof/Ventrikel, Ao = Aorta, RV = rechter Ventrikel.

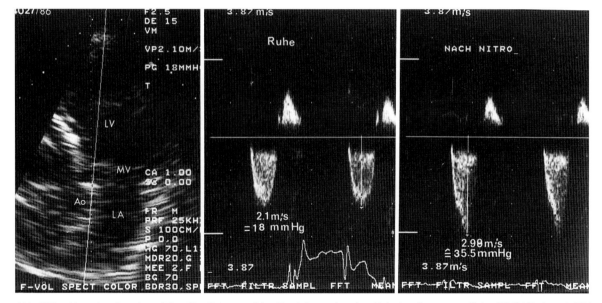

Abb. 229 Hypertrophe obstruktive Kardiomyopathie. Zweidimensionales Echokardiogramm (linke Bildhälfte) und CW-Doppler-Kurve (Mitte) in Ruhe und nach Nitroglycerin-Applikation von 1,6 mg (rechte Bildhälfte). Die noch normalen Flußkurven mit leichter Überhöhung der Geschwindigkeit zeigen nach Nitroglycerin ein spätsystolisches Maximum und bei Benutzung der modifizierten Bernoulli-Gleichung einen maximalen Gradienten von ungefähr 36 mmHg. LA/LV = linker Vorhof/Ventrikel, MV = Mitralklappe, Ao = Aorta.

Primäre Kardiomyopathien 163

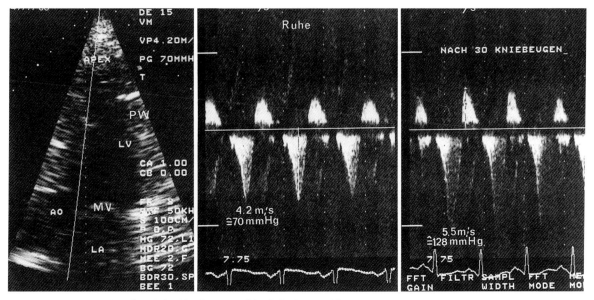

Abb. 230 Hypertrophe obstruktive Kardiomyopathie. Apikales zweidimensionales Echokardiogramm mit eingezeichneter CW-Anlotung in Ruhe und nach Belastung. Das spätsystolische Maximum der CW-Flußkurve mit einem Gradienten von 70 mmHg nimmt auf 128 mmHg zu, entsprechend einer Flußgeschwindigkeit von 5,5 m/s. Typisch ist das spätsystolische Maximum in beiden Flußkurven. LA/LV = linker Vorhof/Ventrikel, MV = Mitralklappe, Ao = Aorta, PW = Hinterwand.

Konventionelle Röntgenuntersuchung

Das Herz der hypertrophen Kardiomyopathie mit oder ohne Obstruktion zeigt im Röntgenbild keine typischen Veränderungen. In etwa der Hälfte der Fälle ist der Herz-Thorax-Quotient normal groß (Abb. 232), in späten Stadien links verbreitert mit Zeichen der pulmonal-venösen Stauung. Wie man aus echokardiographischen, computertomographischen und angiographischen Vergleichsuntersuchungen weiß, ist eine röntgenologisch erhebliche Vergrößerung des Herzens nicht immer Folge der Dilatation der Ventrikel, sondern allein der Hypertrophie der Muskulatur und Dilatation der Vorhöfe (Abb. 233).

Zur überlagerungsfreien Darstellung der Morphologie sind die bildgebenden Verfahren Kardiocomputertomographie und Magnetresonanztomographie geeignet.

Angiokardiographie und Befunde des Herzkatheters

Bei der Ventrikulographie sieht man die Veränderungen der hypertrophen Kardiomyopathie am deutlichsten in der Seitprojektion. Man erkennt die Lokalisation der Wandverdickung durch eine Einengung des Ventrikelkavums (apikal, mittventrikulär, konzentrisch oder typischerweise subaortal). Bei den subaortalen Formen findet man eine ausgeprägte Vorwölbung des Septums in den Ausflußtrakt des linken Ventrikels. Im Bereich der Stenose kann es zu einer Kontrastmittelaussparung kommen.

Die Druckmessungen beim Herzkatheter ergeben einen intraventrikulären Drucksprung meist im Übergang zwischen subaortalem und mittlerem Drittel des linken Ventrikels oder auch medioventrikulär oder weiter apikal. Spezifisch ist ein Broken-borough-Phänomen, d. h. postextrasystolischer LV-Druckanstieg in der Spitze und Abfall im LV-Ausflußtrakt bzw. Aorta. Der enddiastolische Druck sowie die Vorhofdrucke sind meist erhöht. Zur Provokation wird Alupent verwandt.

Differentialdiagnose

- supravalvuläre, valvuläre, subvalvuläre Aortenstenose
- arterielle Hypertonie
- Sportlerherz
- Mitralinsuffizienz
- infundibuläre Pulmonalstenose bei rechtsseitiger Hypertrophie

Obliterative Kardiomyopathie

Häufige Synonyma: restriktive oder konstriktive Kardiomyopathie

Ätiologie und pathologische Anatomie

Die beiden wichtigsten Erkrankungen, die zu dieser Kategorie gehören, sind die Endomyokardfibrose, eine weitgehend auf den afrikanischen Kontinent beschränkte Erkrankung sowie die Endocarditis fibroplastica Löffler. Bei beiden ist die Ätiologie bisher nicht geklärt. Morphologisch ist das Herz dickwandig und der Ventrikelinnenraum durch die

164 Sonstige Herzerkrankungen

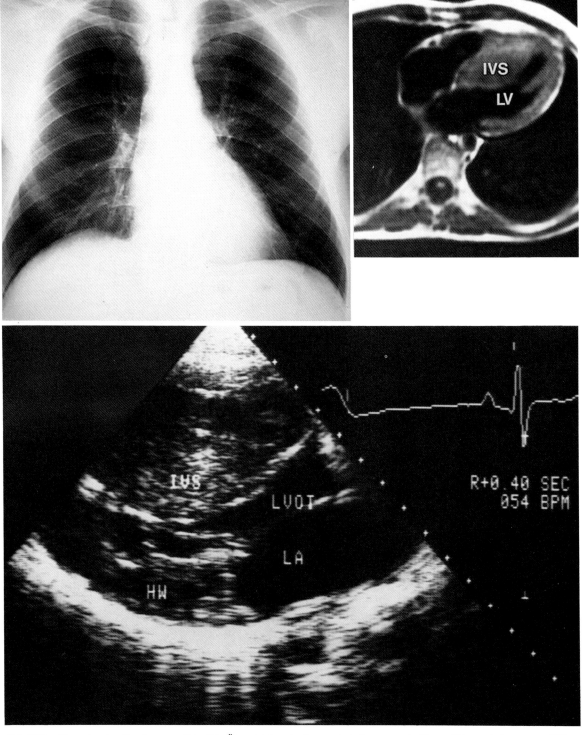

Abb. 232 Hypertrophe Kardiomyopathie. Die Übersichtsaufnahme zeigt eine normale Herzgröße und einen unauffälligen Lungenbefund. Im Magnetresonanztomogramm und im zweidimensionalen Echokardiogramm Nachweis der asymmetrischen Septumhypertrophie.

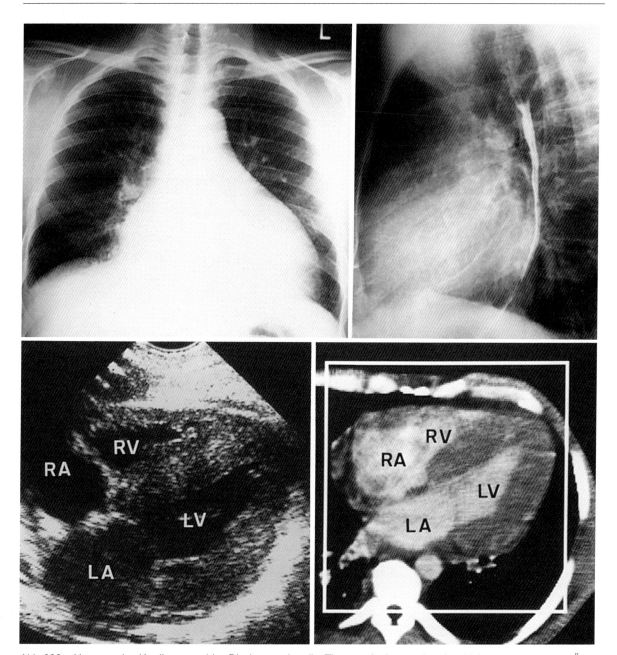

Abb. 233 Hypertrophe Kardiomyopathie. Die konventionelle Thoraxaufnahme zeigt eine Linksverbreiterung im Übersichtsbild und Einengung des Retrokardialraumes im Seitbild aufgrund der erheblichen Linksherzvergrößerung. Ausweislich des Echokardiogramms und der Computertomographie erkennt man, daß die Herzvergrößerung auf die erhebliche Hypertrophie der linksventrikulären Kammerwand zurückgeführt werden muß. RA, LA = rechter, linker Vorhof, RV, LV = rechter, linker Ventrikel.

massive Verdickung des Endokards stark reduziert. Die Endokardverdickung erstreckt sich auch auf die Papillarmuskeln und Sehnenfäden, wodurch die Funktion der AV-Klappe schwer beeinträchtigt wird.

Histologisch besteht das verdickte Endokard bei der Endomyokardfibrose aus dichtem hyalinartigen Kollagen, in dem sich Verkalkungsherde finden können. Das fibrotische Gewebe kann in Form von Septen zwischen die Myokardfasern eindringen. Bei der Endocarditis fibroplastica Löffler enthält das verdickte Endokard histologisch elastische Fasern sowie gelegentlich aus eosinophilen Granulozyten bestehende Infiltrate. Auch hier ist zur Diagnosestellung ebenso wie bei der dilativen und hypertrophen Kardiomyopathie die Endomyokardbiopsie von richtungsweisendem Stellenwert.

Pathologische Hämodynamik

Hämodynamisch führen die Endomyokardfibrosen zu einer Füllungsbehinderung der betroffenen Herzkammer, ähnlich der Pericarditis constrictiva. Als Folge des erhöhten Füllungsdruckes auf linksventrikulärer Seite kommt es zur chronischen Lungenstauung mit sekundärer pulmonaler Hypertonie und auf rechtsventrikulärer Seite zur Leberstauung mit Aszites und prätibialen Ödemen. Die systolische Myokardfunktion ist in der Regel nicht oder nur leicht eingeschränkt.

Klinik in Stichworten

Symptome:
- Zeichen der Lungenstauung mit Dyspnoe bei linksventrikulären Endomyokardfibrosen
- Hepatosplenomegalie und Aszites bei rechtsventrikulären Formen
- Bluteosinophilie bei Endomyocarditis fibroplastica Löffler

Echokardiographie

M-mode-Echokardiographie

- Fehlen von typischen charakteristischen Zeichen und spezifischen Zeichen
- zum Teil Septum und Hinterwand verdickt, Amyloidose mit besonders dichter Echoreflektion
- bei fehlender Dilatation des Ventrikels gestörte systolische Kontraktion

Zweidimensionale Echokardiographie

- spezifisch: normal große Ventrikel mit gestörter systolischer Kontraktion
- deutliche Vergrößerung des rechten und linken Vorhofs
- Auskleidung der Spitze des rechten Ventrikels, gelegentlich des linken Ventrikels mit thrombotischem Material, entsprechend dem angiographischen Bild der Amputation des Ventrikels bei der Endomyokardfibrose (s. Abb. 178)
- besonders echogene Struktur der Herzwände bei Amyloidose
- Verdickung des interatrialen Septums auf mehr als 1 cm als obligates Zeichen bei Amyloidose

Gepulste Doppler-Echokardiographie

- pathologische Einstromdarstellung in den rechten Ventrikel, am besten geeignet die Anlotung der V. hepatica
- kurzer systolischer und diastolischer Ausstrom in den rechten Ventrikel mit noch bestehender Flußbeschleunigung während der Inspiration. Diese Flußbeschleunigung fehlt bei der Pericarditis constrictiva

CW-Doppler-Untersuchung

- Nachweis einer Trikuspidal- oder Mitralinsuffizienz

Farb-Doppler-Echokardiographie

- Nachweis einer Insuffizienz der Mitral- oder Trikuspidalklappen

Konventionelle Röntgenuntersuchung

Auch bei der obliterativen Kardiomyopathie fehlt das charakteristische Röntgenbild (Abb. 234). Auffallend ist die Diskrepanz zwischen der Schwere der klinischen Stauungsinsuffizienz und der Größe des Herzens im Röntgenbild. Aufgrund der Füllungsbehinderung können jedoch die vergrößerten Vorhöfe einen Hinweis geben. Die Zeichen der chronischen Lungenstauung sind praktisch immer vorhanden, gelegentlich finden sich auch Pleuraergüsse. Auf konventionellen Tomographien oder besser noch im CT können sich bei chronischen Formen der Endomyokardfibrose diffuse Endokardverkalkungen finden, die von Verkalkungen des Perikard bei chronisch konstriktiver Perikarditis zu trennen sind.

Angiokardiographie und Befunde des Herzkatheters

Die Angiographie des rechten und linken Herzens zeigt charakteristische Befunde. Bei der linksventrikulären Endomyokardfibrose ist der linke Ventrikel klein, rundlich konfiguriert und im Bereich der Herzspitze finden sich endokardiale Auflagerungen, die die Herzspitze obliterieren. Die Angiographie des rechten Ventrikels zeigt eine schlauchförmige Kammer und charakteristische Lakunen im Bereich der obliterierten Herzspitze. Die Ventrikulographien zeigen ferner den unterschiedlichen Schweregrad einer begleitenden Mitral- und Trikuspidalinsuffizienz.

Die Druckmessungen beim Herzkatheter ergeben eine deutliche Erhöhung der diastolischen Füllungsdrucke, wobei im Gegensatz zur Pericarditis constrictiva der linksseitige diastolische Druck stets höher ist als auf der rechten Seite. Charakteristisch ist ein „Dip-Plateau"-Phänomen in der Ventrikeldruckkurve.

Differentialdiagnose

- Pericarditis constrictiva
- sekundäre Kardiomyopathie (Amyloidoseherz, Glykogenoseherz)
- rheumatische Mitral- u. Trikuspidalfehler

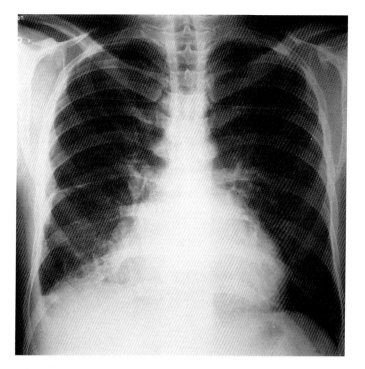
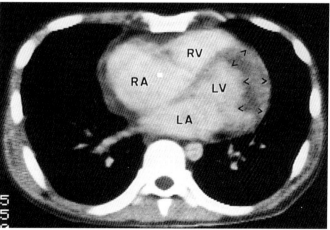

Abb. 234 Restriktive Kardiomyopathie. Im Übersichtsbild leicht vergrößerter linker Ventrikel. Nebenbefundlich Pleuraerguß rechts sowie eine Minderbelüftung des rechten Mittellappens. Im axialen Computertomogramm ist eine hypodense fibrothrombotische Auflagerung im Spitzenbereich des linken Ventrikels erkennbar.

Sekundäre Kardiomyopathien

Da die Ursachen äußerst vielfältig sind mit entsprechender unterschiedlicher klinischer Symptomatik, soll auf eine systematische, detaillierte Darstellung in diesem Rahmen verzichtet werden. Aus Tab. 39 geht die ätiologische Klassifizierung der sekundären Kardiomyopathien hervor.

Schwerpunktmäßig soll auf einige Erkrankungen kurz eingegangen werden.

Infektiöse Myokarditis

Gerade bei den bakteriellen Infektionen ist nicht nur allein das Myokard, sondern auch das Endokard (Klappen) betroffen, wobei insbesondere die akute Endomyokarditis mit noch virulenten Erregern auf vormals gesunden Herzklappen außerordentlich schnell voranschreitende Klappendestruktionen verursacht und im Röntgenbild zu herzfehlerbedingten Herzinsuffizienzen verschiedener Schweregrade führen kann.

Rheumatische Myokarditis

Auch bei dieser Erkrankung gilt in der Regel, daß durch den Rheumatismus das gesamte Herz von der Entzündung betroffen wird und man am besten von einer rheumatischen Karditis spricht. Eine im Röntgenbild erkennbare Herzvergrößerung kann Folge einer Dilatation der Herzkammern oder aber auch Folge eines Perikardergusses sein. Eine Lungenstauung kann nach Verlauf hinzutreten.

Tabelle 39 Ätiologische Klassifizierung der sekundären Kardiomyopathien (nach Schettler 1980).

Myokarditis
- Virus: Coxsackie B und A, Echo-Virus, Influenza, infektiöse Mononukleose, Poliomyelitis, Mumps, Masern, Pocken, Varizellen, Psittakose, Lymphogranuloma venereum, Herpes simplex, Zytomegalievirus, infektiöse Hepatitis, Gelbfieber
- Bakterien: Diphtherie, Sepsis
- Protozoen: Trypanosoma cruzi (Chagas-Krankheit), Toxoplasmose, Amöbiasis, Malaria, Leishmaniosis
- Parasiten: Trichinen, Echinokokken, Askariden
- Spirochäten: Syphilis, Leptospirosen

Kollagenosen
- Rheumatisches Fieber
- Lupus erythematodes disseminatus
- Dermatomyositis
- Sklerodermie
- Spondylarthritis ankylopoetica
- Primär chronische Polyarthritis

Hyperergische Kardiomyopathien
- Medikamente, z. B. Penicillin, Phenylbutazon, Aureomycin, Antituberkulostatika, Reserpin
- Postvakzination
- Postkardiotomiesyndrom
- Postinfarktsyndrom

Toxische Kardiomyopathien
- Alkohol
- Medikamente
  • Zytostatika z. B.
  • trizyklische Antidepressiva z. B.
- Urämie
- CO-Vergiftung

Stoffwechsel- und endokrine Erkrankungen
- Hyperthyreose
- Hypothyreose
- Akromegalie
- Phäochromozytom
- Diabetes mellitus
- Hämochromatose
- Amyloidose
- Speicherkrankheit
  • Lipoidosen
  • Glykogenosen

Neuromuskuläre Erkrankungen
- Friedreich-Ataxie
- Myotonische Muskeldystrophie
- Progressive Muskeldystrophie
- Myasthenia gravis

Neoplastische Kardiomyopathien
- Primäre und metastatische Neoplasmen
- Lymphatische und myeloische Leukämie

Granulomatöse Kardiomyopathie: Sarkoidose

Kardiomyopathien aus physikalischen Ursachen
- Therapie mit ionisierenden Strahlen
- Elektroschock
- Hitzschlag
- Herztraumen

Puerperale Kardiomyopathie

Ernährungsstörungen
- Beriberi
- Kwashiorkor
- Pellagra
- Skorbut

Postkardiotomiesyndrom

Auch postoperativ ist am Herzen mit entzündlichen Veränderungen zu rechnen. Das Postkardiotomiesyndrom tritt 4–21 Tage nach der Operation auf.

Röntgenologisch zeigt es Pleuraergüsse und eine Herzvergrößerung, die sowohl Folge einer myogenen Dilatation als auch Folge eines Perikardergusses sein kann. Das Wissen um dieses Syndrom ist insbesondere wichtig, um in der postoperativen Phase eine frühe Insuffizienz von der entzündlichen Vergrößerung der Herzhöhlen zu unterscheiden.

Alkoholtoxische Kardiomyopathie

Pathophysiologisch ähnelt die alkoholische Myokardiopathie der kongestiven Kardiomyopathie.

Röntgenologisch findet man ein großes und dilatiertes Herz mit Lungenstauung und Pleuraergüssen. Sie ist eine wesentliche Differentialdiagnose in Abgrenzung zu degenerativ bedingten bzw. koronarbedingten Myokarderkrankungen. Dabei sollte man auf den Begriff der ischämischen Kardiomyopathie gänzlich verzichten und die durch Koronarinsuffizienz bedingte Herzinsuffizienz als eigenständiges Krankheitsbild ansehen.

Amyloidose-Kardiomyopathie, Glykogenspeicherkrankheit des Herzens

Diese beiden Stoffwechselkrankheiten Amyloidose und Glykogenose sind insofern erwähnenswert, als sie unter dem Bild einer obliterativen Kardiomyopathie ablaufen können.

Im Echokardiogramm findet man eine Verdikkung des Myokards mit verstärkter Reflexion, vergrößerten Vorhöfen und kleinen Ventrikeln. Ein spezifisches Zeichen ist ein verdicktes interatriales Septum.

Perikard

Anatomie
Ebenso wie die Pleura besitzt auch das Perikard ein viszerales und ein parietales Blatt. Die Pars diaphragmatica ist kaudal des Herzens fest mit dem Zwerchfell verbunden. Kranial setzt das Perikard an der Aorta und der A. pulmonalis an, wobei die Umschlagstelle teilweise bis zu den Gefäßteilungen hinaufreichen kann. Ventral ist das Perikard mit dem Sternum fibrös verbunden, auf beiden Seiten grenzt die Pleura mediastinalis an das Perikard. Das Cavum pericardii enthält normalerweise 30–50 ml Flüssigkeit.

Perikardzysten und -divertikel

Ätiologie und pathologische Anatomie

Perikardzysten sind flüssigkeitsgefüllte Gebilde, die im Herzbeutel oder in der unmittelbaren Nachbarschaft des Perikards liegen. Sie können angeboren oder erworben sein. Eine Kommunikation mit der Herzbeutelflüssigkeit besteht nicht (Abb. 235). Erworbene Perikarddivertikel kommen durch gesteigerten intraperitonealen Druck (seröse Hernien) oder durch Narbenzug von außen zustande (Traktionspulsionsdivertikel) oder als abgekapselte Perikardergüsse und besitzen eine direkte Verbindung mit der Herzbeutelhöhle.

Während die Zysten meist im rechten Herzzwerchfellwinkel sitzen, befinden sich die Divertikel meist an der Herzaußenfläche über dem rechten Vorhof oder im linken Herzzwerchfellwinkel.

Pathologische Hämodynamik

Hämodynamische Rückwirkungen der Perikardzysten und der Divertikel sind nicht beschrieben.

Klinik in Stichworten

Symptome:
- häufig durch Zufallsbefunde erkannt
- selten Beschwerden
- vereinzelt Druck hinter dem Sternum
- Divertikel sind als benigne anzusehen
- Zysten zu entfernen, da Gefahr der malignen Entartung

Echokardiographie

M-mode-Echokardiographie
- diagnostisch unbedeutend

Zweidimensionale Echokardiographie

Nachweis von Zusatzräumen ohne Kommunikation mit den Kammern oder Vorhöfen, meist im Bereich des rechten Ventrikels, mit geringer echogener Flüssigkeit gefüllt. Nachweis von pulssynchronen Bewegungen; unter Ultraschallkontrolle kann eine Punktion durchgeführt werden.

Konventionelle Röntgenuntersuchung

Auf der Thoraxaufnahme finden sich meist rundliche scharf begrenzte Verschattungen, die vom Herzen nicht abzutrennen sind. Da sich die Läsionen vom Herzen nicht frei projezieren lassen, ist hier der Befund einer Deformierung oder Verbreiterung der Herzkontur oder des Mediastinums wesentlich. Wenn es sich nicht um eine sehr prall gefüllte Zyste oder Divertikel handelt, so läßt sich eine Verformbarkeit zwischen Inspiration und Exspiration nachweisen. Als weiterführende Diagnostik ist auf die Kardiocomputertomographie hinzuweisen, die den Zysten oder Divertikelcharakter oder auch die Abgrenzung zum Tumor besser vermag und die topographischen Beziehungen erkennen läßt (s. dort).

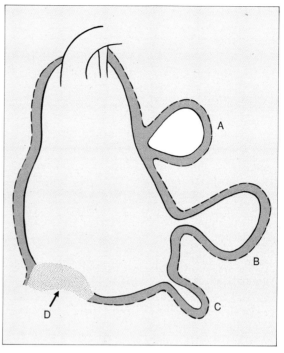

Abb. 235 Schematische Darstellung von Perikarddivertikeln und Perikardzysten (nach Peräsalo, 1953 in Krayenbühl 1981).
A = Perikardzyste, B, C = Perikarddivertikel, D = Perikarddefekt.

Differentialdiagnose

- Peri- und parakardiale Fettbürzel und Lipome (links häufiger als rechts)
- Mediastinal-, Zwerchfell-, Perikard- und Pleuratumoren (rasches Größenwachstum)
- teratomatöse und parasitäre Zysten
- Herzwandaneurysmen
- hilusnahe Tumoren
- ösophagogastrische Hernien
- Zwerchfellhernien
- Megaösophagus
- Ösophagusachalasie

Perikarditis

Ätiologie und pathologische Anatomie

Die Perikarditis kann entweder als fibrinöse Form und damit als trockene Karditis verlaufen oder auch als exsudative Variante mit Erguß. Die lebensbedrohliche Form stellt eine ergußbedingte Herzbeuteltamponade dar. Eine akute Perikarditis heilt in der Mehrzahl der Fälle mit Verklebungen der Perikardblätter und Adhäsionen mit den das Herz umgebenden Strukturen ab. In wenigen Fällen entwickelt sich das klinische Bild einer chronischen Perikarditis ohne Konstriktion, die durch chronische Ergüsse, zunehmende Verschwielung und auch partiell Verkalkungsstrukturen charakterisiert ist.

170 Sonstige Herzerkrankungen

Wenn dieses Krankheitsbild mit belanglosen Adhäsionen einhergeht, bezeichnet man es als chronische adhäsive Perikarditis (Accretio pericardii).

Die Ätiologie einer akuten bzw. chronischen Perikarditis ist vielfältig (Tab. 40 und 41). Auch die Ursachen einer Herztamponade, einer akuten Flüssigkeitsbildung im Perikard über 200–300 ml, sind komplex (Tab. 42).

Pathologische Hämodynamik

Kommt es bei einem akuten Perikarderguß zu einer intraperikardialen Druckzunahme, so nimmt das Schlagvolumen ab und die Herzfrequenz zu. Der arterielle Systemdruck sinkt und die Blutdruckamplitude wird kleiner. Etwa ab 20 mm Hg Drucksteigerung im Perikardraum ist eine Ventrikelfüllung nicht mehr möglich. Ab einer Flüssigkeitsmenge von 200–300 ml im Perikard kann es zu einer Herzbeuteltamponade kommen, die lebensbedrohlich ist.

Der Zustrom zum rechten Vorhof wird darüber hinaus reduziert. Durch die Behinderung des Vorhofeinstromes kommt es ferner zu einer Minderdurchblutung der Lungen.

Chronische Perikarditiden mit fibrinösen chronischen Entzündungen oder begrenzten chronischen Ergußbildungen zeigen keine Rückwirkungen auf die Hämodynamik.

Klinik in Stichworten

Symptome:
Herzbeuteltamponade
– lebensbedrohlich
Größerer Perikarderguß
– Tachykardie und Blutdruckabfall
– Druckgefühl in der Herzgegend, atem- und lageabhängige Schmerzen
– Angst und Unruhezustände
– Dyspnoe
– Schwindelerscheinungen durch arteriellen Blutdruckabfall
– Symptome des Grundleidens
Chronische Perikarditis ohne Kompression
– Symptome der Grundkrankheit stehen im Vordergrund

Auskultation:
– Perikardreiben (hochfrequentes kratzendes Geräusch systolisch-diastolisch) atem- und lageabhängig; Perikardreiben bei größerer Ergußbildung schwächer
– bei großen Ergüssen Herztöne abgeschwächt

Echokardiographie

M-mode-Echokardiographie (Abb. 237)

Nachweis von einem echofreien Raum zwischen Epikard und Perikard. Die unterschiedlichen Formen sind in Abb. 236 wiedergegeben.

Tabelle 40 Übersicht oder Ursachen akuter Perikarditiden.

- Idiopathische Perikarditis
- Infektiöse Perikarditis (Tuberkelbakterien, pyogene Erreger, Viren, Rickettsien, Pilze, Parasiten, Spirochäten usw.)
- Perikarditis bei Herzinfarkt
- Allergische Perikarditis (Postkardiotomie-Syndrom, Postmyokardinfarkt-Syndrom, Arzneimittelallergie usw.)
- Rheumatische Perikarditis
- Perikarditis bei sog. Kollagenkrankheiten (primärchronische Polyarthritis, Morbus Reiter, Morbus Sjögren, Morbus Felty, Morbus Bechterew, Lupus erythematodes disseminatus, Sklerodermia diffusa, Dermatomyositis, Panarteriitis nodosa)
- Perikarditis bei Stoffwechselstörungen (renale Insuffizienz, Addison-Krise, diabetisches Koma, Cholesterinperikarditis)
- Traumatische und postoperative Perikarditis
- Tumorperikarditis (einschließlich Befall des Perikards bei Leukosen und Myelom)
- Perikarditis bei Sarkoidose
- Perikarditis bei dissezierendem Aortenaneurysma
- Strahleneinwirkung auf das Perikard

Tabelle 41 Ursachen einer chronischen Perikarditis ohne Kompression des Herzens.

Chronisch idiopathischer Perikarderguß
Tuberkulöse Perikarditis
Pilzinfektionen des Perikards
Cholesterinperikarditis
Chyloperikard
Urämische Perikarditis
Neoplastische Perikarditis
Perikarditis bei Systemerkrankungen des Bindegewebes
Strahleneinwirkung im Bereich des Herzens

Tabelle 42 Ursachen einer Herztamponade.

Spezifische infektbedingte Perikarditis
Unspezifische (idiopathische) Perikarditis
Akute rheumatische Perikarditis
Perikard- und Herztumoren
Perforation oder Ruptur der Ventrikelwand
Thoraxtrauma
Antikoagulantientherapie bei Perikarditis
Perforation eines Aortenaneurysmas in das Perikard

Abb. 236 Darstellung der verschiedenen Formen des Perikardergusses nach Ausmaß und Form (nach Horowitz 1974).

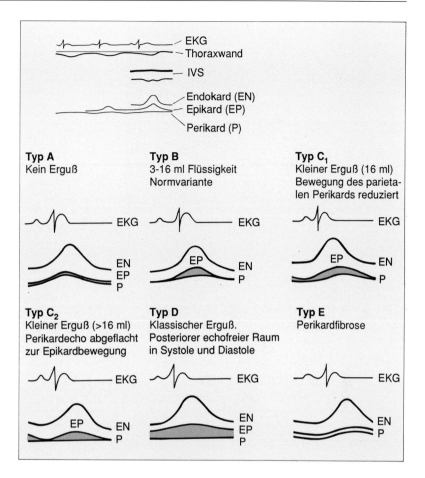

Abb. 237 Perikarderguß vor dem rechten Ventrikel und hinter dem linken Ventrikel mit einer Perikardergußmenge von 1000 ml. Bild des „swinging heart".

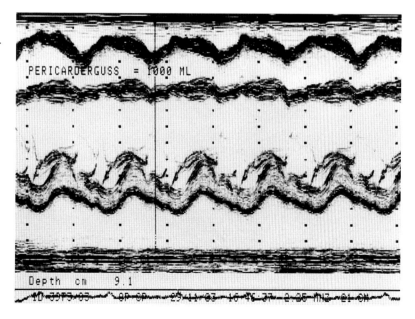

172 Sonstige Herzerkrankungen

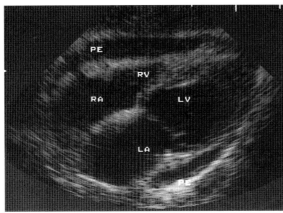

Abb. 238 Perikarderguß (PE) vor dem rechten Ventrikel und hinter dem linken Ventrikel unterhalb der Leber bei subkostaler Anlotung.

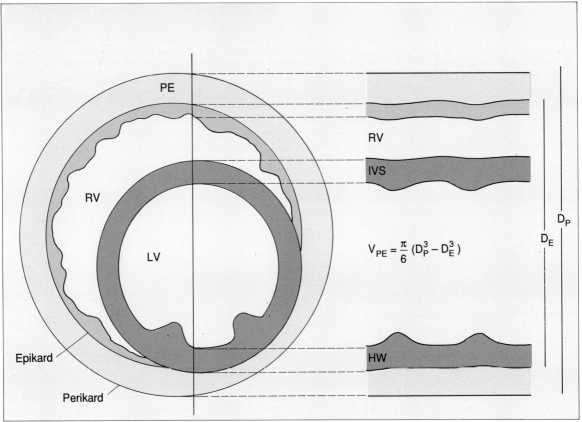

Abb. 239 Bestimmung der Perikardergußmenge. Systolisch wird der Durchmesser des Perikards (DP) und des Epikards (DE) bestimmt und nach Kubierung das Volumen des Perikardergusses (VPE) berechnet (nach Merx u. Mitarb. Dtsch. med. Wschr. 104 [1979] 19–21).

Zweidimensionale Echokardiographie

– Darstellung der freien Flüssigkeit zwischen Epikard und Perikard (Abb. 238)
– Darstellung der Verteilung der Flüssigkeit, die meist ausgedehnter im Bereich der Hinterwand als der Vorderwand ist
– Berechnung der Perikardflüssigkeit nach der Formel (Abb. 239)

Perikardflüssigkeit (ml) = $\frac{\pi}{6} (D_P^3 - D_E^3)$

(DP/DE = Perikard-/Epikarddurchmesser)
(nicht nach Operation anwendbar)

Fibrinöse Perikarditis

Ausbildung von Perikardsepten, die zu einer Abkammerung von Perikardräumen führen können (Abb. 240).

Perikardtamponade

Kollaps diastolisch des rechten Vorhofs oder rechten Ventrikels durch Entwicklung eines höheren intraperikardialen als intraventrikulären Druckes (Abb. 237 und 241).

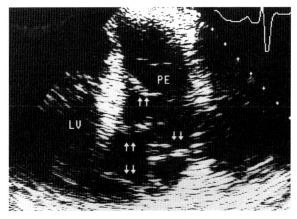

Abb. 240 Darstellung von Perikardsepten im Perikardraum (PE) bei fibrinöser Perikarditis hinter dem linken Ventrikel (LV).

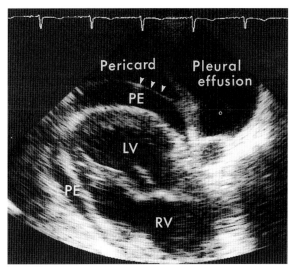

Abb. 241 Perikardpunktion bei Tamponade und Zeichen des „swinging heart" und gleichzeitig bestehendem großen Pleuraerguß. Vor dem linken Ventrikel ist der Perikarddrainagekatheter (Pfeile) zu erkennen.

Konventionelle Röntgenuntersuchung

Die reine fibrinöse Perikarditis ohne Erguß ist mit konventionell radiologischen Methoden (und auch computertomographisch) nicht nachweisbar. Eine Flüssigkeitsansammlung im Perikardraum, die 200 ml überschreitet, ist in der Regel im konventionellen Röntgenbild nachweisbar, eine Differenzierung in Hydro-, Hämo- oder Chyloperikard nur computertomographisch möglich.

Bei einer plötzlich eintretenden großen intraperikardialen Flüssigkeitsansammlung kommt es zu einer allseitigen Verbreiterung des Herzens (sogenannte „Boxbeutelform") mit spitzen Herzzwerchfellwinkeln, da dem Perikardsack keine Zeit zur Adaptation an das vermehrte intraperikardiale Volumen zur Verfügung stand. Aufgrund der Einflußstauung ist gelegentlich ein weiteres konventionell radiologisches Zeichen die Verbreiterung der oberen Hohlvene. Da der Blutdurchfluß durch die Lungen verkleinert wird, nimmt die Strahlentransparenz der Lunge zu und die Gefäßweite ab (Abb. 242).

Im Seitbild füllt ein großer Perikarderguß den Thorax vorn und hinten meist vollständig aus, wobei man ventral gelegentlich als weiteres konventionell radiologisch faßbares Zeichen die sogenannte epimyokardiale Fettlinie sieht, eine sichelförmige transparente Zone zwischen Epikard- und Perikarderguß.

Entwickelt sich der Perikarderguß eher chronisch und verursacht keine Einflußstauung, so zeigt das Herz eine globale Vergrößerung mit einer Ausfüllung der Herzbucht und einer eher schmalen Aorta als auffälliger Kontrast zu dem breiten Herzschatten. Die Herzzwerchfellwinkel sind beidseits groß und stumpf. Ferner fehlen aufgrund der fehlenden intraperikardialen Drucksteigerung die Zeichen der oberen Einflußstauung. Beim serofibrinösen bzw. hämorrhagischen Perikarderguß der terminalen Niereninsuffizienz findet man nicht das Bild der „transparenten Lunge", sondern ganz im Gegensatz dazu das Bild der „Fluid lung" im Sinne der Überwässerung der Lunge.

Angiokardiographie und Befunde des Herzkatheters

Die Verfügbarkeit von Thoraxröntgenbild, Echokardiographie und Computertomographie hat die Verwendung invasiver Maßnahmen wie die angiographische Abschätzung der Herzwand und äußeren Herzkontur zum Ergußnachweis überflüssig gemacht.

Intrakardiale Druckmessungen ergeben mit zunehmendem Anstieg des intraperikardialen Druckes erhöhte Vorhofdrücke bei entsprechend gesteigertem enddiastolischem Druck im rechten und linken Ventrikel (hier siehe Unterscheidung zur Endomyokardfibrose). Messungen der Hämodynamik lassen eine Verminderung von systolischem und diastolischem Volumen, ein vermindertes Schlagvolumen und einen systolischen Druckabfall in beiden Ventrikeln sowie großen arteriellen Gefäßen erkennen.

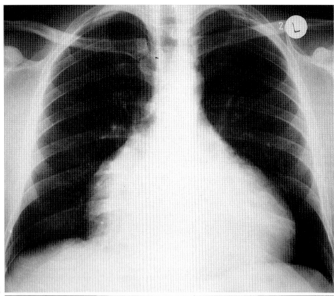

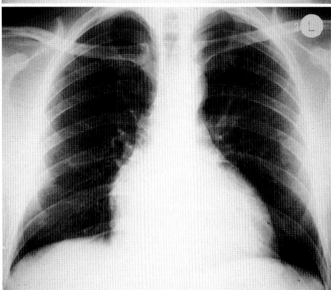

Abb. 242 Ausgedehnter Perikarderguß: **a)** vor und **b)** nach Punktion. Typische „Bocksbeutelform" und helle Lunge als Ausdruck der hämodynamischen Wirksamkeit in **a)**.

Differentialdiagnose

Akuter Perikarderguß
– Myokarditis
– Ebstein-Anomalie
Chronischer Perikarderguß
– Herzinsuffizienz
– dilative Kardiomyopathie
– volumenüberlastetes Herz bei Niereninsuffizienz
– Postkardiotomieherz
– Myokardinfarkt

Pericarditis constrictiva

Ätiologie und pathologische Anatomie

Konstriktive Perikarditiden sind die narbigen Endzustände entzündlicher oder traumatischer Perikarderkrankungen. Wenn diese Narben mit Kalkeinlagerungen einhergehen, so spricht man von einem „Panzerherzen". Die „Panzerung" kann natürlich aufgrund der starken Verschwielung auch ohne erkennbare Verkalkung bestehen.

Oft ist die Ursache der Pericarditis constrictiva nicht zu klären (mögliche Ursachen s. Tab. **43**), die Tuberkulose ist als ätiologischer Faktor in ihrer Häufigkeit zurückgetreten.

Tabelle 43   Ursachen einer konstriktiven Perikarditis.

Tuberkulose
Bakterielle Erkrankungen
Viruskrankheiten
Pilzerkrankungen
Parasitäre Erkrankungen
Idiopathische Perikarditis
Systemerkrankungen des Bindegewebes
Thoraxtrauma
Strahleneinwirkung
Cholesterinperikarditis
Chronisches Nierenversagen bei Hämodialyse
Rezidivierendes Hämoperikard
Herz- und Perikardtumoren

Pathologische Hämodynamik

Charakteristisch für die Pericarditis constrictiva ist die Behinderung der systolisch-diastolischen Volumenänderung der Ventrikel. Das bedeutet, daß sowohl die systolische Kontraktion als auch die diastolische Füllung des Herzens behindert wird. Da häufig das rechte Herz von der Perikardkonstriktion besonders betroffen ist, überwiegen die Zeichen der Einflußstauung vor dem rechten Herzen (portale Hypertension, Aszites). Wird der linke Ventrikel stärker betroffen, so kann funktionell das Bild einer Mitralstenose entstehen, auch mit Lungenstauung.

Klinik in Stichworten

Symptome:
– geringe Belastbarkeit
– Schwindelerscheinungen
– Druck in der Lebergegend
– Ascites praecox (abdomineller Aszites ohne periphere Ödeme)
– Hepatomegalie
– gestaute Halsvenen
– Zyanose (kleines Schlagvolumen)
– Dyspnoe nur bei Lungenstauung (s. oben)

Auskultation:
– schwacher Puls (reduzierte Pulsamplitude)
– abgeschwächte Herztöne
– Pulsus paradoxus (Kleinerwerden der arteriellen Pulsation bei Inspiration)

Echokardiographie

M-mode-Echokardiographie

– Perikardverdickung (Abb. 243)
– pathologische Septumbewegung mit Nachweis einer frühdiastolischen dorsalen Bewegung nach der Mitralklappenöffnung als Ausdruck des Dip-Phänomens in der links- und rechtsventrikulären Druckkurve s. S. 177
– horizontaler Verlauf von Septum und Hinterwand als Ausdruck der fehlenden diastolischen langsamen Füllung durch die Konstriktion (Abb. 243 und 244).

Zweidimensionale Echokardiographie

– Nachweis der Perikardverdickung wie im M-mode-Echokardiogramm, aber unsicheres Zeichen. Eine Perikardverkalkung kann nachweisbar sein, ist aber selten
– Nachweis der Lebervenen- und Hohlvenenerweiterung

Gepulste Doppler-Echokardiographie

– kurzer systolischer und diastolischer Ausstrom aus den Lebervenen in den rechten Vorhof und rechten Ventrikel. Im Gegensatz zur restriktiven Kardiomyopathie fehlende Flußbeschleunigung während tiefer Inspiration

Farb-Doppler-Echokardiographie

– keine spezifischen Zeichen

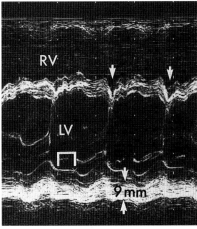
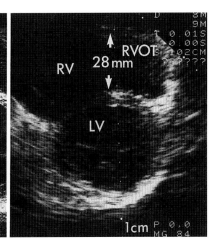

Abb. 243   Darstellung eines verdickten Perikards von 9 mm bei Pericarditis constrictiva mit typischer pathologischer Septumbewegung (Pfeil), die dem Dip-Plateau-Phänomen der Druckmessung entspricht, s. S. 177.
LV/RV = linker/rechter Ventrikel.

176 Sonstige Herzerkrankungen

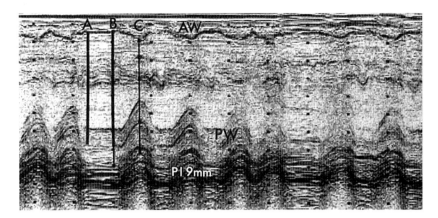

Abb. 244 Pericarditis constrictiva. Horizontale Bewegung der Hinterwand (PW), des Perikards (PI) und der Vorderwand (AW) in der Diastole. Es findet keine Erweiterung des Ventrikels durch die Verdickung des Perikards von 9 mm (P) statt.

Konventionelle Röntgenuntersuchung

Eine ausgeprägte konstriktive Perikarditis kann im Röntgenbild mit einem normal großen oder auch einem vergrößerten Herzen einhergehen. Dabei hängt die Herzgröße von einer zusätzlich myogenen Dilatation ab (Ultraschall: Differenzierung Erguß/Dilatation). Die Klärung der Frage, ob bei einer konstriktiven Perikarditis eine gleichzeitige Herzinsuffizienz vorliegt, ist insofern wichtig, als man sich über das Ausmaß einer möglichen postoperativen Ventrikeldilatation Klarheit verschaffen muß. Die Diagnose der konstriktiven Perikarditis wird sicher durch den Nachweis von Kalkeinlagerungen im Perikard (Abb. 245). Sie werden bei schwergradigen entzündlichen Perikarditiden in mehr als 50% der Fälle gefunden. Die Verkalkungen des Perikards sind selten homogen, sie finden sich bevorzugt über den Fugen zwischen Vorhöfen und Kammern sowie über stark bewegtem Ventrikelbereich und an der Pars diaphragmatica. Insgesamt sind die Verkalkungen über dem rechten Ventrikel häufiger zu sehen.

Gelegentlich findet man bei der Pericarditis constrictiva eine Vergrößerung des linken Vorhofes, dieser Befund geht ursächlich auf die diastolische Füllungsbehinderung des linken Ventrikels zurück. Funktionell kann dies dann einer Mitralstenose entsprechen, gelegentlich mit dem Auftreten einer pulmonal-venösen Stauung.

Unter Durchleuchtung fallen die abgeschwächten Randpulsationen des Herzens auf. Es ist die Aufgabe der rotierenden Durchleuchtung, Perikardverkalkungen von Verkalkungen der

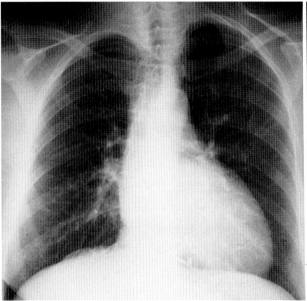
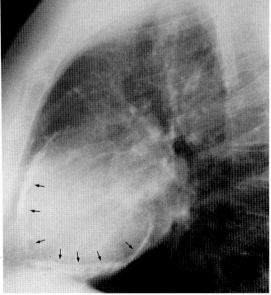

Abb. 245 Konstriktive Perikarditis mit linksventrikulärer Herzvergrößerung und sichelförmiger Verkalkung um die Zirkumferenz des linken Ventrikels, insbesondere im Seitbild erkennbar.

- Pleuraschwarten
- Herzthromben
- Myokardschwielen
- Herzwandaneurysmen
- Herzklappen
- Anulus fibrosus
- Koronararterien

abzugrenzen.

Angiokardiographie und Befunde des Herzkatheters

Der Ventrikulographie kommt heute aufgrund der vorliegenden nichtinvasiven Verfahren (Röntgen, Echo, CT) keine wesentliche Bedeutung mehr zu.

Beim Herzkatheter zeigen die Druckkurven jedoch charakteristische Abweichungen, die die Differentialdiagnose zum Beispiel gegenüber Herzinsuffizienzen ermöglichen. Typisch ist der Befund des frühdiastolischen Drucktiefes (sogenannter **vordiastolischer Dip**), um dann rasch ein stark erhöhtes diastolisches Druckplateau zu erreichen. Bei einer Herzinsuffizienz liegt zum Beispiel das diastolische Druckniveau während der ganzen diastolischen Phase im rechten bzw. linken Ventrikel oberhalb der Norm.

Differentialdiagnose

- obliterative Kardiomyopathien (insbesondere Endomyokardfibrose)
- muskuläre Herzinsuffizienz

Perikardaplasie

Das Perikard bedingt die Fixierung des Herzens und Stabilität innerhalb des Thoraxraumes, wobei dem Perikard bei entsprechendem Funktionsverlust der Herzmuskulatur zum Beispiel eine begrenzende Funktion für die diastolische Ausdehnung zukommt. Bei kongenitalem Fehlen des Perikards findet man bei gesundem Herzmuskel eine nach links ausladende Herzkontur, und unter Durchleuchtung große Bewegungsamplituden des linken Ventrikels (Abb. 246).

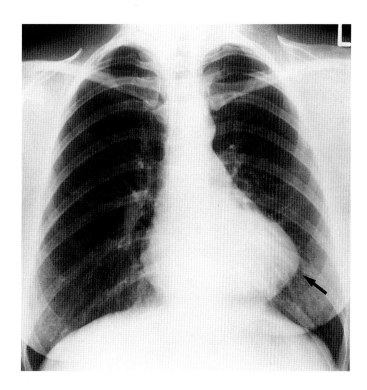

Abb. 246 Perikardaplasie. Auffällige Konfiguration des linken Herzrandes mit angehobener Herzspitze und spitzbogiger Ausweitung.

Anomalien des Aortenbogens und seiner Gefäße

Pathologische Anatomie

Die Anomalien des Aortenbogens und seiner Gefäße kommen isoliert oder in Verbindung mit anderen Mißbildungen vor.

Im Normalfall findet man einen Arcus aortae sinister, der vor der Trachea und dem Ösophagus gelegen ist und von rechts nach links den Truncus brachiocephalicus, die A. carotis communis sinistra und die A. subclavia sinistra abgibt (Abb. 247). In Abweichung davon findet man als Variante des Arcus aortae sinister
– eine abnorme rechte A. subclavia (Abb. 248) (als letztes Gefäß aus dem Aortenbogen abgehend),
– einen abnormen Abgang des Truncus brachiocephalicus (als letztes Gefäß aus dem Aortenbogen abgehend),
– einen Arcus aortae sinister circumflexus mit rechts deszendierender Aorta descendes, wobei die Aorta hinter dem Ösophagus auf die rechte Seite läuft.

Der Aortenbogen kann in Abweichung von der Norm als Arcus aortae dexter ausgebildet sein (Abb. 249). Er zieht dabei über den rechten Hauptbronchus (vorderer Typ) und deszendiert auf der rechten Seite. Die Halsgefäße entspringen dabei meist in folgender Reihenfolge (von rechts nach links): A. subclavia dextra, A. carotis communis dextra, Truncus brachiocephalicus sinister.

Beim hinteren Typ des Arcus aortae dexter zieht der Aortenbogen über den rechten Hauptbronchus und knickt dann ab, um hinter dem Ösophagus links abzusteigen (Abb. 250).

Als weitere pathologisch-anatomische Variante kann man einen Arcus aortae duplex finden (Abb. 251). Hierbei verläuft der linke Bogen vor, der rechte Bogen hinter Trachea und Ösophagus und beide münden in eine gemeinsame, links deszendierende Aorta. Siehe Tab. 44 zur Übersicht.

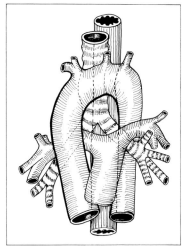

Abb. 247 Arcus aortae sinister. Normalfall.

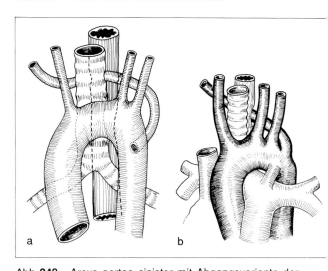

Abb. 248 Arcus aortae sinister mit Abgangsvariante der A. subclavia dextra. **a** Anteösophageal kreuzende A. subclavia dextra, **b** retroösophageal kreuzende A. subclavia dextra.

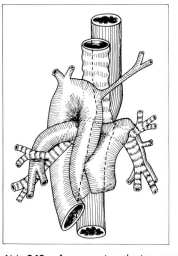

Abb. 249 Arcus aortae dexter, vorderer Typ (Abb. 247 bis 249 nach Teschendorf 1977).

Tabelle 44 Übersicht über die häufigsten Anomalien des Aortenbogens.

Arcus aortae sinister mit links entspringender Arteria subclavia dextra
Arcus aortae sinister mit links entspringendem Truncus brachiocephalicus dexter
Arcus aortae sinister circumflexus mit rechts deszendierender Aorta
Arcus aortae dexter, vorderer Typ
Arcus aortae dexter, hinterer Typ
Arcus aortae duplex

Anomalien des Aortenbogens und seiner Gefäße

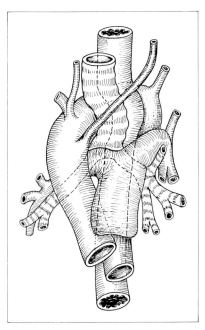

Abb. 250 Arcus aortae dexter, hinterer Typ.

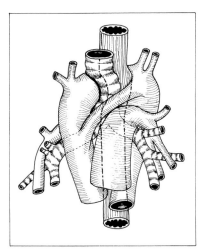

Abb. 251 Arcus aortae duplex (Abb. 250 und 251 nach Teschendorf 1977).

Pathologische Hämodynamik

Die Anomalien des Aortenbogens zeigen in den allermeisten Fällen keine hämodynamische Relevanz.

Klinik in Stichworten

- häufig Zufallsbefunde (Röntgenbild, CT)
- Dysphagie durch Kompression des Ösophagus bei:
- Arcus aortae duplex
- abnorm verlaufendem Truncus brachiocephalicus dexter
- abnorm verlaufender A. subclavia dextra, „Dysphagia lusoria"
- Atembeschwerden durch:
- Arcus aortae duplex

Echokardiographie

Die suprasternale Anlotung kann in der Differenzierung helfen. Die Echokardiographie hat aber nur eine begrenzte diagnostische Bedeutung.

Konventionelle Röntgenuntersuchung

Neben den gewöhnlichen Thoraxaufnahmen in 2 Ebenen dient vor allem das Ösophagogramm zur Erkennung dieser Anomalien.

Arcus aortae sinister – Normalfall

d.-v. Bild:
Typisch ist die leichte Impression des Ösophagus von links durch die Pelottierung durch den Aortenbogen (Abb. 252).

Seitbild:
Hierbei stellen sich 2 physiologische Impressionen dar, die 1. durch den Aortenbogen von ventral und 2. durch den linken Hauptbronchus ebenfalls von ventral verursacht werden (Abb. 252).

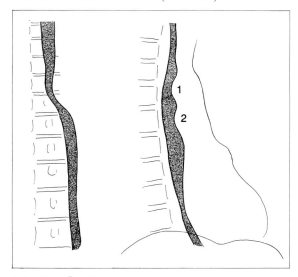

Abb. 252 Ösophagogramm bei Arcus aortae sinister, Normalfall im Übersichts- und Seitbild.
1 = Impression durch den Aortenbogen,
2 = Impression durch den linken Hauptbronchus.

Sonstige Herzerkrankungen

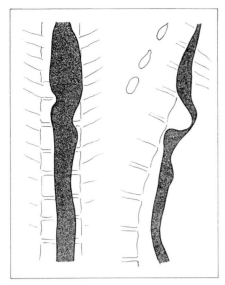

Abb. 253 Ösophagogramm bei einer Abgangsvariante der A. subclavia dextra als letztes Gefäß aus dem Aortenbogen, retroösophageal kreuzend.

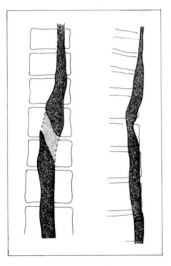

Abb. 254 Ösophagogramm bei einer Abgangsvariante des Truncus brachiocephalicus dexter, der anteösophageal kreuzt.

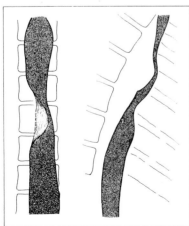

Abb. 255 Ösophagogramm beim Arcus aortae dexter, hinterer Typ.

Abb. 256 Ösophagogramm beim Arcus aortae duplex. ▷

Arcus aortae sinister – abnormer Abgang der A. subclavia dextra

d.-v. Bild:
Charakteristisch ist die Impression des Ösophagus von links unten nach rechts oben (Abb. 253).

Seitbild:
Die retroösophageal kreuzende A. subclavia verursacht eine Impression des Ösophagus typischerweise von dorsal (Abb. 253), verläuft sie anteösophageal, also vor dem Ösophagus nach rechts, so ist eine scharf begrenzte konkave Impression des Ösophagus von ventral zu erwarten.

Arcus aortae sinister – abnormer Abgang des Truncus brachiocephalicus

d.-v. Bild:
Das Ösophagogramm zeigt hier eine bandförmige Impression, die von links unten nach rechts oben zeigt (Abb. 254).

Seitbild:
Kaum vor der Impression durch eine anteösophageal kreuzende A. subclavia dextra zu unterscheiden ist die ventrale Impression durch den abnormen Verlauf des Truncus brachiocephalicus dexter (Abb. 254).

Arcus aortae dexter – vorderer und hinterer Typ

Im Übersichtsbild kann man hierbei eine Verbreiterung des rechten oberen Mediastinums finden. Im d.-v. Strahlengang findet man im Ösophagus typischerweise eine Impression von rechts (Abb. 255).

Im Seitbild wird der Ösophagus beim vorderen Typ deutlich von vorn, beim hinteren Typ von hinten pelottiert (Abb. 255).

Arcus aortae duplex

Der doppelte Aortenbogen verursacht im Übersichtsbild eine Verbreiterung des oberen Mediastinums, wobei im Ösophagogramm charakteristischerweise eine Eindellung von links und rechts zu finden ist (Abb. 256).

Im Seitbild wird eine Verlagerung des Ösophagus von vorn durch den retroösophagal von links nach rechts kreuzenden Aortenbogen erkennbar (Abb. 256).

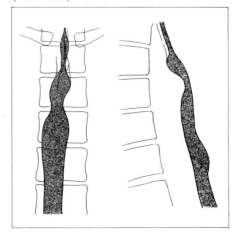

Anomalien des Aortenbogens und seiner Gefäße

Angiokardiographie, Aortographie

Bei bestehender Dysphagie oder Stridor und dem Verdacht auf eine Anomalie des Aortenbogens ist zur Erfassung der genauen anatomischen Variante die Aortographie angezeigt. Sie ist als konventionelle Angiographie, als zentral-venöse DSA oder DA durchzuführen.

Die Aortographie (s. Abb. 257, DSA-Technik) vermag dabei den Verlauf des Aortenbogens und insbesondere die Anomalien im Abgang der Arkusgefäße aufzuzeigen. Auf eine häufige, angiographisch darstellbare Variante sei dabei aufmerksam gemacht, dies ist der Abgang der A. subclavia dextra aus einer aneurysmatischen Erweiterung des Arcus aortae sinister (Abb. 258).

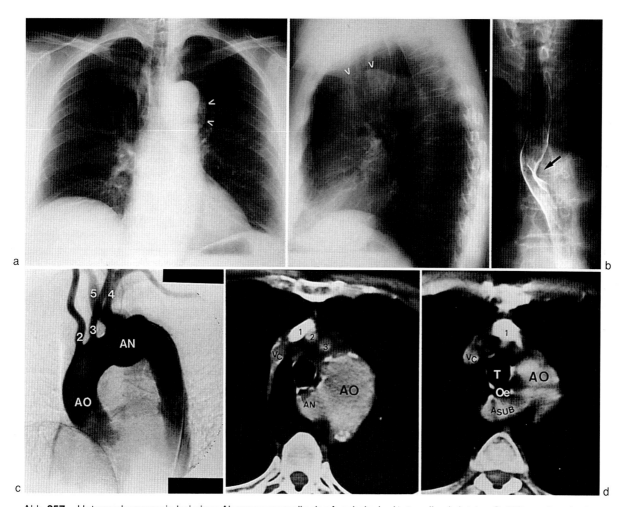

Abb. 257 Untersuchungsserie bei einer Abgangsanomalie der A. subclavia dextra, die als letztes Gefäß aus dem Aortenbogen entspringt und retroösophageal verläuft.
a Thorax d.-v. und seitlich: Verbreiterung des oberen Mediastinum durch eine aneurysmatische Erweiterung des Aortenbogens.
b Ösophagogramm: Impression des Ösophagus von links in Höhe des Aortenbogens durch die Verlaufsanomalie der A. subclavia dextra (sogenannte A. lusoria).
c Intraarterielle Angiographie in DSA-Technik mit Darstellung der A. subclavia dextra als letztes Gefäß aus dem Aortenbogen abgehend und der aneurysmatischen Erweiterung der Aorta (AN) in schräger Projektion.
d Axiale Computertomographie des oberen Mediastinums mit Darstellung der aneurysmatischen Erweiterung des Aortenbogens (AN) und der retroösophageal kreuzenden A. subclavia (Asub).

1 = V. brachiocephalica sinistra,
2 = A. carotis communis dextra,
3 = A. carotis communis sinistra,
4 = A. subclavia sinistra,
5 = A. subclavia dextra, „A. lusoria",
Vc = V. cava superior, Oe = Ösophagus,
T = Trachea.

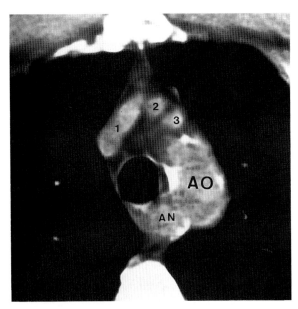 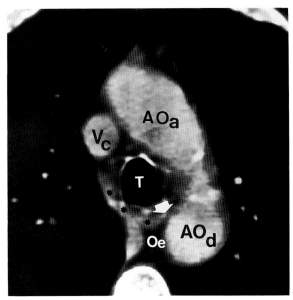

Abb. 258 Axiales Computertomogramm bei anteösophageal kreuzender A. subclavia dextra (***). Auch hier geht die A. „lusoria" aus einer aneurysmatischen Erweiterung des Aortenbogens (AN) hervor.

1 = V. brachiocephalica sinistra,
2 = A. carotis communis dextra,
3 = A. carotis communis sinistra,
Oe = Ösophagus, T = Trachea.

Anomalien der großen Körpervenen

Pathologische Anatomie

Verlaufsanomalien im Bereich der Hohlvenen kommen selten isoliert und meist in Verbindung mit angeborenen Herzfehlern vor.

Pathologisch-anatomisch unterscheidet man folgende Varianten der oberen Hohlvene:
– V. cava superior sinistra persistens (Abb. 259). Sie ist die Folge einer fehlenden Obliteration der embryonal angelegten V. cranialis cardinalis sinistra. Die persistierende obere Hohlvene mündet dabei entweder ebenfalls in den rechten Vorhof oder über eine Querverbindung in die V. cava superior dextra. In anderen Fällen zieht sie zur V. cava inferior oder mündet in den Sinus coronarius.
Hämodynamisch relevant ist die Einmündung der V. cava superior in den linken Vorhof (Herzohr).

Die Anomalien der unteren Hohlvene lassen sich in 5 Grundformen einteilen:
– Linkslage
– Doppelung
– Fehleinmündung in den linken Vorhof
– Agenesie
– Stenose durch Membranbildung

Bei der Linkslage verläuft die V. cava inferior eine unterschiedliche Strecke links der Wirbelsäule, um in Höhe von L1 oder L2 zu kreuzen.

Bei vollständiger Linkslage läuft die untere Hohlvene bis zur V. jugularis oder V. subclavia, um hier einzumünden. Hier liegt oft eine Doppelung mit normal entwickelter V. cava inferior vor. Die Fehleinmündung der unteren Hohlvene in den linken Vorhof ist selten, aber hämodynamisch relevant.

Bei der Agenesie bzw. einer Stenose der V. cava inferior erfolgt der Abfluß über eine erweiterte V. azygos und hemiazygos in die obere Hohlvene. Tab. 45 zur Übersicht.

Abb. 260 zeigt zusätzliche Varianten der V. hemiazygos.

Tabelle 45 Übersicht über die häufigsten Anomalien der Hohlvene.

Obere Hohlvene	V. cava superior sinistra persistens Einmündung in: – rechten Vorhof – V. cava inferior – Sinus coronarius – linken Vorhof
Untere Hohlvene	– doppelte V. cava inferior – Agenesie, Stenose der V. cava inferior – linksliegende V. cava inferior

Abb. 259   Einmündungsvarianten der V. cava superior sinistra persistens.
a = Einmündung in das linke Herzohr,
b = Einmündung in den Sinus coronarius,
c = obliterierter Sinus coronarius, Strömung über die Anastomose,
d = Einmündung in die V. cava inferior,
e = Einmündung in den rechten Vorhof,
f = Situs inversus, Einmündung in den Sinus coronarius (nach Teschendorf 1977).

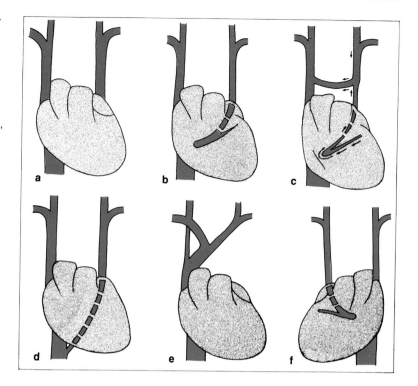

Abb. 260   Varianten der linksparavertebral verlaufenden V. hemiazygos sowie der rechtsparavertebral verlaufenden V. azygos (nach Teschendorf 1977).

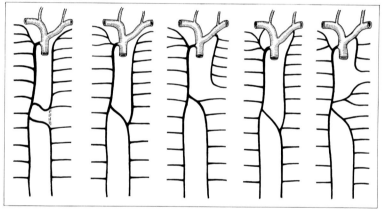

Pathologische Hämodynamik

Hämodynamisch relevant sind Einmündungen der persistierenden oberen Hohlvene oder der unteren Hohlvene in den linken Vorhof insofern, als dies zu einer Mischungszyanose und Volumenbelastung der linken Herzhöhlen führt.

Stenosen der unteren Hohlvene im hepatischen Segment können zu einer Abflußbehinderung des Lebervenenblutes führen. Dies kann so ausgeprägt sein, daß eine Thrombosierung der Lebervenen im Sinne eines Budd-Chiari-Syndroms entsteht.

Verschlüsse, die durch Kollateralen zur V. azygos und hemiazygos nicht kompensiert werden, führen zur Eröffnung weiterer Kollateralen wie Umbilikalvenen, Bauchwandvenen, Vv. renales und Ösophagusvenen (Ösophagusvarizen).

Klinik in Stichworten

– bei Fehleinmündungen
• Anomalie häufig als Zufallsbefund erkannt
• Mischungszyanose bei hämodynamisch relevanten Anomalien
– bei Stenose der V. cava inferior
• Hepatomegalie
• Aszites

Echokardiographie

– Links persistierende obere Hohlvene.
Typisch ist im linksparasternalen Längsschnitt eine erkennbare Aufweitung des Koronarsinus, die bis zu 1 cm erreicht. Nach Kontrastinjektion in die linke Armvene kommt es dabei zu einer Kontrastanfärbung, nicht jedoch bei Verwendung der rechten Armvene.

184　Sonstige Herzerkrankungen

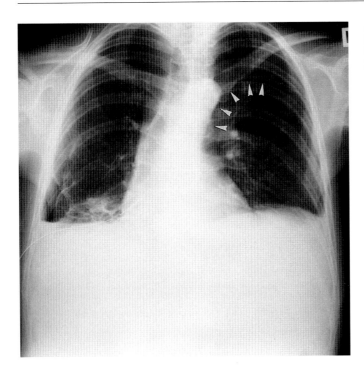

Abb. 261　Thorax d.-v. zur ZVK-Kontrolle. Der ZVK liegt in einer angiographisch nachgewiesenen persistierenden oberen Hohlvene links (s. Pfeil).

– Agenesie der Vena cava inferior.
  Bei subkostaler Anlotung kann der Verlauf der Lebervenen und das Fehlen der V. cava inferior dargestellt und die weite V. cava superior abgebildet werden.

Konventionelle Röntgenuntersuchung

Im Röntgenbild bleibt eine persistierende linke obere Hohlvene häufig unerkannt. In anderen Fällen bedingt sie eine leichte bogige Verdichtung der linken oberen Mediastinalkontur. Gelegentlich kann sie eine Vorwölbung des Pulmonalissegmentes bewirken und eine Erweiterung der linken Pulmonalarterie vortäuschen. Zufallsmäßig gelingt der Nachweis einer Anomalie der oberen Hohlvene bei der Kontrolle eines zentralen Venenkatheters (Abb. 261). Hinweise auf Anomalien der V. cava inferior kann die konventionelle Röntgen-Thorax-Aufnahme insofern nur geben, als bei einer Agenesie oder subtotalen Membranbildungen der V. cava inferior die V. azygos im rechten Tracheobronchialwinkel über 1,6 cm erweitert ist und eine konvexbogige Vorwölbung der rechten oberen Mediastinalkontur verursacht.

Angiokardiographie, Kavographie, Phlebographie

Die exakte Morphologie der oberen Hohlvenenfehlbildungen ist über eine konventionelle Phlebographie, eine peripher-venöse DA oder DSA zu erhalten. Zufällig kann es bei einer transfemoralen Kavographie gelingen, über den Sondierungsversuch des rechten Vorhofes zufällig die Einmündung einer persistierenden oberen Hohlvene in die V. cava inferior darzustellen.

Die unteren Hohlvenenfehlbildungen und die der V. azygos werden über die transfemorale Kavographie meist als Zufallsbefund diagnostiziert, häufiger allerdings noch bei der abdominellen Computertomographie (Abb. 262). Eine doppelte untere Hohlvene führt in Unkenntnis dieser Anomalie zur Fehldiagnose von vergrößerten retroperitonealen Lymphknoten. Die symptomatischen Stenosen der V. cava inferior werden dagegen über die Darstellung der Kollateralkreisläufe erkannt.

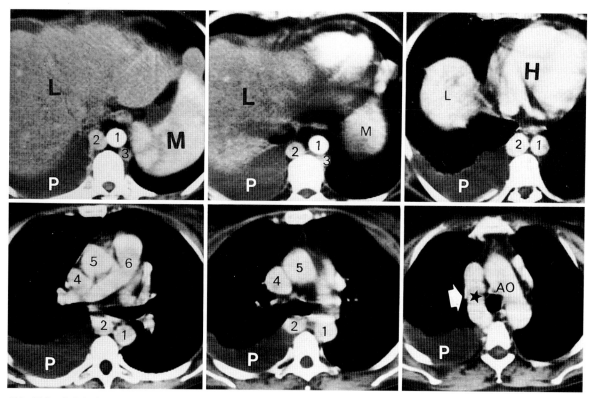

Abb. 262 Axiale Computertomographie bei distalem Verschluß der V. cava inferior mit kompensatorischer Erweiterung der V. azygos und V. hemiazygos. Die V. azygos läuft als dicklumiges Gefäß intrathorakal und mündet über einen dicklumigen Gefäßbogen (Stern) in die V. cava superior.

1 = Aorta descendens,
2 = V. azygos,
3 = V. hemiazygos,
4 = V. cava superior,
5 = Aorta ascendens,
6 = Truncus pulmonalis mit Aufzweigung der rechten Pulmonalarterie.
AO = Aortenbogen, L = Leber, M = Milz, H = Herz, P = Pleuraerguß.

Weitere bildgebende Diagnostik

Computertomographie

Physikalische Grundlagen

Bilderzeugung/Bildinformation

Die Computertomographie basiert auf der Abtastung einer Objektschicht mit Röntgenstrahlen aus verschiedenen Winkeln. Die Schwächung der Strahlung wird durch hochempfindliche Detektoren gemessen, die hinter dem Objekt gelegen sind. Röntgenröhre und Detektoren rotieren gemeinsam um das zu untersuchende Objekt. Die von den Detektoren registrierten Schwächungswerte werden einem Computer zugeleitet. Mit einem mathematischen Verfahren zur Bildrekonstruktion werden die Schwächungsprofile in Graustufen umgesetzt und in Form eines Bildes wiedergegeben. Die vom Computer ermittelten Dichtewerte werden in sogenannten Hounsfield-Einheiten (HE) ausgedrückt, sie reichen von minus 1000 bei Luft über 0 bei der Dichte von Wasser bis hin zu plus 1000 für die Dichte der Knochen. Die Computertomographie zeichnet sich durch ein hohes Dichteauflösungsvermögen aus, wobei Dichteunterschiede in der Größenordnung von 2 HE auflösbar sind. Dagegen ist die Ortsauflösung der Computertomographie etwas geringer als die konventioneller Röntgenfilme.

Gerätetechnologie

Die meiste Verbreitung haben mittlerweile Geräte der 3. und allmählich auch der 4. Generation erreicht, die nach dem reinen Rotationsprinzip in einem Bruchteil der Zeit (1–5 Sekunden) das Objekt abtasten (Abb. 263). Dabei wird der Röntgenfächerstrahl entweder von mehreren 100 mitbewegten (3. Generation) oder stationär angeordneten (4. Generation) Detektoren registriert und der Meßelektronik zugeführt (Abb. 264). Die Zahl der Detektoren reicht heute bei bewegten Systemen bis zu 1024, bei stationären Anlagen bis zu 2400 Elementen.

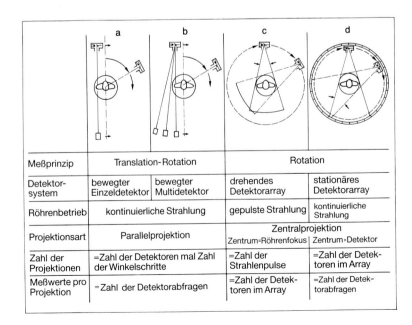

Abb. 263 CT-Geräte-Technologie.
a = Translations-Rotationsscanner, erste Generation,
b = Translations-Rotationsscanner, zweite Generation,
c = Rotationsscanner,
d = Rotationsscanner (nach Petersilka 1977).

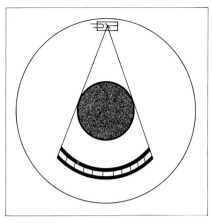

Abb. 264 Schematische Abbildung eines Rotationsscanners.

Methodische Voraussetzungen

Bei kardiologischen Fragestellungen ist eine Kontrastmittel-Bolusinjektion über einen peripher-venösen Zugang erforderlich. Der Patient muß wegen der Kontrastmittelgabe von daher nüchtern zu der Untersuchung erscheinen. Die Aufklärung befaßt sich mit den üblichen Kontrastmittelrisiken, die anamnestische Abklärung einer Schilddrüsenerkrankung ist obligat.

Technische Bemerkungen

Seit etwa 1976 wurden kardiologische Fragestellungen auch mit der Ganzkörper-Computertomographie bearbeitet. Zwei Aspekte stehen dabei im Vordergrund:
1. dies ist auf der einen Seite die Schwierigkeit einer Darstellung des rhythmisch sich bewegenden Herzens,
2. die Wertung der Befunde hinsichtlich der klinischen Relevanz.

Auch mit modernen Geräten, mit denen Umlaufzeiten von 3–5 Sekunden und darunter erreicht werden, sind qualitativ hochwertige Darstellungen des sich bewegenden Herzens noch nicht gut möglich. Technische Weiterentwicklungen müssen sich mit der Aussagefähigkeit anderer bildgebender Verfahren wie der Magnetresonanztomographie und der Sonographie messen. Unter dem Schwerpunkt der morphologischen Beurteilung ermöglicht die Computertomographie dennoch einige Aussagen. Eine Beurteilung kardialer Funktionsparameter schließen diese statischen Abbildungen des Herzens jedoch weitgehend aus. Wenn auch die CT bei im nachfolgenden zu schildernden Herzerkrankungen morphologische Informationen liefert, die von therapeutischer oder prognostischer Bedeutung sind, so ist der Stellenwert in der kardiologischen Diagnostik gering.

Die Weiterentwicklung der Geräte versucht die Probleme der Herzbewegung zu lösen, entweder durch EKG-getriggerte weiter verbesserte CT-Geräte oder durch Reduzierung der Scan-Zeit in den Millisekundenbereich mit aufwendiger Technologie (Cine-CT).

Klinische Anwendung

Abb. 265 zeigt die Computertomographie eines normalen Herzens.

Erworbene Herzerkrankungen

Hier leistet die Computertomographie morphologische Aussagen bezüglich der Größe der einzelnen Herzkammern, des Anteils an Hypertrophie und Dilatation und läßt aufgrund der überlagerungsfreien Darstellung eine einwandfreie Zuordnung von Verkalkungen zu. Wegen der geringen Ortsauflösung ist die Beurteilung der Herzklappe nicht möglich, auch funktionelle Aussagen sind nur sehr eingeschränkt möglich.

Kongenitale Herzerkrankungen

Auch hierbei stehen morphologische Aussagen im Vordergrund, die sich auf die Größe der Herzkammer und evtl. die Darstellung der Septumdefekte beziehen. Lageanomalien, Atresien und Hypoplasien der großen Gefäße sind gleichfalls beurteilbar. Die definitive Diagnosestellung allein aus CT-Befunden gelingt selten.

Koronare Herzerkrankungen

Die koronare Herzerkrankung stellt keine Indikation zur Computertomographie dar. Die Koronararterien lassen sich in der Regel aufgrund ihrer Kleinheit nicht erkennen, Verkalkungen im Bereich der Koronararterien stellen sich allerdings

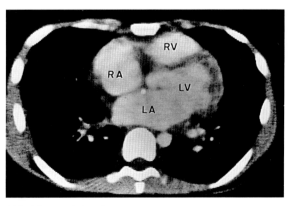

Abb. 265 Axiale Computertomographie des Herzens. Normalfall.
RA, LA = rechter, linker Vorhof,
RV, LV = rechter, linker Ventrikel.

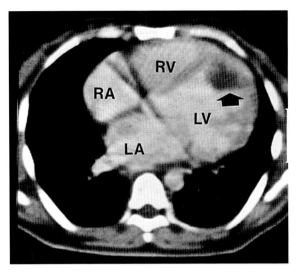

Abb. 266 Computertomographie des Herzens. Bei Z. n. Infarkt erkennt man einen ausgedehnten Thrombus in der Vorder- und Seitenwand des dilatierten linken Ventrikels (Pfeil).

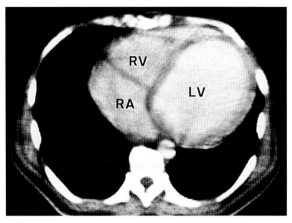

Abb. 267 Computertomographie des Herzens bei dilativer Kardiomyopathie. In Abgrenzung zur hypertrophen Kardiomyopathie erkennt man hier die Dilatation des Ventrikels mit ausgedünnter Ventrikelwand und ausgedünntem Septum.

dar. Bei frischen Myokardinfarkten ist die Indikation zur CT nicht gegeben, grundsätzlich zeigen jedoch experimentelle Studien, daß die Infarktgröße durch das fehlende KM-Enhancement bzw. später durch verzögerten KM-Abfluß nachweisbar ist.

Die CT stellt allerdings eine aussagekräftige Methode zur Abbildung von Infarktkomplikationen wie Aneurysmen und Thromben dar (Abb. 266).

Nach einer Reihe von Studien hat die Computertomographie eine gewisse Bedeutung bei der Überprüfung der Durchgängigkeit aortokoronarer Bypässe erlangt.

Durchgängigkeit von aortokoronaren Bypasses

Nach Angaben der Literatur wird für die Darstellung einer durchgängigen aortokoronaren Venenbrücke eine computertomographische Sensitivität von 82–96 % angegeben sowie eine Spezifität (Erkennung von Bypassverschlüssen) mit 67–70 %. Venenbrücken zur linken Kranzarterie sind leicht, solche zur rechten Kranzarterie schwer abzubilden. Schwierig ist ferner die Darstellung von aortokoronaren Venenbrücken, die geschlängelt verlaufen.

Kardiomyopathien

Aufgrund der überlagerungsfreien Darstellung des Herzens hat die Computertomographie bei der Beurteilung von Kardiomyopathien unter Betonung der Morphologie Eingang in den klinischen Einsatz gefunden. Trotz der Bewegungsartefakte ist die Abbildungsqualität durch die Kontraktionsinsuffizienz des Myokards im Septumbereich gut. Das Verfahren ermöglicht die eindeutige Zuordnung zur hypertrophen und dilatativen Gruppe der Kardiomyopathien (Abb. 267). Insbesondere bei den hypertrophen Kardiomyopathien ist die Verteilung der Hypertrophie im Bereich des Septums, der freien Wand oder der Ventrikelspitze gut erkennbar und insbesondere bei schwer schallbaren Patienten der Echokardiographie überlegen (Abb. 268). Bei den hypertrophen Kardiomyopathien ist jedoch eine Unterscheidung in die obstruktive oder nichtob-

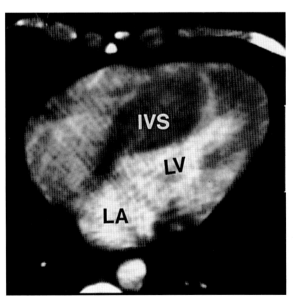

Abb. 268 Computertomographie des Herzens bei hypertropher Kardiomyopathie. Eindeutig ist die asymmetrische Hypertrophie des Septums erkennbar.

struktive Form naturgemäß nicht möglich. Bei der dilativen Form ergibt die Darstellung des Binnenraumvolumens einen Hinweis auf die mögliche Leistungsreserve des Herzens, darüber hinausgehende funktionelle Beurteilungen wurden bisher nicht getroffen.

Herztumoren

Bei Verdacht auf einen intrakardialen Tumor hat die Kardiocomputertomographie praktische Bedeutung erlangt und wird in der Regel präoperativ durchgeführt, um eine exakte Topographie des Tumors (Lokalisationen in der entsprechenden Herzkammer, Beziehung zu Nachbarorganen) eindeutig zu machen (Abb. **269** und **270**). Mit der Möglichkeit der Dichtemessung sind zystische, fetthaltige, solide oder nekrotische Anteile voneinander abzutrennen, die Artdiagnose ist jedoch in aller Regel nicht definitiv zu stellen.

Perikard

In der Darstellung des Perikards wird durch die Computertomographie eine diagnostische Lücke geschlossen, welche mit den üblichen bildgebenden Verfahren offengelassen wurde. Die Unterscheidung zwischen myokardialer Restriktion (obliterative Kardiomyopathie) und perikardialer Konstriktion ist durch Kalknachweis oder Perikard-Dickemessungen möglich (Abb. **271**). Ergußflüssigkeit kann von Fett, Blut und Thromben unterschieden werden (Abb. **272**). Die Bestätigung eines Postkardiotomiesyndromes im Rahmen der Bypass-Kontrolle ist möglich. Perikarddefekte, Perikardzysten und Variationen der Perikardanlage sind weitere sinnvolle computertomographische Darstellungsmöglichkeiten (Abb. **273**). Normales Perikard ist mit einer Dicke von 1–2 mm gut darstellbar.

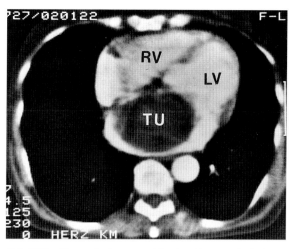

Abb. **269** Computertomographie des Herzens bei einem Vorhofmyxom. Man kann eindeutig den hypodensen Tumor im Bereich des linken Vorhofes, der operativ gesichert wurde, erkennen.

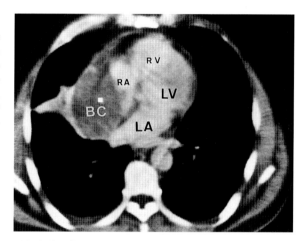

Abb. **270** Computertomographie des Herzens bei einem in den rechten Vorhof vorwachsenden Bronchialkarzinom (BC).

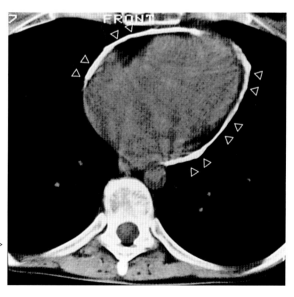

Abb. **271** Computertomographie des Herzens bei einem ▷ Patienten mit konstriktiver Perikarditis. Die CT zeigt den die gesamte Zirkumferenz des Herzens erfassenden Kalkpanzer. Nativaufnahme.

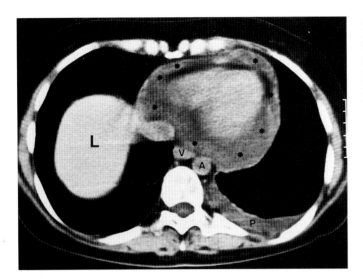

Abb. 272 Computertomographie des Herzens bei einem Perikarderguß (*) im Rahmen einer Hodgkin-Erkrankung. Der hypodense Randsaum ist aufgrund der Dichtemessungen eindeutig als Erguß zu klassifizieren (HE = 10). L = Leber, V = V. cava inferior, A = Aorta, P = Pleuraerguß.

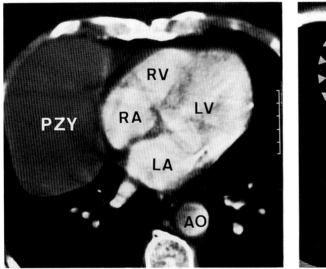 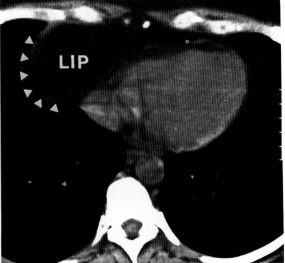

Abb. 273 Computertomographie des Herzens bei einer ausgedehnten Perikardzyste (PZY) rechtsparakardial (HE = 8). In Abgrenzung dazu die Darstellung eines ebenso glatt begrenzten Tumors parakardial, der aufgrund der Dichtewerte (HE = 100, Fettdichte) einem Lipom (LIP) zugeordnet werden kann (Nativbild mit fehlender Trennung der Herzhöhlen).

Aorta

Eine Indikation zur CT stellen der Verdacht auf Anomalien der großen Gefäße und auf ein Aneurysma der thorakalen Aorta dar (Abb. 274). Insbesondere bei herznahen Aortenaneurysmen ist die Möglichkeit der intraluminalen Beurteilung von besonderem Vorteil. Wahre Lumina, dissoziierende Wandabschnitte und deren Perfusion können dargestellt werden (Abb. 275).

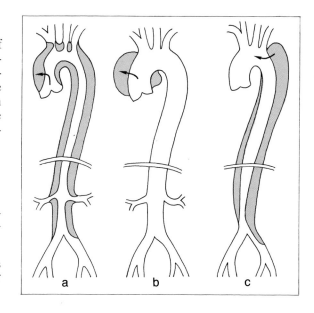

Abb. 274 Typeneinteilung der Aortendissektion.
a = Typ 1 mit beginnender Dissektion in der Aorta ascendens und sich über den gesamten Aortenverlauf erstreckend.
b = Typ 2 mit Dissektion im Bereich der Aorta ascendens.
c = Typ 3 mit beginnender Aortendissektion distal des Abgangs der A. subclavia sinistra und fortschreitender Dissektion bis zur Aortenbifurkation.

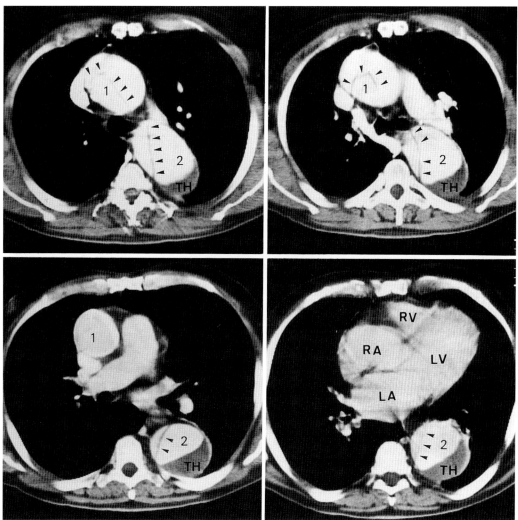

Abb. 275 Kontinuierliche Darstellung einer Aortendissektion Typ I. Die KM-Bolusgabe ermöglicht die Darstellung der Dissektionsmembran (Pfeilspitzen).
TH = Thrombus, 1 = Aorta ascendens, 2 = Aorta descendens.

Pulmonalarterien

Die einfache und gute Darstellbarkeit der Pulmonalarterie ist bisher von den Klinikern noch nicht recht erkannt worden. Eine zentrale Pulmonalarterienembolie läßt sich durch eine größere Kontrastmittelaussparung zuverlässig diagnostizieren.

Die Weite der Pulmonalarterie (Abb. 276) läßt auf eine pulmonal-arterielle Hypertonie schließen, da eine Abhängigkeit des Pulmonalarteriendurchmessers vom Pulmonalarteriendruck besteht. Nach Angaben der Literatur ist diese Methode jedoch angesichts der Konkurrenz anderer Verfahren (Einschwemmkatheter) von geringer klinischer Relevanz.

Weiterentwicklung der konventionellen CT

EKG-getriggerte CT

Durch EKG-getriggerte CT-Geräte lassen sich Abbildungen des Herzens in jeder beliebigen Phase des Herzzyklus erstellen. Es sind somit auch Aussagen zur Funktion möglich, insofern als sich aus dem Vergleich der enddiastolischen und endsystolischen Volumina nun Bestimmungen der globalen Ejektionsfraktion sowie Veränderungen der regionalen Ventrikelwanddicken bestimmen lassen. Das EKG-gesteuerte CT bringt jedoch eine nicht unerhebliche Strahlenbelastung mit sich (16 cGY gegenüber 3 cGY der konventionellen CT) und hat aufgrund des hohen erforderlichen Zeitaufwandes und der immer noch bestehenden Einschränkung der Bildqualität durch nicht vermeidbare Atemartefakte keine weitere Verbreitung gefunden.

Cine-CT (dynamic spacial reconstructor)

Während bei den konventionellen auch EKG-getriggerten CT-Geräten zumindest die Röntgenröhre, meist aber Röntgenröhre und Detektoren, mechanisch um die Längsachse des Patienten rotieren, ist die Aufnahme bei der Cine-CT frei von mechanischen Bewegungen. Hierbei wird ein durch elektromagnetische Blenden fokussierter Elektronenstrahl über 4 Anodenringe geführt, die auf einem Kreissegment von 210 Grad angeordnet sind. Ein opponierender, feststehender Doppeldetektor, der ebenfalls ein Kreissegment von 210 Grad ausfüllt, registriert die Schwächungsprofile der von den Anodenringen ausgehenden Röntgenbremsstrahlung. Die nachfolgende Datenverarbeitung entspricht derjenigen der konventionellen CT.

Die Aufnahmezeit und damit die zeitliche Auflösung der Cine-CT-Geräte entspricht 50 Millisekunden gegenüber 1,5–4,5 Sekunden der konventionellen ungetriggerten CT-Geräte. Gleichzeitig können mit der Cine-CT 17 Bilder pro Sekunde ge-

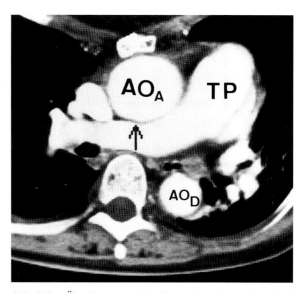

Abb. 276 Überlagerungsfreie Darstellung der rechten Pulmonalarterie mit der Möglichkeit der Diameterberechnung. Hier Normbereich mit 15 mm (9–15 mm). AO_A = Aorta ascendens, AO_D = Aorta descendens, TP = Truncus pulmonalis.

genüber 5 Bildern pro Minute der konventionellen CT-Geräte erreicht werden. Die Strahlenbelastung der Cine-CT-Geräte ist höher als die der konventionellen CT-Geräte (7 cGY gegenüber 3 cGY).

Mit der Cine-CT ist die CT-Diagnostik kardialer Veränderungen noch verbessert worden. Dies betrifft insbesondere die Funktionsdiagnostik hinsichtlich der ventrikulären Kontraktion, der Ejektionsfraktion und der Berechnung der Myokardmasse. Sie ist in der Differenzierung kardialer Verkalkungen, kardialer Raumforderungen und perikardialer Veränderungen sowie in der Beurteilung der Durchgängigkeit eines Koronarbypass überlegen.

Aufgrund der Analyse der Zeitdichtekurve über den Herzhöhlen und großen Gefäßen ergeben sich jetzt allerdings auch neue Gesichtspunkte für die Shunt-Diagnostik. Aus den Zeitdichtekurven der Cine-CT ist eine Lokalisation der Shunt-Etage bei kongenitalen Vitien möglich. Außerdem ermöglicht sie eine exakte Berechnung des Shunt-Volumens.

Obwohl die Cine-CT mit ihrer Funktionsdiagnostik das EKG-getriggerte CT und erst recht das konventionelle CT übertrifft, ist das Gerät bisher fast nur experimentell eingesetzt worden. Die weitere Entwicklung und der weitere Einsatz der CT-Geräte in der Herzdiagnostik werden durch die Entwicklung der Magnetresonanztomographie mitbeeinflußt.

Magnetresonanztomographie

Physikalische Grundlagen

Grundprinzip

Während bei der Computertomographie der vom Körper nicht absorbierte Anteil eines Röntgenstrahlenbündels für die Bildrekonstruktion benutzt wird, werden bei der Magnetresonanztomographie die Signale aus dem Körperinneren registriert, die mit Hilfe von Magnetfeldern und elektromagnetischen Wellen im Megahertzbereich erzeugt werden.

Die Methode beruht auf dem physikalischen Prinzip der Kernspinresonanz. Atomkerne mit einer ungeraden Zahl von Protonen oder Neutronen haben neben anderen Eigenschaften einen Drehimpuls, den man Kernspin nennt. Mit diesem Spin des Atomkerns ist ein magnetisches Moment gekoppelt, d.h. der Kern stellt einen magnetischen Dipol dar, dessen Achse parallel zur Spin-Achse liegt.

Der menschliche Körper besteht überwiegend aus Wasserstoff, Kohlenstoff, Sauerstoff und Stickstoff, wobei ersteres das häufigste Element ist. Der Kern des Wasserstoffatoms besteht aus einem Proton, welches aufgrund der Eigenrotation einen sogenannten Spin hat. Normalerweise sind die Richtungen der Protonen im Spin im Körper statistisch im Raum verteilt und die vielen magnetischen Dipole heben sich in ihrer Wirkung nach außen auf. Wird der Patient einem starken Magnetfeld ausgesetzt, so richten sich die magnetischen Momente parallel bzw. antiparallel zum Magnetfeld aus.

Diese beiden Zustände haben unterschiedliche Energiegehalte. Unter Aufnahme oder Abgabe von Energie können die Spins von einem Zustand in den anderen klappen. Die Differenz der Energiezustände ergibt eine Magnetisierung im menschlichen Körper, die nach außen wirksam ist.

Bei näherer Betrachtung erkennt man, daß die Spins im Magnetfeld nicht exakt parallel und antiparallel ausgerichtet sind, sondern sie kreiseln um ihre Längsachse ähnlich einem Spielzeugkreisel im Schwerefeld der Erde. Die Frequenz (Präzessionsfrequenz) hängt vom Magnetfeld ab und wird auch als Lamorfrequenz bezeichnet (Abb. 277).

Signalerzeugung

Strahlt man senkrecht zur Hauptfeldrichtung eine hochfrequente elektromagnetische Welle der passenden Frequenz ein, so können die Spins zum Umklappen angeregt werden. Man spricht von 90-

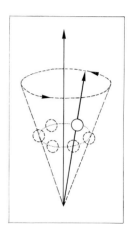

Abb. 277 Präzessionsbewegung eines Protons nach Anlegen eines äußeren Magnetfeldes.

Grad-Impulsen beim Kippen der Magnetisierung in eine senkrecht zur Ausgangsebene stehende Richtung (Abb. 278) und von 180-Grad-Impulsen bei Umkehr der Magnetisierungsrichtung, wobei der 180-Grad-Impuls eine höhere Leistung als der 90-Grad-Impuls hat (Abb. 278). Das Kippen der Magnetisierung wird dann erreicht, wenn die Frequenz der Welle gleich der Präzessionsfrequenz ist (= Lamorfrequenz = Resonanzfrequenz-Magnetresonanztomographie).

Relaxationszeit

Das System von Wasserstoffkernen, welches mit Hilfe der Lamorfrequenz aus dem thermischen Gleichgewicht gebracht wurde, kehrt unter Abgabe der aufgenommenen Energie mit bestimmten Zeitkonstanten – den Relaxationszeiten – in den Ausgangszustand zurück. Diese Energieabgabe ist von der Koppelung der Wasserstoffatomkerne an die umgebenden Atome abhängig und folgt dabei 2 Prozessen:

1. die Energieabgabe an Nichtwasserstoffatomkerne (Spin-Gitter-Relaxation) und
2. die Energieabgabe an benachbarte Wasserstoffatomkerne (Spin-Spin-Relaxation).

Die entsprechenden Zeitkonstanten werden als Spin-Gitter-Relaxationszeit T1 und Spin-Spin-Relaxationszeit T2 bezeichnet (Abb. 279). Sie sind für die einzelnen Gewebearten sehr unterschiedlich.

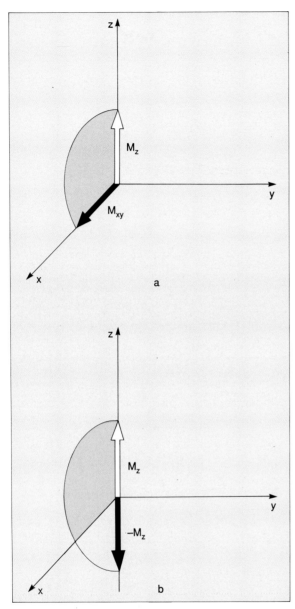

Abb. 278
a 90-Grad-Impuls im Koordinatensystem,
b 180-Grad-Impuls im Koordinatensystem.
Mz = Gesamtvektor der Magnetisierung im Grundzustand nach Anlegen des Grundfeldmagneten und Ausrichtung der Kernspins in paralleler Richtung.
Mxy = Gesamtvektor der Magnetisierung nach Anlegen eines 90-Grad-Impulses, wobei die Spins in die xy-Ebene umklappen.
−Mz = Gesamtvektor der Magnetisierung nach Anlegen eines 180-Grad-Impulses, wobei die Spins in die −z-Ebene umklappen.

Pulssequenzen

Die Anregung der Wasserstoffatomkerne kann je nach Fragestellung mit verschiedenen Pulssequenzen erfolgen (Wechsel von 90-Grad- und 180-Grad-Impulsen). Diese Pulse, die auf das System eingestrahlt werden, haben im allgemeinen eine Länge von Mikro- bis zu wenigen Millisekunden. Dagegen liegen die obenerwähnten Relaxationszeiten im Bereich von 30 bis mehreren 1000 Millisekunden.

Die in der Praxis am häufigsten eingesetzte Pulssequenz ist die *Spin-Echo-Technik*. Die Pulsfolge besteht aus einem initialen 90-Grad-Impuls, dem nach wenigen Millisekunden ein 180-Grad-Impuls folgt (Abb. 280).

Eine Verstärkung der Signalausbeute bzw. eine Vielzahl von Spin-Echos erhält man bei der Wiederholung von 180-Grad-Impulsen gemäß Abb. 281 in der sog. *Multi-Echo-Technik*.

Bilderzeugung

Die Einstrahlung von Hochfrequenzimpulsen durch den Grundmagneten (Abb. 282) gibt ein Kernresonanzsignal aus dem gesamten Volumen, das von der Empfangsspule erfaßt wird. Um das Bild einer Schicht im menschlichen Körper zu erzeugen, wird dem Grundmagnetfeld ein lineares Gradientenfeld über zusätzliche Spulen überlagert. Dieses ändert seine Feldstärke in Körperlängsrichtung in definierter, linearer Form. Dies hat zur Folge, daß bei einem gegebenen Hochfrequenzsignal die Resonanzbedingungen nur an einer definierten Stelle erfüllt sind. Mit 2 weiteren überlagerten Gradientenfeldern in den 2 übrigen Ebenen im Raum kann verschiedenen Orten in der angewählten Schicht eine Signalinformation zugeordnet werden. Nach Sammlung der Signale in den Empfängerspulen wird ähnlich wie in der Computertomographie über eine mathematische Operation (2-D-Fouriertransformation) das Objektbild berechnet. 3 wesentliche Komponenten bestimmen den Charakter des Bildes (Graustufenbild)
– T1 Relaxationszeit,
– T2 Relaxationszeit,
– Protonendichte.

Vielschichttechniken (Multi-slice-Technik)

Abhängig von den Repetitionszeiten und Echozeiten weisen alle für die Magnetresonanztomographie gebräuchlichen Pulssequenzen unterschiedlich lange Perioden auf, in denen weder Gradienten geschaltet noch Hochfrequenzimpulse ausgesendet bzw. empfangen werden. Nutzt man die Signalpausen zur Umschaltung der Gradienten und Hochfrequenzimpulse zur Erfassung anderer Schichten, so können ohne Verlängerung der Meßzeit mehrere benachbarte Schichten aufgezeichnet werden (Abb. 283).

Physikalische Grundlagen 197

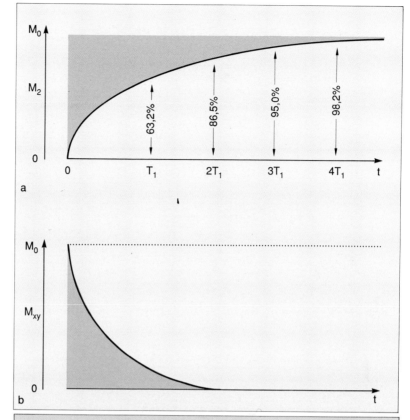

Abb. 279 Zeitlicher Verlauf der T_1- und T_2-Relaxation.
a T_1 = Zeit, die bei der Rückkreiselbewegung der Spins gebraucht wird um 63,29% der Gleichgewichtsmagnetisierung zu erreichen.
b T_2 = Zeit, die für den exponentiellen Verlust der Quermagnetisierung vergeht (nach Lissner 1987).

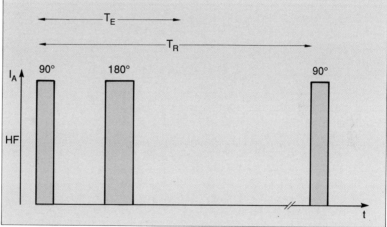

Abb. 280 Spin-Echo-Pulssequenz.
TE = Echo-Auslesezeit der Sende-Empfangsspule. Die Echozeit beträgt das Doppelte des Zeitabstandes zwischen dem 90-Grad- und dem 180-Grad-Impuls, z. B. 35 ms.
TR = Wiederholung der Pulsfolge nach der Repetitionszeit TR, z. B. 1000 ms.
HF = Hochfrequenz.

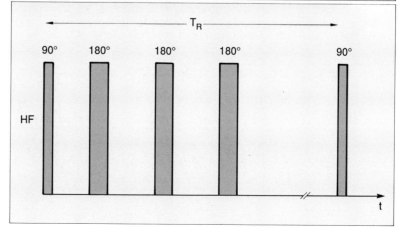

Abb. 281 Multi-Echo-Technik.
Initialer 90-Grad-Impuls mit mehreren konsekutiven 180-Grad-Impulsen. Die Gesamtpulsfolge wird nach der Repetitionszeit TR wiederholt (nach Lissner 1987).

198 Magnetresonanztomographie

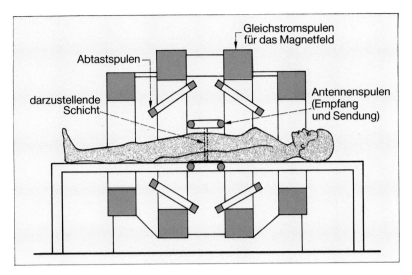

Abb. 282 Schema des Aufbaus eines MRT-Untersuchungsgerätes (nach Laubenberger 1986).

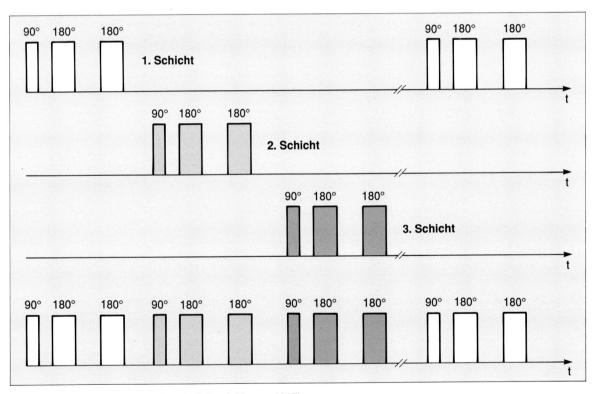

Abb. 283 Spin-Echo-Vielschichttechnik (nach Lissner 1987).

Methodische Voraussetzungen

Im Gegensatz zur CT handelt es sich bei der MRT nicht um Röntgenstrahlen, mit denen eine Abbildung erstellt wird, die Strahlenbelastung entfällt von daher. Die Gabe von Kontrastmittel ist nicht obligat, es können aber zur Erweiterung der diagnostischen Aussage nichtjodhaltige Kontrastmittel eingesetzt werden. Sie unterscheiden sich grundsätzlich von den Röntgenkontrastmitteln dadurch, daß sie nicht eine Dichteerhöhung im Gewebe erzielen, sondern zu einer Veränderung der Magneteigenschaften des Gewebes führen.

Das bisher am häufigsten eingesetzte Kontrastmittel der Magnetresonanztomographie kommt aus der Reihe der Aktiniden und Lanthaniden und enthält paramagnetische Metallionen. Zu erwähnen ist dabei insbesondere das Gadolinium-Jon, das auch in Form einer Komplexbildung mit dem Dimegluminsalz oder Diäthylentriaminpentaessig (DTPA) in klinischer Erprobung ist.

Technische Bemerkungen

Da das Gerät mit elektromagnetischer Wellenstrahlung arbeitet, sind einige Patienten von der Untersuchung ausgeschlossen. Dazu gehören:
- Schrittmacherträger
- Patienten mit ferromagnetischen Implantaten (Klappenersatz)
- klaustrophobe Patienten, die nicht längere Zeit in der Röhre aushalten können

Zwei Arten von Geräten sind im klinischen Einsatz:
- Widerstandsmagnete: Luftspulenmagnete (Eisen), Kühlung über große Kühlwassermengen
- supraleitende Magnete: supraleitende Wirkung aus Neobium-Titandrähten, zur Kühlung umgeben von flüssigem Heliumkryostat und flüssigem Stickstoff

Im Vergleich zur Computertomographie hat die Magnetresonanztomographie den Vorteil, daß sie neben der axialen Ebene auch sagittale, frontale und paraaxiale MR-Tomogramme in beliebiger Ebene erstellen kann. Die Kernspintomographie ermöglicht eine hervorragende morphologische Dokumentation von Herzkammern, Vorhöfen, Septum, Perikard und großen Gefäßen. Bei den Spin-Echosequenzen ist von bewegtem Blut keine Signalausbeute zu erhalten, so daß ein natürlicher Kontrast von Binnenraum und Myokard erzielt wird – auch ohne Gabe von Kontrastmittel. Eine Gewebedifferenzierung erfolgt über die unterschiedliche Signalintensität. Von Nachteil ist im Vergleich zur Computertomographie und der konventionellen Röntgenuntersuchung die schlechte Dokumentation von Verkalkungen, da Kalk (Calcium) kaum Wasserstoff-Protonen enthält.

Aufgrund der obligaten EKG-Triggerung (telemetrische Systeme) sind die Möglichkeiten von phasenzugeordneten Herzbildern in Endsystole oder Enddiastole möglich. Bei Konzentration auf die entsprechende Schicht lassen sich dabei endsystolisches und enddiastolisches Volumen bemessen und daraus die Ejektionsfraktion berechnen. Insgesamt ist die durch die MRT zu erhaltende Information über das Herz verbessert und detaillierter, aber ähnlich der der Computertomographie. Der noch höhere Zeit- und Kostenaufwand steht einer ubiquitären Verbreitung und einem konsequenten klinischen Einsatz – insbesondere bei kardialen Fragestellungen – im Weg und bleibt in ihrem Einsatz weiter hinter der Echokardiographie zurück.

Klinische Anwendung

Magnetresonanztomographisch interessant sind ähnlich wie am CT insbesondere Patienten mit aortokoronaren Venenbrücken, Kardiomyopathien, Perikarderkrankungen und Herztumoren.

Abb. 284 zeigt das Magnetresonanztomogramm bei einem normalen Herzen.

Erworbene Klappenfehler

Die Magnetresonanztomographie eignet sich aufgrund ihrer hohen morphologischen Aussagefähigkeit zur Darstellung der Herzhöhlen, dem Anteil an Dilatation und Hypertrophie. Regionale Verdickungen im Klappenbereich geben Hinweise auf Klappenveränderungen. Für die Graduierung der Klappenfehler ist die Magnetresonanztomographie nicht ausreichend. Die fehlende Darstellung von Klappenkalk erweist sich als nachteilig. Vorsicht ist geboten bei der Nachuntersuchung operierter Patienten mit Herzklappenersatz, insbesondere mit ferromagnetischem Material und gefäßnahen Metallclips, da hier eine Dislokation durch die Untersuchung möglich ist.

Kongenitale Herzerkrankung

Die Magnetresonanztomographie des Herzens bei kongenitalen Herzerkrankungen liefert hervorragende anatomische Details der kongenitalen Malformationen, der Herzhöhlen und großen Gefäße. Die morphologische Diagnose von Vorhofseptumdefekten oder Ventrikelseptumdefekten gelingt mit guter Sensitivität und Spezifität, der Untersuchung Neugeborener und Kleinkinder ist jedoch durch die Schichtdicke der Tomogramme Grenzen gesetzt. Geeignet ist die Kernspintomographie zur Beurteilung des Vorhandenseins oder der Weite zentraler Pulmonalarterienstämme bei Patienten mit Pulmonalatresie und bei der Diagnostik von Fehlbildungen der thorakalen Aorta (Abb. 285).

200 Magnetresonanztomographie

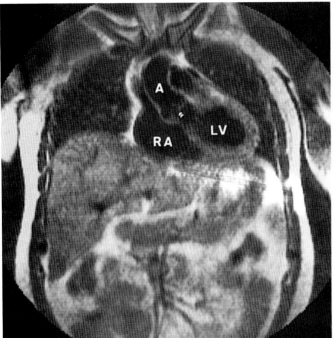

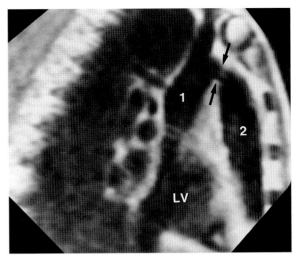

Abb. 285 Magnetresonanztomogramm des Herzens, paraxiale Schichtung, Spin-Echo-Technik. Darstellung einer Aortenisthmusstenose (Pfeile). LV = linker Ventrikel, 1 = Aorta ascendens, 2 = Aorta descendens.

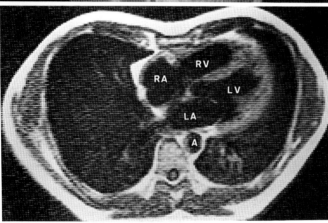

◁ Abb. 284 Magnetresonanztomogramm des Herzens, axiale und frontale Schichtung, Spin-Echo-Technik. Darstellung der vier Herzkammern bei einem Normalpatienten. A = Aorta, RA, LA = rechter, linker Vorhof, RV, LV = rechter, linker Ventrikel. Pfeilspitzen markieren die Aortenklappe.
(Abb. 284–291 verdanken wir Dr. Halbsguth und Dr. Lochner, Praxis, Frankfurt/Main.)

Koronare Herzerkrankung

Bei Zustand nach einem Herzinfarkt lassen sich infarzierte Myokardareale an einer Verdünnung der linksventrikulären Wand erkennen. Akute Infarkte verstärken oft die Signalintensität des infarzierten Myokards. Bei älteren Myokardinfarkten führt die Gabe von Gadolinium-DTPA nach bisherigen Studien zu keiner signifikanten Erhöhung der Signalintensität. Als Komplikationen des Myokardinfarktes können magnetresonanztomographisch intrakavitäre Thromben sowie Aneurysmen nachgewiesen werden.

Soweit keine gefäßnahen Clips intraoperativ eingebracht wurden, kann die Durchgängikeit eines aortokoronaren Venenbypass durch die MRT beantwortet werden (Abb. 286).

Kardiomyopathie

Ähnlich der Computertomographie eignet sich die Magnetresonanztomographie aufgrund ihrer hohen morphologischen Aussagekraft hervorragend für die Darstellung der dilatierten oder hypertrophierten Herzen bei Kardiomyopathien. Bei Patienten mit dilativer Kardiomyopathie kann das Ausmaß der Erweiterung der Herzhöhlen bestimmt werden (Abb. 287). Bei hypertrophen Kardiomyopathien ist eine sehr gute Abgrenzung der hypertrophierten Myokardregionen möglich (Abb. 288).

Ähnlich wie bei der Computertomographie ist jedoch zur obstruktiven Komponente der hypertrophen Kardiomyopathie keine Aussage zu treffen. Zusätzlich kann eine Beteiligung des rechten Ventrikels diagnostiziert werden. Bei der restriktiven Kardiomyopathie erlaubt die Magnetresonanztomographie die Abgrenzung von der konstriktiven

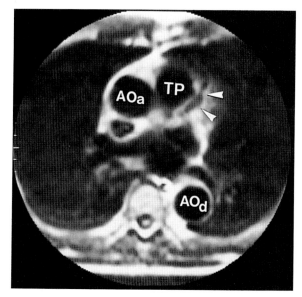
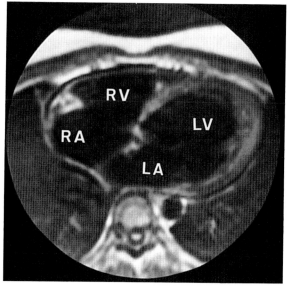

Abb. 286 Magnetresonanztomogramm des Herzens, axiale Schichtung, Spin-Echo-Technik, Zustand nach aortokoronarer Bypass-Operation mit guter Erkennbarkeit des offenen Venen-Bypass (Pfeilspitzen).
AO a, d = Aorta ascendens, descendens, TP = Truncus pulmonalis.

Abb. 287 Magnetresonanztomogramm des Herzens, axiale Schichtung, Spin-Echo-Technik. Dilative Kardiomyopathie mit ausgezeichnetem Kontrast zwischen Binnenraum und ausgedünnter Wand.

Perikarditis, die mit einer auffälligen Verdickung des Perikards einhergeht.

Herztumoren

Durch die Magnetresonanztomographie kann präoperativ die genaue Tumorlokalisation und Ausdehnung festgelegt werden. Insbesondere zeigt sie exakt die Beziehung zu kardialen Strukturen wie Perikard, Myokard und Herzkammern (Abb. **289** und **290**).

Einschränkend ist zu sagen, daß insbesondere beim Spin-Echo-Verfahren (s. Fachliteratur), bei dem typischerweise die Binnenräume signalfrei, d. h. schwarz erscheinen, bei pathologischen Strömungsverhältnissen (z. B. Klappenfehler) Areale verstärkter Signalintensität auftreten können, die mit einem Tumor oder Thrombus nicht verwechselt werden dürfen.

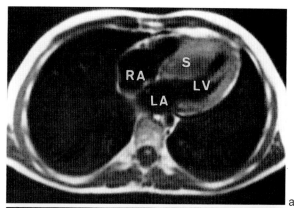
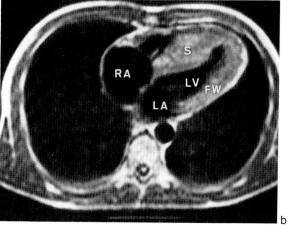

Abb. 288 Magnetresonanztomogramm des Herzens, axiale Schichtung, Spin-Echo-Technik. Hypertrophe Kardiomyopathie die in **a)** nur das Septum und in **b)** Septum und freie Wand betrifft.
RA, LA = rechter, linker Vorhof, LV = linker Ventrikel, S = Septum, FW = freie Wand.

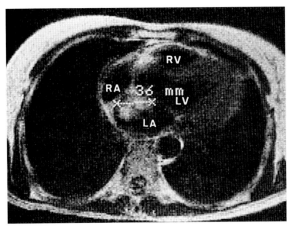

Abb. 289 Magnetresonanztomogramm des Herzens, axiale Schichtung, Spin-Echo-Technik. Dem intraatrialen Septum aufsitzendes Vorhofmyxom.

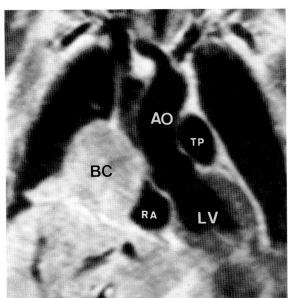

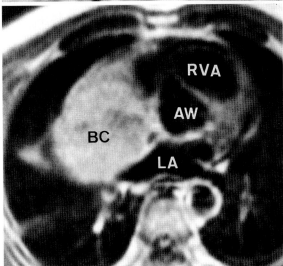

Abb. 290 Magnetresonanztomogramm des Herzens, ▷ frontale und axiale Schichtung, Spin-Echo-Technik. Darstellung eines in den rechten Vorhof einwachsenden Bronchialkarzinoms (BC).

AO = Aorta, TP = Truncus pulmonalis, RA, LA = rechter, linker Vorhof, LV = linker Ventrikel, AW = Aortenwurzel, RVA = rechtsventrikulärer Ausflußtrakt.

Perikard

Wie auch beim CT zeigt sich das Perikard in der Magnetresonanztomographie bei Normalpersonen als 1–3 mm starke Linie niedriger Signalintensität. Perikardverdickungen sind über eine Verbreiterung dieser signalarmen Linie erkennbar. Perikardiale Flüssigkeit äußert sich in ihrer Signalintensität aufgrund des hohen Waserstoffgehaltes. Einschränkend muß gesagt werden, daß perikardiale Verkalkungen sich direkt nicht abbilden.

Perikardzysten sind als lokale signalintensive Raumforderungen sichtbar.

Aorta

Indikationen zur Magnetresonanztomographie stellen Erkrankungen der thorakalen Aorta wie wahre Anomalien oder dissezierende Aneurysmen (Abb. 291) mit der Möglichkeit der Abgrenzung eines Thrombus dar. Auch hier ist ein wesentlicher Vorteil, daß axiale, frontale, sagittale und paraaxiale Tomogramme erzeugt werden können.

Cine-MRT (Schnellbildverfahren)

Die oben geschilderte Magnetresonanztomographie in der häufig angewandten Spin-Echo-Technik stellt wie beschrieben die kardiale Anatomie bei erworbenen und angeborenen Herzfehlern präzise dar und vermag über die Berechnung des endsystolischen und enddiastolischen Volumens in einer Schicht auch begrenzte funktionelle Informationen zu liefern. Diese sind jedoch limitiert durch lange Imagingzeiten (Repetitionszeiten im Sekundenbereich, Aufnahmezeiten im Bereich mehrerer Minuten, Untersuchungszeit für eine Herzserie in Multislice-Technik im Bereich einer halben Stunde). Ferner wird bei der konventionellen Multi-slice-Technik jede Schichtebene in jedem Herzzyklus nur einmal angeregt. Insgesamt ist nur eine grobe zeitliche Auflösung des Kontraktionsablaufes erreichbar.

Von daher ging die Weiterentwicklung der MRT in Richtung der Schnellbildverfahren (Cine-MRT). Diese ermöglicht innerhalb eines Herzzyklus eine mehrfach wiederholte Anregung der gleichen Schichtebene. Durch die EKG-Triggerung erhält man Bildsequenzen, die den Kontraktionsablauf des Herzens in einer oder mehreren Schnittebenen mit hoher zeitlicher Auflösung wiedergibt.

Technische Grundlagen dieser Cine-MRT sind kleine Auslenkwinkel (sog. Flip-Winkel) von kleiner 90 Grad (z.B. 30 Grad), schnelle Gradientenschaltungen, die die 180-Grad-Auslese-Impulse gegenüber den Spin-Echo-Verfahren ersetzen (FFE = Fast-Field-Echo-Sequenz). Die Repetitionszeiten liegen im Bereich von nur 20 ms.

Auch das Cine-MRT liefert einen guten Kontrast zwischen Blut und Myokard, allerdings besitzt das strömende Blut gegenüber dem Myokard eine hohe Signalintensität. Neben morphologischen Aspekten liefert die Cine-MRT mit ihren schnellen Bildsequenzen Real-time-Bedingungen, die die Arbeitsweise des Herzens offenlegen und dem Echokardiogramm vergleichbare Aussagen zur Funktion und zum Kontraktionsablauf bieten (Abb. **292** und **293**).

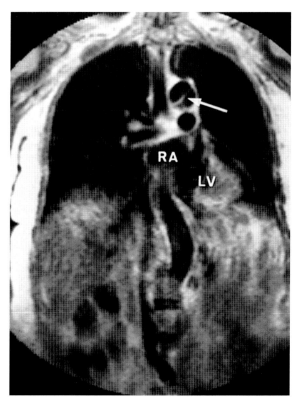

Abb. **291** Magnetresonanztomogramm des Herzens, frontale Schichtung, Spin-Echo-Technik. Disseziierendes Aortenaneurysma mit überlagerungsfreier Darstellung der Dissektionsmembran (Pfeil).

204 Magnetresonanztomographie

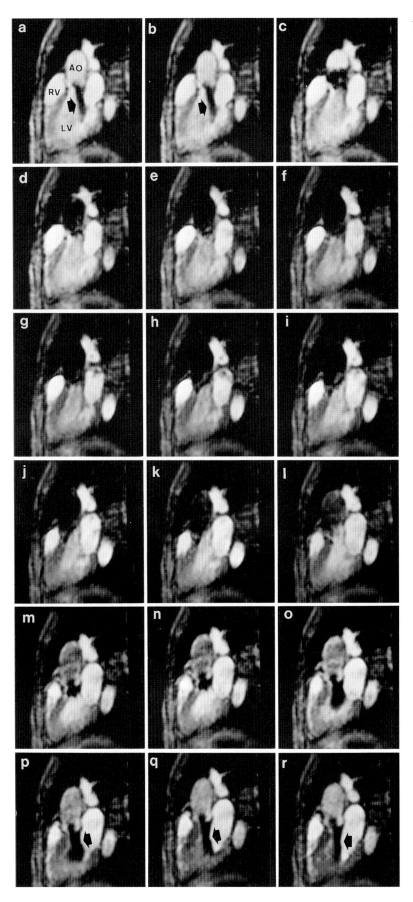

Abb. 292 Cine-MRT. FFE (Fast Field Echo) (Flipwinkel 30 Grad, kurze Echozeit).
Kombiniertes Aortenvitium: Sequenz über gesamten Herzzyklus. Schnittebene paraxial durch den Ausflußtrakt des linken Ventrikels. Die markierte echofreie Zone entspricht dem diastolischen Reflux über die insuffiziente Aortenklappe zurück in den linken Ventrikel. Poststenotischer Signalverlust in der Aorta ascendens.
a–e = enddiastolische Bilder. Pfeile markieren Reflux,
f–l = systolische Bilder,
m–r = frühdiastolische Bilder. Pfeile markieren Reflux.

(Abb. **292** und **293** verdanken wir Herrn Dr. R. Spielmann, Radiologische Abteilung der Universitätsklinik Hamburg Eppendorf).

Abb. 293 Cine-MRT. FFE (Fast Field Echo) (Fipwinkel 30 Grad, kurze Echozeit).
Großes Vorderwandaneurysma nach Myokardinfarkt (Sterne). Sequenz aus fast gesamtem Herzzyklus. Schnittebene paraxial (RAO-Äquivalent).
a–f = diastolische Bilder,
g–l = systolische Bilder.
Fehlende Teilnahme des Vorderwandaneurysmas (Pfeilspitze) an der Ventrikelkontraktion **(j)**.

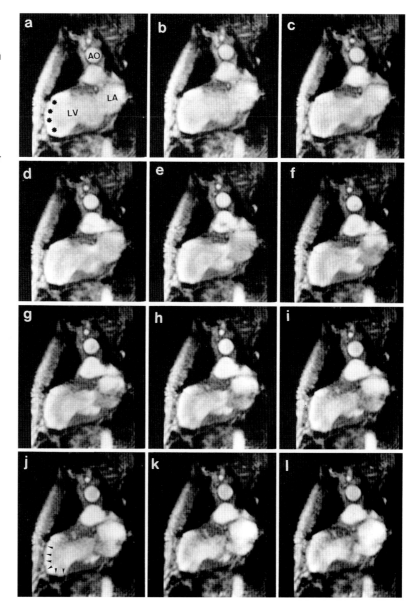

Digitale Subtraktionsangiographie

Physikalische Grundlagen

D = Digital

Die digitale Subtraktionsangiographie ist wie die Computertomographie ein spezielles Verfahren der digitalen Radiographie. Während bei der Herstellung konventioneller Röntgenbilder der Röntgenfilm nach Schwärzung durch die Röntgenstrahlen und ein Foliensystem sowie nach Durchlaufen der photographischen Entwicklung die Abbildung liefert, ist bei der digitalen Radiographie zwischen Bildverstärker und Abbildung eine programmgesteuerte digitale Elektronik, ein Computer zwischengeschaltet, der die rechnerische Bearbeitung der von der Bildverstärker-Fernsehkette kommenden Signale erlaubt.

Das Röntgenfernsehsignal wird als Analogsignal in Digitalwerte, der Bildschwärzung entsprechende Zahlenwerte umgewandelt und in einem Halbleiterspeicher zwischengespeichert. Über diese Halbleiterspeicher ist die Möglichkeit zur Bildverarbeitung und Nachverarbeitung gegeben. Nach der Rückwandlung des digitalen Signals in Digital-Analog-Wandler ist auf dem Monitor das verarbeitete Bild zu sehen (Abb. 294 und 295).

S = Subtraktion

In der Methode der DSA ist die digitale Radiographie gekoppelt mit einer i.v. oder i.a. Angiographie. Der Sinn der Subtraktion liegt darin, durch Unterdrückung des Bildhintergrundes eine Kontraststeigerung von appliziertem Kontrastmittel im Röntgenbild zu erreichen. Die Kontraststeigerung (überlagerungsfreie Darstellung der Gefäße) wird durch die elektronische Subtraktion von kontrastmittelfreien Masken – und kontrastmittelenthaltenden Füllungsbildern erreicht (Subtraktion von Zahlenwerten entsprechend einer Subtraktion umgesetzter Schwärzungswerte). So wird bei der herkömmlichen DSA eine Maske von einer Folge von Füllungsbildern subtrahiert (Abb. 295).

A = Angiographie

Die Gefäßdarstellung kann über einen intravenösen oder intraarteriellen Zugang erfolgen (z. B. zur Darstellung der thorakalen Aorta). Bei der intravenösen Arteriographie wird das Kontrastmittel über eine periphere Vene oder über einen zentralen Katheter über die V. cava superior in das rechte Herz, den Pulmonalkreislauf sowie das linke Herz und damit in den arteriellen Kreislauf gebracht.

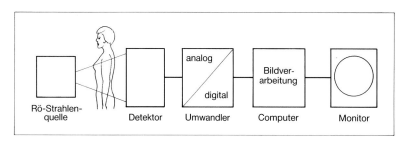

Abb. 294 Schema des Aufbaus einer digitalen Radiographieanlage.

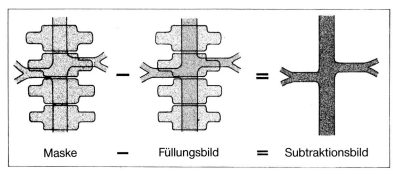

Abb. 295 Schema der Subtraktionstechnik bei der digitalen Subtraktionsangiographie (nach Gmelin 1987).

Methodische Voraussetzungen

Die Weiterentwicklung der Angiographie zur digitalen Methode brachte den Vorteil, aufgrund der Kontrastanhebung und Unterdrückung des Bildhintergrundes die erforderliche Menge an Kontrastmittel bei der arteriellen Angiographie erheblich zu reduzieren. Andererseits wurde die Möglichkeit erprobt, das Kontrastmittel z.B. zur Darstellung der Bauchaorta, der Nierenarterien und Karotiden über eine dicklumige periphere Braunüle im Bolus zu applizieren, allerdings verbunden mit einem größeren Aufwand an Kontrastmittel. Damit wurde ein Vorteil der DSA propagiert, die invasive arterielle Angiographie in eine weit weniger invasive und traumatisierende Gefäßdarstellung durch die intravenöse Injektion umzuwandeln. Die anfängliche Euphorie, mit dieser Art der peripher-venösen DSA der konventionellen Angiographie qualitativ vergleichbare Bilder zu erzielen, hat sich mittlerweile gelegt. Unter dem Aspekt des Strahlenschutzes sind außerdem die an der Körperoberfläche gemessenen Strahlendosen bei der i.v. DSA bis zu 10mal höher als bei der konventionellen Angiographie. Hauptursache ist dafür die erforderliche hohe Bildfrequenz.

Häufig wird heute die i.v. DSA dergestalt durchgeführt, daß über einen in den rechten Vorhof plazierten Katheter der Bolus herznah plaziert wird und über ein normales Auswurfvolumen ein befriedigender Kontrastmittelbolus zustande kommt.

Der Patient muß zu der Untersuchung wie bei der konventionellen Angiographie nüchtern erscheinen. Die Aufklärung bezieht sich auf lokale Komplikationen (Hämatom und Infektion der Punktionsstelle), Katheterabriß, Thrombenbildung und damit verbundene Embolien. Bei der mehr oder weniger selektiven intraarteriellen DSA entsprechen die Aufklärungsmodalitäten der konventionellen Angiographie bzw. der Angiokardiographie.

Der digitale Aufnahmebetrieb in Echtzeit und die Auswerteprogramme machen die DSA, auch für Fragestellungen zur Herzmorphologie, Herzfunktion und Morphologie der herznahen großen Gefäße geeignet (Abb. 296). Meistens wird allerdings eine zentralvenöse KM-Injektion über einen Katheter in den rechten Vorhof bzw. je nach Fragestellung eine intraarterielle Injektion vorgenommen. Typische Projektionen sind die 30–40 Grad rechts angehobene Projektion (RAO), die 60 Grad links angehobene Projektion (LAO) sowie die links seitliche Projektion. Die Untersuchung des Herzens in der DSA ist verbunden mit einer EKG-Triggerung (Trigger auf der R-Zacke), so daß damit eine bewegungsartefaktfreie Bildintegration möglich ist.

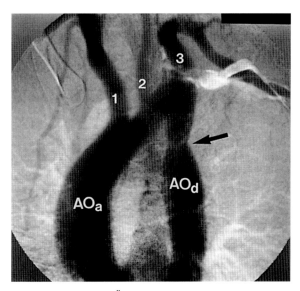

Abb. 296   I.v. DSA. Überlagerungsfreie Darstellung einer Aortenisthmusstenose distal der A. subclavia (Pfeil). AO a, d = Aorta ascendens, descendens, 1 = Truncus brachiocephalicus dexter, 2 = A. carotis communis sinistra, 3 = A. subclavia sinistra.

Technische Bemerkungen

Bildfrequenz, Betriebsart

Die zu wählende Bildfrequenz richtet sich nach dem darzustellenden Gefäßgebiet und der Art der DSA. Dabei wählt man bei der i.v. DSA mit langem KM-Bolus in der Regel eine niedrige Bildrate von 0,5–2 Bildern pro Sekunde sowie bei der i.a. DSA mit kurzem Bolus eine höhere Bildrate mit 2–4 Bildern pro Sekunde.

2 Betriebsarten oder Expositionstechniken stehen sich gegenüber. Das ist zum einen die gepulste Strahlung (Pulse-Mode), zum anderen die kontinuierliche Strahlung (Continious-Mode).

Speicher, Nachverarbeitung

Für den Abruf von gewonnenem Informationsmaterial stehen verschiedene Endspeicher zur Verfügung.

Bei der Nachverarbeitung sind die häufig angewandten Techniken:
– Korrektur von Kontrast und Schwärzung
– Korrektur von Bewegungsartefakten durch die Wahl einer neuen Maske
– Ausschnittsvergrößerung
– Bildverschiebung
– Bildrotation

Die gewonnenen Ergebnisse können darüber hinaus quantitativen Analysen unterworfen werden. Es stehen geometrische und densitometrische Auswerteprogramme zur Verfügung (Herzvolumenmessung, Ejektionsgrößenbestimmung, Darstellung von Herzwandbewegungen und Messung von Kontrastmittelpassagezeit).

Indikationen zur intravenösen DSA des Herzens (zentralvenöser Katheter in die V. cava superior)

Besondere Eignung der i. v. Methode liegt vor:
- bei einem unter Antikoagulation stehenden Patienten
- bei der Frage nach koronarer Herzkrankheit, hier gute Darstellung des linken Ventrikels mit enddiastolischer und endsystolischer Konturbestimmung (Abb. **297**)
- zur Funktionsdiagnostik mit Bestimmung der Ejektionsfraktion aus enddiastolischem und endsystolischem Ventrikelvolumen, zur Darstellung von Herzwandbewegungen und Phasenanalyse
- zur Funktionskontrolle des linken Ventrikels nach aortokoronarer Bypass-Operation und nach perkutaner Katheterangioplastie
- bei Verdacht auf Herzwandthromben
- bei Zustand nach Aortenklappenersatz und schwer passierbarer Aortenklappenstenose und
- zur Vermeidung eines zu Rhythmusstörungen führenden intrakardialen Kathetermanövers

Seltenere Indikationen:
- Herzrhythmusstörungen zur Sichtbarmachung lokaler hämodynamischer Auswirkungen
- Vitien zur Form- und Größenbestimmung einzelner Herzhöhlen und direkten Shunt-Darstellung und
- intrakardiale Tumoren

Kontraindikation:
- dekompensierte Herzinsuffizienz.

Indikationen zur i. a. DSA des Herzens (Katheterplazierung in den linken Ventrikel oder Aortenbulbus)

- Koronararterien zur Frage der Gefäßanatomie bei koronarer Herzerkrankung oder Anomalien, Kontrolle des Gefäßstatus nach aortokoronarem Bypass
- Klappenfehler, insbesondere zur Abschätzung einer Klappeninsuffizienz
- Vitien mit modifiziertem Shunt

Kontraindikation:
alle durch i. v. Technik abklärbaren Fragen
- KM-Unverträglichkeit
- Herzinsuffizienz
- starke Dyspnoe
- erhöhtes Blutungsrisiko

Digitale Angiographie

Auch bei der digitalen Subtraktionsangiographie hat es mittlerweile weitere Entwicklungen gegeben, die die Gefäß- und Herzdarstellung weiter verbessern, so die DA, die digitale Angiographie.

Auf dem Boden einer noch weiter gesteigerten Bildmatrix (1024-Matrix gegenüber 512-Matrix) und somit besserem Auflösungsvermögen entfällt die Notwendigkeit der Subtraktion.

Die Angiographie wird in der Regel als intraarterielle Angiographie durchgeführt und somit eine wesentliche Menge an Kontrastmittel gegenüber der i.v. DSA eingespart. Das Aufnahmesystem ist wie bei der DSA ein hochleistungsfähiger Bildverstärker, der die Abbildung ohne Subtraktion des Bildhintergrundes digitalisiert über die hochauflösende Matrix liefert.

Die Zuordnung der angiographischen Befunde zur anatomischen Umgebung ist möglich, die Gefäße kommen trotzdem scharf und kontrastreich zur Darstellung.

Einige Firmen bieten mit ihren neuen Angiographiesystemen die Möglichkeit der DSA und der DA wahlweise im gleichen Gerät an.

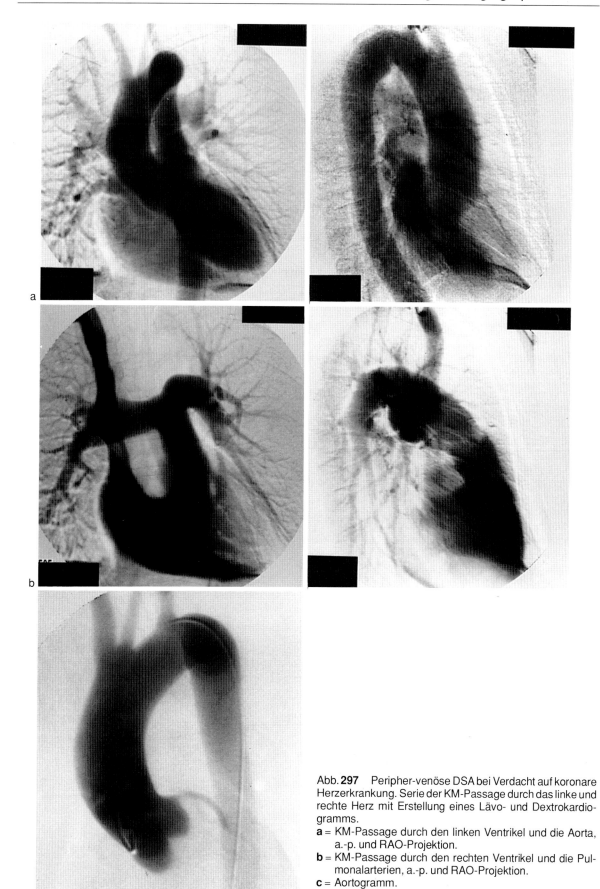

Abb. 297 Peripher-venöse DSA bei Verdacht auf koronare Herzerkrankung. Serie der KM-Passage durch das linke und rechte Herz mit Erstellung eines Lävo- und Dextrokardiogramms.
a = KM-Passage durch den linken Ventrikel und die Aorta, a.-p. und RAO-Projektion.
b = KM-Passage durch den rechten Ventrikel und die Pulmonalarterien, a.-p. und RAO-Projektion.
c = Aortogramm.

Nuklearmedizinische Herzdiagnostik

D. Eißner

Grundlagen und technische Voraussetzungen

Die nuklearmedizinische Diagnostik verwendet radioaktive Substanzen, die sich funktionsabhängig in Organen anreichern oder deren Passage durch das Blutgefäßsystem nach intravenöser Injektion dargestellt werden kann. Voraussetzung ist, daß die Radionuklide ausreichend energiereiche Gammastrahlen abgeben, die die Körpergewebe durchdringen und von außen mit Szintillationszählern (Gammakameras) registriert werden können. Der Meßkopf einer Gammakamera besteht aus einem strahlenempfindlichen Natriumjodidkristall, in dem durch die einfallende Gammastrahlung Lichtblitze ausgelöst werden. Über ein Lichtleitersystem werden diese in elektrische Impulse umgewandelt. Eine nachgeschaltete Elektronik ermöglicht die Registrierung der Strahlungsintensitäten und die Darstellung der Aktivitätsverteilung im untersuchten Organ.

Zwischen Objekt und Kristall befindet sich ein Bleilamellensystem (Kollimator), mit dem störende Streustrahlung ausgeblendet und eine verbesserte Bildqualität erreicht wird.

Das Szintigramm eines Organs vermittelt Informationen über dessen Fähigkeit, das applizierte Radiopharmakon aufzunehmen, zu metabolisieren und auszuscheiden. Die Dokumentation der Szintigramme kann im sogenannten Analogverfahren erfolgen, mit dem die gemessenen Impulszahlen durch ein elektronisches Datenverarbeitungssystem in Lichtpunkte umgesetzt werden, die in Form eines Fotoszintigramms auf Röntgenfilm wiedergegeben werden können. Hierbei entspricht die Intensität der Filmschwärzung der gemessenen Impulsrate. Mit Hilfe eines angeschlossenen Computersystems läßt sich die Bilddarstellung durch Kontrastanhebung und die Elimination störender Umgebungsstrahlung verbessern. Zur Beurteilung dynamischer Funktionsabläufe, die in Form eines Sequenzszintigramms mit kurzen Einzelaufnahmen dokumentiert werden, ist die Computerbearbeitung der Aufnahmen in jedem Falle erforderlich. Mit den konventionellen Gammakameras werden zweidimensionale (planare) Aufnahmen erstellt, die ein Summationsbild der gemessenen Strahlung im gesamten Organ wiedergeben. Zur Beurteilung des Myokards sind deshalb Aufnahmen in unterschiedlichen Projektionen erforderlich, um die einzelnen Myokardbereiche getrennt voneinander darzustellen.

Eine technische Weiterentwicklung ist die „Single - Photon - Emissions - Computertomographie" (SPECT), mit der analog zur Röntgen-Computertomographie eine Schichtuntersuchung von Organen erfolgt. Mit einer rotierenden Gammakamera wird die ausgesendete Strahlung aus zahlreichen Winkeln gemessen und mit Hilfe eines Datenverarbeitungssystems ihrem Ursprungsort so zugeordnet, daß eine dreidimensionale Organdarstellung möglich wird.

Die zur nuklearmedizinischen Herzdiagnostik zur Verfügung stehenden Radiopharmaka sind in Tab. 46 zusammengestellt.

Tabelle 46 Nuklearmedizinische Herzdiagnostik.

Technik	Radiopharmakon
Myokardszintigraphie	
a) Perfusion	^{201}Tl-Chlorid, ^{99m}Tc-Isonitrile
b) Infarktdiagnostik	^{99m}Tc-Pyrophosphat ^{111}In(^{99m}Tc)Antimyosin-Antikörper
c) Stoffwechsel	^{123}J-Fettsäuren
Positronen-Emissions-Computertomographie (PET)	
Perfusion/Stoffwechsel	^{11}C, ^{15}O$_2$, ^{13}N$_2$, ^{18}F-markierte Substrate
Radionuklidventrikulographie	
a) Äquilibrium	^{99m}Tc-markierte Erythrozyten ^{99m}Tc-Humanalbumin
b) First pass	^{99m}Tc-Pertechnetat, ^{195m}Au, ^{99m}Tc-Isonitrile

Myokardszintigraphie

Myokardperfusion

Die Darstellung von vitalem (= durchblutetem) Myokard ist möglich nach intravenöser Applikation von 201-Thallium-Chlorid, das als kaliumanaloges Isotop durchblutungsabhängig über die Natrium-Kalium-ATPase in die Muskelzelle eingeschleust wird. Die Anreicherung im Myokard ist abhängig vom koronaren Blutfluß und der Sauerstoffversorgung der Herzmuskelzellen. Im Szintigramm stellen sich Myokardnarben nach Herzinfarkt oder umschriebene Myokardschädigungen anderer Ursache als Regionen mit verminderter Thallium-Speicherung dar. Erfolgt die Aktivitätsinjektion bei Belastung des Patienten z. B. auf dem Fahrradergometer, können neben Narbengebieten auch belastungsabhängig minderperfundierte Areale erfaßt werden, d. h. mit diesem Verfahren kann die hämodynamische Wirksamkeit von Koronararterienstenosen beurteilt werden. Die Myokardszintigramme werden unmittelbar nach Belastungsende in drei verschiedenen Projektionen aufgenommen:

In Rückenlage des Patienten erfolgt zunächst eine um 45 Grad abgewinkelte vordere schräg-linke (LAO-) Projektion. In dieser Ebene sind das Septum interventriculare und die posterolaterale Wand zu beurteilen. Mit der ventralen Projektion werden die anterolaterale und inferiore Wand dargestellt, während eine weitere seitliche Projektion das anteriore und posteriore Segment sowie die Herzspitzenregion erfaßt (Abb. 298).

Die Aufnahmeserie wird 3 Stunden nach Aktivitätsinjektion wiederholt. Die so erhaltenen planaren Aufnahmen werden zunächst visuell beurteilt

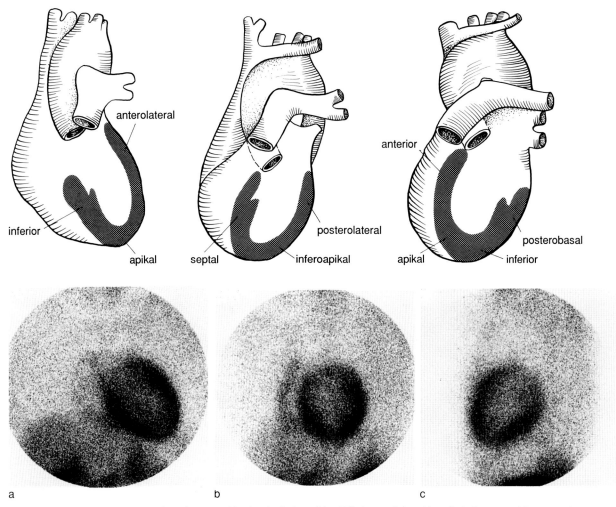

Abb. 298 Projektionsebenen der planaren Myokardszintigraphie. Dilatierter linker Ventrikel, hypertrophierter rechter Ventrikel. Diagnose: dilative Kardiomyopathie
a = Ventrale Projektion,
b = schräg linke Projektion (LAO, 45 Grad),
c = seitliche Projektion (LL, 80 Grad).

und können anschließend quantitativ mit einem Rechnersystem ausgewertet werden, mit dem die prozentuale Aktivitätsspeicherung in verschiedenen Sektoren des Myokards sowohl nach Belastung als auch in Ruhe angegeben werden kann. Bei Vorhandensein eines SPECT-Systems erfolgt die Myokardszintigraphie mit diesem Gerät. Hierbei stellen sich in frei wählbaren Schichtebenen die einzelnen Myokardbereiche überlagerungsfrei dar und können wie die planaren Aufnahmen quantitativ sektoral ausgewertet werden (Abb. 299).

Das gesunde, normal durchblutete Myokard zeigt im Szintigramm eine gleichmäßige Verteilung des Radionuklids. Der rechte Ventrikel ist aufgrund seiner geringeren Muskelmasse meistens nur andeutungsweise zu erkennen.

Myokardnarben nach Infarkt oder entzündliche Veränderungen sind an persistierenden Thallium-Fixationsminderungen oder -defekten zu erkennen (Abb. 300 und 301), während sich eine belastungsabhängige Perfusionsstörung als Speicherdefekt im Frühszintigramm darstellt, der auf den Spätaufnahmen geringer wird oder verschwindet (Abb. 302 und 303). Dieses als Redistribution bezeichnete Phänomen erklärt sich durch einen Rückstrom von noch im Blut zirkulierendem Thallium in das unter Belastung ischämische, während der Ruhephase reperfundierte Myokard.

Das Nuklid Thallium-201 hat relativ ungünstige physikalische Eigenschaften: Die niedrige Strahlungsenergie von 80 keV wird zum Teil bereits im Gewebe absorbiert, so daß insbesondere die tiefer im Körper liegenden Myokardabschnitte weniger gut dargestellt werden als oberflächennahe Bereiche. Aufgrund der langen physikalischen Halbwertszeit von 73 Stunden ist aus Strahlenschutzgründen die zu verwendende Aktivitätsmenge limitiert. Bei der üblicherweise applizierten Aktivitätsmenge von 74 MBq Thallium 201 entsteht die Hauptstrahlenbelastung für die Nieren, über die die

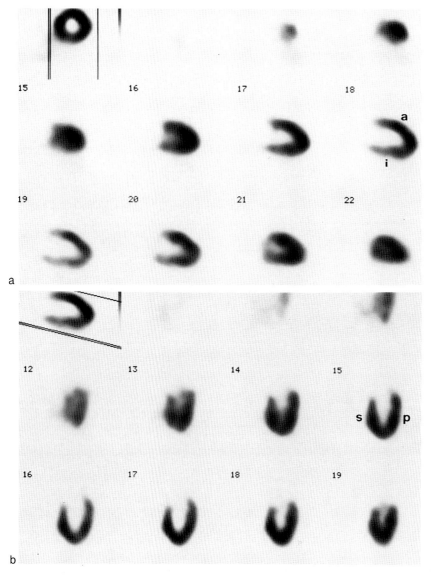

Abb. 299 Schichtebenen der SPECT-Myokardszintigraphie. Normalbefund bei einem 44jährigen Mann: a = anterior, s = Septum, p = posterolateral, i = inferior.
a = vertikale Längsachse,
b = horizontale Längsachse,
c = kurze Achse,
d = sektorale Quantifizierung.

Thalliumausscheidung erfolgt, in einer Größenordnung von 2 bis 3 rad. Diese ungünstigen Eigenschaften waren Anlaß zu einer intensiven Suche nach Ersatzpräparaten mit gleichen oder ähnlichen pharmakologischen Eigenschaften, die mit dem Nuklid Technetium-99m (Gammastrahlenenergie von 140 keV, physikalische Halbwertszeit 6 Stunden) markiert werden können. In klinischer Erprobung befinden sich zur Zeit ^{99m}Tc-Isonitril-Verbindungen sowie andere kationische Technetium-Verbindungen, deren myokardiale Retention vergleichbar ist mit der des Thalliums (Abb. **304**). Die Abbildungsqualität der mit diesen Substanzen gewonnenen Myokardszintigramme ist aufgrund der höheren Gammastrahlenenergie und der Möglichkeit zur Verwendung größerer Aktivitätsmengen deutlich besser als die der Thallium-Myokardszintigraphie. Eine Redistribution bei vorübergehenden Ischämien besteht bei diesen Substanzen nicht, so daß eine zweimalige Aktivitätsinjektion (sowohl während Belastung als auch in Ruhe) erforderlich ist. Die verbesserte Impulsstatistik ermöglicht eine EKG-gesteuerte Myokardszintigraphie, mit der zusätzlich zur Myokarddurchblutung auch – durch Vergleich der in Diastole bzw. Systole addierten Einzelaufnahmen – die regionale Wandbewegung dargestellt werden kann.

Indikationen:
– Verdacht auf koronare Herzerkrankung
– Verlaufsbeurteilung bei bekannter koronarer Herzerkrankung
– Verlaufskontrollen vor und nach koronar-chirurgischen Eingriffen

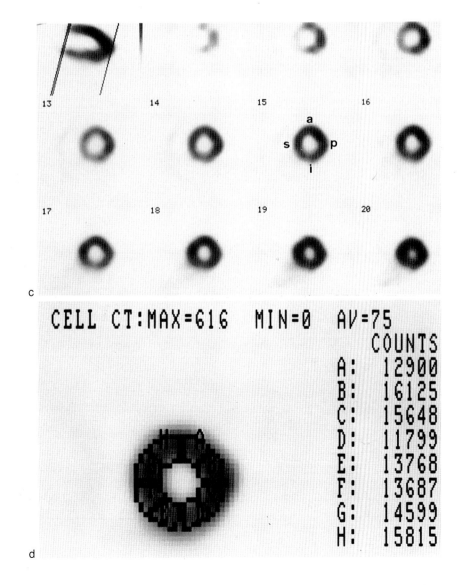

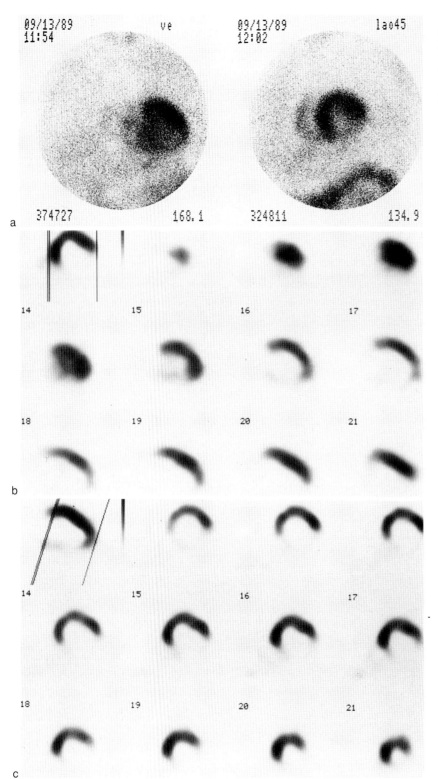

Abb. 300 Planare (a) und SPECT-Myokardszintigraphie (b, c). Hinterwandinfarkt bei einem 54jährigen Mann: großer Speicherdefekt diaphragmal-inferior und in Teilbereichen des posterolateralen Segmentes.

Myokardszintigraphie 215

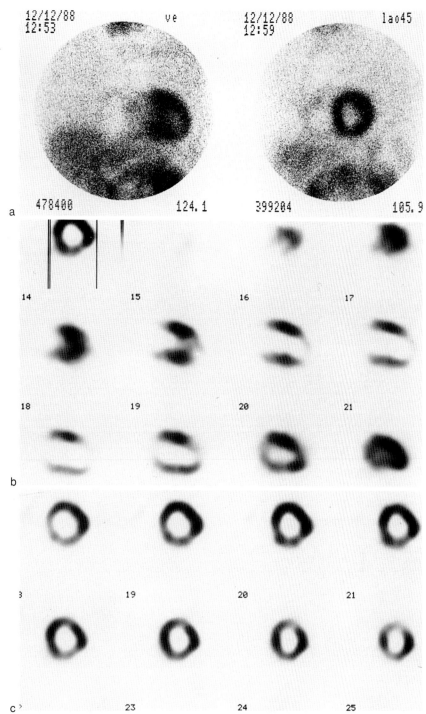

Abb. 301 Planare **(a)** und SPECT-Myokardszintigraphie **(b, c)**. Vorderwandinfarkt bei einem 55jährigen Mann: apikaler und supraapikaler Speicherdefekt.

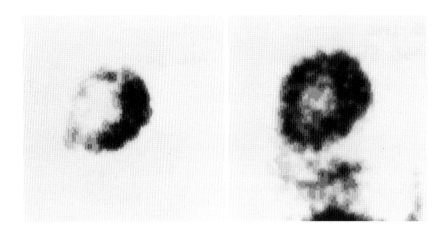

Abb. 302 Planare Tl-Myokardszintigraphie (LAO-Projektion) nach Belastung (li.) und in Ruhe (re.). Redistribution im Bereich des Septums bei hämodynamisch wirksamer RIVA-Stenose.

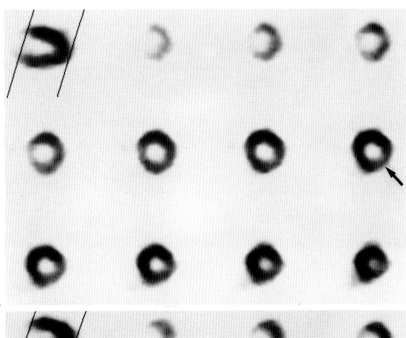

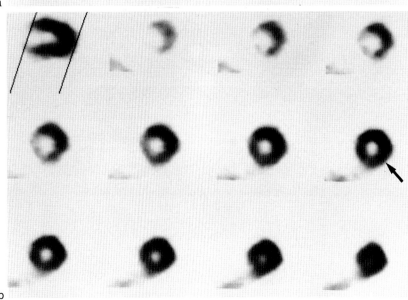

Abb. 303 Myokard-SPECT (kurze Achse)
a = nach Belastung,
b = in Ruhe.
Redistribution (= Ischämie) im Bereich des posterolateralen Segmentes (s. Pfeil).

Infarktszintigraphie

Während sich im Myokardperfusionsszintigramm ein Myokardinfarkt im „Negativkontrast" als Aussparung darstellt, aus dem keine Rückschlüsse auf das Alter des Infarktes möglich sind, stehen andere Substanzen zur Verfügung, die eine Affinität zu infarziertem Myokard haben, mit denen der akute Myokardinfarkt im „Positivkontrast" nachzuweisen ist.

Voraussetzung für die Anreicherung dieser Substanz ist eine geringe Restdurchblutung des infarzierten Areals, durch die die radioaktive Substanz in den Nekrosebezirk gelangen kann. Eine Substanz mit spezifischer Affinität zu Muskelzellnekrosen ist das ^{99m}Tc-Pyrophosphat, das früher zur Skelettszintigraphie verwendet wurde. Hiermit kann die Ausdehnung eines frischen Myokardinfarktes beurteilt werden (Abb. 305), wobei erste positive Ergebnisse jedoch erst 10–12 Stunden nach dem Infarktereignis zu erwarten sind. Nichtinfarktspezifische Anreicherungen finden sich jedoch auch bei Durchblutungsstörungen infolge instabiler Angina pectoris, bei Ventrikelaneurysmen, entzündlichen Herzerkrankungen sowie bei extrakardialen Krankheitsprozessen, z.B. malignem Pleuraerguß. Ein spezifisches Radiopharmakon zur Infarktdarstellung ist ein gegen das kardiale Myosin gerichteter Antikörper. Während das in intakten Myozyten vorhandene Myosin von einer dichten Zellmembran abgeschirmt ist, wird diese bei einer Nekrose durchlässig, so daß ein gegen Myosin gerichteter Antikörper das zelluläre Myosin erreichen kann. Durch Markierung des Antimyosins mit Indium 111, das eine physikalische Halbwertzeit von 2,8 Tagen hat, sind Verlaufskontrollen bis zu 48 Stunden nach Aktivitätsinjektion möglich. Das Ausmaß der Anreicherung korreliert mit anderen Parametern der Infarktgröße (z.B. Größe des hypokinetischen Segmentes, Maximum der Kreatinkinase im Serum).

Beide Verfahren zur Infarktdarstellung im Positivkontrast gehören nicht zur Routinediagnostik bei akutem Myokardinfarkt; sie werden eingesetzt,

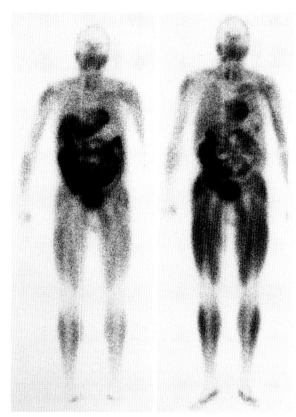

Abb. 304 Ganzkörperverteilung einer ^{99m}Tc-Isonitrilverbindung, li.: in Ruhe, re.: nach Belastung.
Deutlich abgrenzbares Myokard des linken Ventrikels. Aktivitätsausscheidung über die Leber-Gallenwege in den Darm.

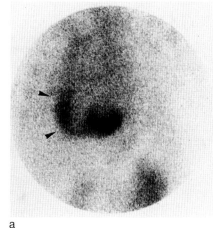 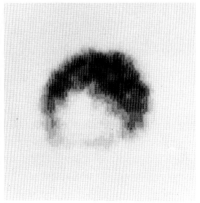

Abb. 305 Pyrophosphat- (a) und Tl-Szintigraphie (b) bei akutem Hinterwandinfarkt mit Rechtsherzbeteiligung. Die im Pyrophosphatszintigramm speichernde Nekrosezone stellt sich in der Tl-Szintigraphie als Speicherdefekt dar.

a   b

wenn nach klinischen Kriterien ein angenommenes Infarktereignis nicht auszuschließen oder zu bestätigen ist, in wissenschaftlichen Fragestellungen zur Festlegung prognostischer Parameter, zum Nachweis entzündlicher Herzerkrankungen sowie von Abstoßungsreaktionen nach Herztransplantationen.

Als Vorteil gegenüber den durchblutungsabhängig angereicherten Radiopharmaka ist anzuführen, daß mit den infarktspezifischen Radiopharmaka auch Myokardschädigungen, die den rechten Ventrikel betreffen, mit erfaßt werden können.

Myokardstoffwechsel

Unter aeroben Bedingungen ist die Oxidation von Langketten-Fettsäuren der Hauptlieferant für den myokardialen Energiebedarf – der restliche Anteil entsteht über den Lactat- und Glucoseabbau. Radioaktiv markierte Fettsäuren (z.B. ^{123}J-17-Jodoheptadekansäure oder Paraphenylpentadekansäure) verhalten sich physiologisch wie natürlich vorkommende Fettsäuren, d.h. sie werden in gleicher Weise im Myokard metabolisiert. Mit diesen Substanzen läßt sich der regionale Fettumsatz, der ein Maß ist für die Vitalität des Myokards, auf nichtinvasivem Weg messen. Bei reduzierter Perfusion verlängert sich die Eliminationsgeschwindigkeit der Fettsäuren. Mit einer sequentiellen Registrierung der Myokardaktivität sind Störungen des Myokardmetabolismus an der veränderten Eliminationsgeschwindigkeit der Fettsäuren zu erkennen. Von Bedeutung sind diese Untersuchungsverfahren bei der Frühdiagnostik von Myokardischämien sowie von Stoffwechselstörungen, die bei Kardiomyopathien auftreten.

Die Entwicklung der *Positronen-Emissions-Computertomographie* (PET) hat weitergehende Einblicke in den myokardialen Metabolismus und die grundlegenden Abläufe des myokardialen Substratverbrauchs ermöglicht. Für diese Technik werden zyklotronproduzierte Radiopharmaka mit z.T. sehr kurzen Halbwertszeiten eingesetzt, wodurch deren Anwendung bisher auf wenige Zentren und vorwiegend auf wissenschaftliche Fragestellungen beschränkt ist. Zu den positronenemittierenden Radionukliden gehören Kohlenstoff 11, Sauerstoff 15, Fluor 18, mit denen eine radioaktive Markierung körpereigener Substrate möglich ist. Mit ^{18}F-Desoxyglucose, einer Substanz, die ein Indikator für die exogene Glucoseaufnahme ist, läßt sich z.B. der Metabolismus der Glucose im Myokard messen. Zu einem erhöhten Glucosemetabolismus kommt es bei verminderter Perfusion von noch vitalem Myokard, während bei irreversibler Schädigung sowohl die Perfusion als auch der Glucoseverbrauch eingeschränkt bis aufgehoben sind.

Radionuklidventrikulographie (RNV)

Bei der Radionuklidventrikulographie werden radioaktive Substanzen in die Blutbahn gebracht, wodurch ein positiver szintigraphischer Kontrast der Herzhöhlen und der herznahen Gefäße entsteht. Durch Messung der Impulsschwankungen im Bereich des Herzens ist es möglich, Lage, Größe und Funktionszustand des Herzens zu beurteilen.

Es gibt verschiedene Methoden, die Radionuklidventrikulographie durchzuführen:

Äquilibrium-Radionuklidventrikulographie

Für diese Technik können die in allen nuklearmedizinischen Abteilungen vorhandenen Monokristall-Gammakameras verwendet werden.

Die applizierten radioaktiven Substanzen werden im sogenannten Gleichverteilungszustand (Äquilibrium) im Blut gemessen. Häufigste Anwendung hierzu finden radioaktivitätshaltige Erythrozyten, die entweder in vitro oder in vivo mit ^{99m}Tc markiert werden können oder mit Tc markiertes Humanalbumin, das ebenfalls längere Zeit in der Blutbahn verbleibt. EKG-getriggert werden mit der Kamera zahlreiche Herzzyklen über mehrere Minuten aufgenommen und die Einzelaufnahmen der verschiedenen Zyklen zu einem sogenannten „repräsentativen Zyklus" addiert, aus dem mit Hilfe eines Computerprogramms sowohl globale Parameter wie Ejektionsfraktion und Volumina der Ventrikel errechnet werden können als auch regionale Wandbewegungsanalysen möglich sind. Ohne erneute Aktivitätsinjektion kann die Untersuchung unter verschiedenen Bedingungen z.B. Medikamenteneinfluß und Ergometrie durchgeführt werden. Da radioaktivitätshaltiges Blut gleichzeitig in beiden Ventrikeln vorhanden ist, müssen die Aufnahmen in schräg-linker (LAO-)Projektion erfolgen, in der rechter und linker Ventrikel durch das orthograd getroffene Septum interventriculare getrennt voneinander dargestellt werden. Die für eine gute bildliche Darstellung der Ventrikel erforderliche hohe Impulsratenzahl wird durch entsprechend lange Aufnahmezeiten erreicht. Dies bedeutet einen gewissen Nachteil bei der Untersuchung schwerkranker Patienten und kann auch die Beurteilbarkeit von Belastungsuntersuchungen beeinträchtigen, da eine gleichbleibende Belastungsstufe über mehrere Minuten aufrechterhalten werden muß, um ausreichende Impulszahlen bei konstanter Herzfrequenz addieren zu können.

First-pass-Radionuklidventrikulographie

Bei diesem Verfahren wird nach intravenöser Applikation eines kompakten Aktivitätsbolus dessen Passage durch die rechten Herzhöhlen, den Lungenkreislauf und die linken Herzhöhlen registriert. Als Aufnahmegerät wird eine Multikristallkamera verwendet, deren zahlreiche Einzelkristalle in kürzester Zeit mehr Impulse registrieren können als dies mit üblichen Einzelkristallkameras möglich ist. Hierdurch sind auch bei kurzen Aufnahmezeiten detailreiche Sequenzaufnahmen mit ausreichenden Impulszahlen zu erhalten. Für diese Untersuchung kann im Prinzip jede radioaktive Substanz verwendet werden, da nur deren erste Passage durch das Herz gemessen wird. Üblicherweise werden folgende Radiopharmaka eingesetzt: Technetium-99m-Pertechnetat oder ^{99m}Tc – gekoppelt an eine nierengängige Substanz. Bei Verwendung Tc-markierter radioaktiver Substanzen ist die Zahl der Untersuchungen begrenzt, da für jede neue Aufnahme eine nochmalige Aktivitätsinjektion erforderlich ist und sich zunehmend die Restaktivität der vorangegangenen Injektionen störend auswirkt. Dieses Problem entfällt bei Verwendung des kurzlebigen Gold-195 m. Die Halbwertszeit dieses Nuklids beträgt 30,5 Sekunden, so daß bei einer 2–3 Minuten später erfolgenden Zweitinjektion kaum noch Restaktivität vorhanden ist. Mit den neuen ^{99m}Tc-markierbaren myokardaffinen Substanzen ist es möglich geworden, RNV und Myokardszintigraphie in einem Untersuchungsablauf zu kombinieren.

Da sich rechter und linker Ventrikel nacheinander mit radioaktiver Substanz füllen, können die Untersuchungen in schräg-rechter (RAO-)Projektion erfolgen, in der sich rechter und linker Ventrikel überlagern und in ihrer größten Ausdehnung darstellen (Abb. **306**). Auch bei dieser Technik wird aus den Sequenzaufnahmen EKG-getriggert der repräsentative Herzzyklus addiert, der Grundlage bildet für die weitere quantitative Auswertung der Ventrikulographie. Als Vorteil der First-pass-Technik ist vor allem die kurze Untersuchungszeit zu erwähnen. Die Aufnahmedauer beträgt weniger als 1 Minute, dadurch ist diese Untersuchung auch bei schwerkranken Patienten durchführbar.

Datenanalyse und die zu erwartenden Informationen sind bei beiden Arten der Radionuklidventrikulographie vergleichbar: aus den diastolisch/systolischen Impulsratendifferenzen im Bereich des linken Ventrikels, dessen Areal mit Hilfe der Region-of-interest-Technik festgelegt wird, ergibt sich die globale Ejektionsfraktion (Abb. **306**). Unter Zugrundelegung eines geometrischen Modells werden aus der Fläche der Ventrikel deren Volumina sowie hieraus abzuleitende Größen wie das Schlagvolumen und das Herzminutenvolumen errechnet. Eine detailliertere Bildbearbeitung stellt regionale oder sektorale Impulsratenänderungen dar, mit denen die Wandbewegung der Ventrikel beurteilt werden kann. Mit der First-pass-Technik können zusätzlich kardiale und pulmonale Transitzeiten gemessen sowie die Größe von Shunt- oder Regurgitationsvolumina bei insuffizienten Klappenmechanismen quantifiziert werden.

Bei herzgesunden Menschen zeigt der linke Ventrikel eine harmonische, von der Spitze zur Basis abnehmende Kontraktion (Abb. **307**). Eine verminderte Kontraktionsreserve führt zu einer verminderten regionalen Ejektionsfraktion, die sich als Hypo- oder Akinesie darstellt. Unter Belastung auftretende Myokardischämien sind erkennbar an einer abnehmenden Kontraktion des betroffenen Wandabschnittes (Abb. **308**). Hierdurch kommt es je nach deren Ausmaß zu einer unterschiedlich großen Einschränkung der globalen linksventrikulären Ejektionsfraktion. Bei begrenzten Ischämien kann der Funktionsausfall jedoch vom normalen Myokard kompensiert werden, so daß die unter Belastung gemessene globale Ejektionsfraktion den regionalen Funktionsverlust nicht wiedergibt. Die Radionuklidventrikulographie vermittelt auf nichtinvasivem Weg qualitativ und quantitativ vergleichbare Ergebnisse wie die Kontrastmittelventrikulographie und erlaubt zusätzlich eine Funktionsbeurteilung des rechten Ventrikels. Die Koronararterienanatomie läßt sich hiermit nicht darstellen, gemessen werden kann jedoch die funktionelle Auswirkung einer Koronararterienstenose in Ruhe und in Belastung.

Da Myokardszintigraphie und Radionuklidventrikulographie komplementäre Informationen über die Myokardvitalität/Perfusion und Ventrikelfunktion vermitteln, ist es bei vielen Fragestellungen sinnvoll, beide Untersuchungsverfahren einzusetzen.

Indikationen:
1. Verdacht auf koronare Herzerkrankung:
   bei eindeutigen klinischen Symptomen, erhöhten Risikofaktoren und pathologischem Belastungs-EKG werden nuklearkardiologische Verfahren zur Diagnose der koronaren Herzerkrankung nicht benötigt. Bestehen dagegen diagnostische Unsicherheiten wie z.B. bei klinisch deutlicher Angina pectoris und normalem Belastungs-EKG oder pathologischem Belastungs-EKG ohne Angina pectoris (besonders häufig bei weiblichen Personen), nichtaussagekräftigem EKG (Schenkelblockbilder, Schrittmacher-Patienten, Linkshypertrophie oder Hypokaliämie mit vegetativen Störungen), wird die nichtinvasive Diagnostik zur wichtigen Entscheidungshilfe, ob eine invasive Diagnostik erforderlich ist.
2. Bekannte koronare Herzerkrankung:
   hierbei ergeben sich folgende Fragestellungen: Bestimmung der Infarktgröße, Quantifizierung der hämodynamischen Auswirkung eines Myokardinfarktes auf die Ventrikelfunktion im Spon-

220 Nuklearmedizinische Herzdiagnostik

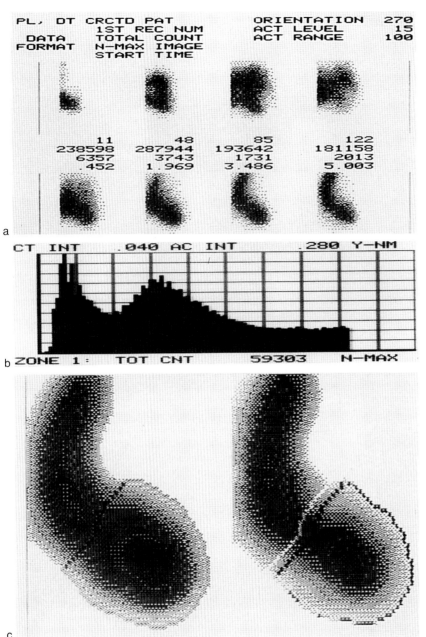

Abb. 306 First-pass-Ventrikulographie.
a = Sequenzszintigraphie der Boluspassage,
b = Zeitaktivitätskurve über dem rechten und linken Ventrikel,
c = enddiastolisches und endsystolisches Bild mit eingezeichneten Ventrikelkonturen (RAO-Projektion).

tan- und Therapieverlauf, Erkennung von Infarktkomplikationen, Nachweis der hämodynamischen Relevanz einer koronarangiographisch festgestellten Gefäßstenose bzw. Identifikation der limitierenden Stenose bei Mehrgefäßerkrankungen.

Vor herzchirurgischen Eingriffen können die Größe des vital perfundierten Restmyokards sowie die myokardialen Leistungsreserven gemessen werden. Postoperative Verlaufsuntersuchungen dienen zur Dokumentation der Revaskularisation sowie des globalen Funktionsgewinns bzw. ermöglichen die frühzeitige Erkennung negativer Operationsergebnisse wie perioperativ entstandene Infarkte oder die Restenosierung eines dilatierten Gefäßes.

3. Kardiomyopathie:
   mit der in Ruhe und bei Belastung durchgeführten Radionuklidventrikulographie kann eine Differenzierung zwischen dilatativer Kardiomyopathie und Herzinsuffizienz bei koronarer Herzerkrankung erfolgen, gleichzeitig ist eine Funktionsbeurteilung des rechten Ventrikels möglich. Die RNV wird auch eingesetzt zu Verlaufskontrollen während kardiotoxischer Medikation (z. B. Adriblastin).

4. Shunt-Diagnostik (RNV):
   bei Septumdefekten oder Klappeninsuffizienzen.

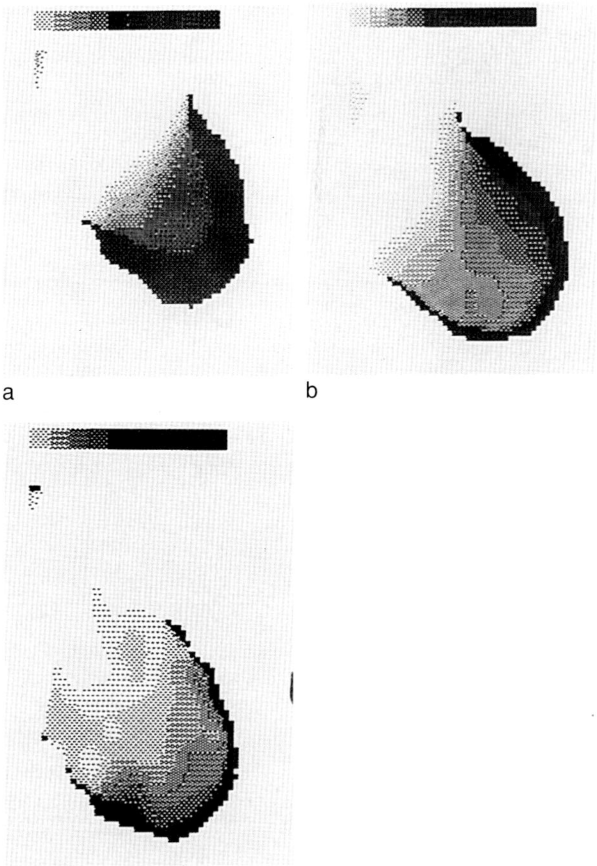

Radionuklidventrikulographie (RNV) 221

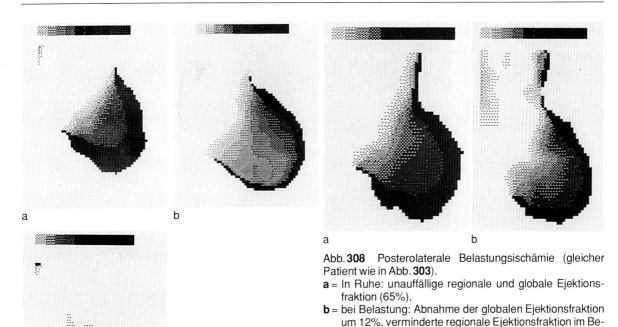

Abb. 308 Posterolaterale Belastungsischämie (gleicher Patient wie in Abb. 303).
a = In Ruhe: unauffällige regionale und globale Ejektionsfraktion (65%),
b = bei Belastung: Abnahme der globalen Ejektionsfraktion um 12%, verminderte regionale Ejektionsfraktion im Bereich der Herzbasis und des posterolateralen Segmentes (in RAO-Projektion nicht randbildend dargestellt).

Abb. 307 First-pass-Ventrikulographie: Bilder der regionalen Ejektionsfraktion (Grauwertskala in 10% Abstufung: schwarzer Bereich = 100% regionale Ejektionsfraktion).
a = Normalbefund: globale Ejektionsfraktion 65%,
b = Hinterwandinfarkt: deutlich reduzierte regionale Ejektionsfraktion (= Hypokinesie) der inferioren Ventrikelwand und Herzspitze,
c = dilative Kardiomyopathie: diffuse Hypokinesie des linken Ventrikels. Globale Ejektionsfraktion 30% (gleicher Patient wie in Abb. 298).

Literatur

Konventionelle Röntgendiagnostik

Abrams, H.L.: Radiological aspects of operable heart disease. Radiology 68 (1957) 812

Actis-Dato, A., A. Tarquini, L. Dugehera, C. Quaglia, R. Weisz: Morphologisch-dynamische Untersuchung der Aortenklappenfehler mittels retrograder Aortographie. Thoraxchirurgie 6 (1959) 541

Amplatz, K.: The roentgenographic diagnosis of mitral and aortic valvular disease. Amer. Heart J. 64 (1962) 556

Amplatz, K., R. G. Lester, R. Ernst, C. W. Lillehei: Left retrograde cardioangiography: its diagnostic value in acquired and congenital heart disease. Radiology 76 (1961) 393

Amplatz, K., R. Ernst, R. G. Lester, C. W. Lillehei, A. Lillie: Retrograde left cardioangiography as a test of valvular competence. Radiology 72 (1959) 268

Anacker, H.: Röntgenbild nach Perikardektomie. Fortschr. Röntgenstr. 72 (1949)

Arcilla, R. A., M. H. Agustsson, Z. Steiger, B. Gasul: An angiocardiographic sign of aortic regurgitation; its utilization for the measurement of regurgitant flow. Circulation 23 (1961) 269

Arvidsson, H., J. Karnell: Quantitative assessment of mitral and aortic insufficiency by angiocardiography. Acta radiol., Diagn. 2 (1964) 105

Bargeron, L. M.: Axial cineangiography in congenital heart disease. In: Engel, M. A.: Pediatric cardiovascular disease. Davis, Philadelphia 1981

Bargeron, L. M., L. P. Elliott, B. Soto: Axial cineangiography in congenital heart disease. Concept, technical and anatomic considerations. Circulation 56 (1977) 1075

Baumstark, A., R. G. Swensson, S. J. Hessel, D. C. Levin, W. Grossman, J. T. Mann, H. L. Abrams: Evaluation the radiographic assessment of pulmonary venous hypertension in chronic heart disease. Amer. J. Roentgenol. 141 (1984) 877

Bayer, O., F. Loogen, H. H. Wolter, R. Rippert, D. Augath, D. Beier: Zur Pathophysiologie und Klinik der Mitralstenose. Hämodynamische Befunde bei 200 Patienten mit reiner oder überwiegender Mitralstenose. Z. Kreisl.-Forsch. 21 (1954) 383

Becker, A. E., R. H. Anderson: Pathologie des Herzens. Thieme, Stuttgart 1985

Bedford, D. E.: The anatomical types of atrial septal defects, their incidence and clinical diagnosis. Amer. J. Cardiol. 6 (1960) 568

Beuren, A. J., J. Apitz, J. Koncz: Die Diagnose und Beurteilung der verschiedenen Formen der supravalvulären Aortenstenosen. Z. Kreisl.-Forsch. 51 (1962) 829

Blömer, H., W. Delius, H. Sebening: Natürlicher Verlauf bei Patienten mit Mitral- und Aortenklappenfehlern. Z. Kardiol. 66 (1977) 159

Brahms, O., H. Kleinsorg, K. Kochsiek, H. Voth: Zur röntgenologischen Beurteilung der pulmonalen Hypertonie bei Mitralvitien. Klin. Wschr. 42 (1964) 1005

Braunwald, E.: Heart Disease: Saunders, Philadelphia 1980

Braunwald, E., A. Goldblatt, M. M. Aygen, S. D. Rockoff, A. G. Morrow: Congenital aortic stenosis. I. Clinical and hemodynamic findings in 100 patients. Circulation 27 (1963) 426

Brecht, G., M. Thelen, K. Glänzer, J. Wagner, P. Thurn: Die Mitralstenose im konventionellen Röntgenbild. Fortschr. Röntgenstr. 128 (1978) 35

Bruwer, A. J.: Practical value of the posterioranterior roentgenogram and roentgenoscopy in certain types of heart disease. Amer. J. Roentgenol. 75 (1956) 664

Burgener, F. A., M. Kormano: Differential Diagnosis in Conventional Radiology. Thieme, Stuttgart 1985

Campbell, M.: Aortic valvular disease. Brit. med. J. 1932/I, 328

Carey, L. S. H., D. Ruttenberg: Roentgenographic features of congenital corrected transposition of the great vessels: a comparative study of 33 cases with a roentgenographic classification based on the associated malformations and hemodynamic states. Amer. J. Roentgenol. 92 (1964) 623

Chang, C. H. J.: The normal roentgenographic measurement of the right descending pulmonary in 1085 cases. Amer. J. Roentgenol. 87 (1962) 929

Chen, J. T. T., V. S. Behar, J. J. Morris, H. D. McIntosch, R. G. Lester: Correlation of roentgen findings with hemodynamic data in pure mitral stenosis. Amer. J. Roentgenol. 102 (1968) 280

Christie, D.: Physical correlates of radiologic heart volume. Acta radiol., Diagn. 19 (1978) 732

Cohen, J., H. Effat, J. F. Goodwin, C. M. Oakley, R. E. Steiner: Hypertrophic obstructive cardiomyopathy. Brit. Heart J. 26 (1964) 16

Collett, R. W., J. Edwards: Persistent truncus arteriosus: a classification according to anatomic types. Surg. Clin. N. Amer. 29 (1949) 245

Cornell, S. H., N. P. Rossi: Roentgenographic findings in constrictive pericarditis. Amer. J. Roentgenol. 102 (1965) 301

Dammann, J. F., C. Ferencz: The significance of the pulmonary vascular bed in congenital heart disease. Amer. Heart J. 52 (1956) 210

Dash, H., M. J. Lipton, K. Chatterjee, W. W. Parmley: Estimation of pulmonary artery wedge pressure from chest radiograph in patients with chronic congestive cardiomyopathy and ischaemic cardiomyopathy. Brit. Heart J. 44 (1980) 322

Degenring, F. H.: Die Bestimmung des linksventrikulären Volumens durch Angiokardiographie. Z. Kreisl.-Forsch. 60 (1971) 777

Dietlen, H.: Über Größe und Lage des normalen Herzens und ihre Abhängigkeit von physikalischen Bedingungen. Dtsch. Arch. klin. Med. 88 (1907) 55

Dodge, H. T.: Determination of left ventricular volume and mass. Radiol. Clin. N. Amer. 9 (1971) 459

Dodge, H. T., H. Sandler, D. W. Ballew, J. D. Lord: The use of biplane angiocardiography for measurement of left ventricular volume in man. Amer. Heart J. 60 (1960) 762

Doerr, F., H. v. Egidy: Zur Methodik der röntgenologischen Herzvolumenbestimmung. Radiologe 7 (1967) 205

Dotter, Ch. T.: Diagnostic cardiovascular radiology: a changing scene. Circulation 14 (1956) 509

Dotter, Ch. T., D. S. Lukas, J. Steinberg: Tricuspid insufficiency. Observations based on angiocardiography and cardiac catheterization in 12 patients. Amer. J. Roentgenol. 70 (1953) 786

Doyle, A. E., J. F. Goodwin, C. V. Harrison, R. E. Steiner: Pulmonary vascular patterns in pulmonary hypertension. Brit. Heart J. 19 (1957) 353

Durant, T. M.: Roentgenology in the diagnosis of heart disease; the value of oesophageal visualization. New int. Clin. 4 (1949) 74

Düx, A., H. Hallerbach, H. H. Hilger, M. Ley, A. Schaede, P. Thurn: Supravalvuläre Aortenstenose. Fortschr. Roentgenstr. 95 (1961) 649

Elliott, L. P., G. L. Schiebler: The X-ray Diagnosis of Congenital Heart Disease in Infants, Children and Adults. Thomas, Springfield 1979

Emmerich, J., H. Reindell, H. Steim, Chr. Büchner, B. Seitz: Zur Hämodynamik der Aortenstenose im Röntgenbild. Fortschr. Röntgenstr. 106 (1967) 651

Esch, D., P. Thurn: Zur Pathogenese und diagnostischen Bedeutung der kostodiaphragmalen Septumlinien bei der Mitralstenose. Fortschr. Röntgenstr. 87 (1957) 7

Esch, D., P. Thurn: Zur Diagnose der pulmonalen Hypertonie im gewöhnlichen Röntgenbild. Fortschr. Röntgenstr. 90 (1959) 434

Eyler, W. R., D. L. Wayne, J. E. Rhodenbaugh: The importance of the lateral view in the evaluation of the left ventricular enlargement in rheumatic heart disease. Radiology 73 (1959) 56

Felix, R., G. Weiand: Diagnose und Differentialdiagnose des großen Herzens im Röntgenbild. Radiologe 19 (1979) 51

Franken, Th., B. Sewing, H. Esser, F. Gerlach, G. Hildenbrand: Zum Stellenwert der Röntgenaufnahme der Thoraxorgane bei akutem Myokardinfarkt. Fortschr. Röntgenstr. 128 (1978) 385

Fraser, R. G., J. A. Pare: Diagnosis of Diseases of the Chest, vol. II. Saunders, Philadelphia 1970
Fraser, R. S., J. Dvorkin, R. E. Rossall, R. Eidem: Left superior vena cava. A review of associated congenital heart lesions, catheterization data and roentgenologic findings. Amer. J. Med. 31 (1961) 711
Friese, G.: Über das Oesophagoatriogramm des Herzgesunden und Herzkranken. Z. Kreisl.-Forsch. 22 (1955) 288
Frommhold, W., H. St. Stender, P. Thurn: Radiologische Diagnostik in Klinik und Praxis. Bd. 2, Thieme, Stuttgart 1983
Fuchs, G., O. Bayer: Eine neue Methode zur Bestimmung des Herzvolumens. Fortschr. Roentgenstr. 78 (1953) 709
Galloway, R. W., E. J. Epstein, N. Coulshed: Pulmonary ossific nodules in mitral valve disease. Brit. Heart J. 23 (1961) 297
Gaul, K., E. Greiser, H. St. Stender: Röntgenbefunde bei primär vaskulärer pulmonaler Hypertonie. Fortschr. Röntgenstr. 116 (1972) 589
Gibson, R., P. Wood: The diagnosis of tricuspid stenosis. Brit. Heart J. 17 (1955) 552
Goebel, N., M. Gander, J. Wellauer, O. M. Hess: Die Korrelation zwischen Lävokardiogramm und Nativröntgenbild bei der Herzmuskelinsuffizienz. Fortschr. Röntgenstr. 130 (1979) 14
Grainger, R. G.: Interstitial pulmonary edema and its radiological diagnosis: sign of pulmonary venous and capillary hypertension. Brit. J. Radiol. 31 (1958) 201
Green, C. E., M. J. Kelley, C. B. Higgins: Etiologic significance of enlargement of the left atrial appendage in adults. Radiology 142 (1982) 21
Gribbe, P.: Comparison of the angiocardiographic and the direct Fick-methods in determining cardiac output. Cardiologia 36 (1960) 20
Grosse-Brockhoff, F.: Klinische Pathologie der erworbenen Herzklappenfehler: Verh. dtsch. Ges. Kreisl.-Forsch. 20 (1954) 19
Grosse-Brockhoff, F., G. Iseken: Zur Frage der Häufigkeit der Operationsindikation bei Mitralstenose. Z. Kreisl.-Forsch. 43 (1954) 402
Grosse-Brockhoff, F., F. Loogen: Schweregrad der Aorteninsuffizienz und Operationsindikation. Dtsch. med. Wschr. 90 (1967) 737
Grosse-Brockhoff, F., H. Lotzke, A. Schaede, P. Thurn: Verlaufsanomalien des Aortenbogens und der Arcusgefäße. Fortschr. Roentgenstr. 80 (1954) 314
Heath, D., J. E. Edwards: The pathology of hypertensive pulmonary vascular disease, a description of six grades of structural changes in the pulmonary arteries with special reference to congenital cardiac septal defects. Circulation 18 (1958) 533
Hettler, M. G.: Zur normalen und pathologischen Anatomie der Koronararterienversorgung des Herzens im intravitalen Angiogramm. Fortschr. Röntgenstr. 105 (1966) 480
Higgins, C. B., R. T. Reinke, N. E. Jones, T. Broderick: Left atrial dimension on the frontal thoracic radiography: a method for assessing left atrial enlargement. Amer. J. Roentgenol. 130 (1978) 251
Hilger, H. H., A. Schaede, A. Düx, P. Thurn: Zur Diagnostik, Differentialdiagnostik und Haemodynamik der Pericarditis constrictiva, der sog. idiopathischen Myokardhypertrophie und der Endokardfibrose. Arch. Kreisl.-Forsch. 38 (1962) 260
Hilger, H., P. Thurn, A. Düx, A. Schaede: Ein neues Verfahren zum angiokardiographischen Nachweis eines Vorhofseptumdefektes. Fortschr. Roentgenstr. 96 (1962) 591
Hoffman, J. I. E., A. M. Rudolph, A. S. Nadas, R. E. Gross: Pulmonic stenosis, ventricular septal defect and right ventricular pressure above systemic level. Circulation 22 (1960) 405
Holzmann, M.: Röntgenbefunde bei Trikuspidalfehlern. Fortschr. Röntgenstr. 46 (1932) 14
Hornykiewytsch, Th., H. St. Stender: Das Verhalten der Lungengefäße bei angeborenen und erworbenen Herzfehlern. Fortschr. Röntgenstr. 83 (155) 2
Hort, W., R. Moosdorf, H. Kalbfleisch, F. Köhler, U. Milner-Schwarz, H. Frenzel: Postmortale Untersuchungen über Lokalisation und Form der stärksten Stenosen in den Koronararterien und ihre Beziehung zu den Risikofaktoren. Z. Kardiol. 66 (1977) 333
Hurst, J. W., R. B. Loque: The Heart. McGraw-Hill, New York 1970
Jackson, F.: The radiology of acute pulmonary oedema. Brit. Heart J. 13 (1961) 503
Jakobson, H. G., M. H. Poppel, J. B. Hanenson, St. B. Dewing: Left atrial enlargement, the optimum roentgen method for its demonstration. Amer. Heart J. 43 (1952) 423
Jeffrey, R. F., J. H. Moller, K. Amplatz: The dysplastic pulmonary valve: a new roentgenographic entity with a discussion of the anatomy and radiology of other types of valvular pulmonary stenosis. Amer. J. Roentgenol. 114 (1972) 322
Kanemoto, N., H. Furuya, T. Etoh, H. Sasamoto, S. Matsuyama: Chest roentgenograms in primary pulmonary hypertension. Chest 76 (1979) 45
Karobath, H., W. Buchstaller: Physikalische Krankenuntersuchung. Gerhard Witzstrock GmbH Baden-Baden Brüssel 1976
Kaye, J., M. J. Meyer, B. van Lingen, M. McGregor, J. L. Braudo: The radiological diagnosis of mitral valve disease. Brit. J. Radiol. 26 (1953) 305
Kerley, P.: Lung changes in acquired heart disease. Amer. J. Roentgenol. 80 (1958) 256
Kirch, E.: Über Größen- und Massenveränderungen der einzelnen Herzabschnitte bei Herzklappenfehlern insbesondere bei Mitralstenose und Aortenstenose. Verh. dtsch. Ges. inn. Med. 41 (1929) 324
Kjellberg, S. R., B. Nordenström, U. Ruhde, v. O. Björk, G. Malmström: Cardioangiographic studies of the mitral and aortic valves. Acta radiol., Suppl. 204 (1961)
Klatte, E. C., J. P. Tampas, J. A. Campbell, P. R. Lurie: Roentgenographic manifestations of aortic stenosis and aortic valvular insufficiency. Amer. J. Roentgenol. 88 (1962) 57
Klatte, E. C., J. P. Tampas, J. A. Campbell: Evaluation of right atrial size. Radiology 81 (1963) 48
Klebzig, H., P. Frisch: Röntgenologische Herzvolumenbestimmung in Klinik und Praxis. Thieme, Stuttgart 1965
Kochsiek, K., D. Larbig, D. Harmjanz: Die hypertrophische obstruktive Kardiomyopathie. Springer, Berlin 1971
Krayenbühl, H. P., W. Kübler: Kardiologie in Klinik und Praxis, Bd. 1/2. Thieme, Stuttgart 1981
Krestin, G. P., K. F. R. Neufang, V. Carstens: Diagnostische Aussagekraft der Nativröntgendiagnostik für die Beurteilung der Hämodynamik nach kombiniertem Aortenmitralklappenersatz. Röntgen-Bl. 35 (1982) 398
Kübler, W., H. Kuhn, F. Loogen: Die Kardiomyopathien. Ihre Einteilung nach ätiologischen und klinischen Gesichtspunkten. Z. Kardiol. 62 (1973) 3
Kuhn, H. M.: Die Bedeutung der konventionellen Röntgenuntersuchung des Thorax für die Herzdiagnostik. Röntgenpraxis 33 (1982) 111
Lange, R. L., J. T. Botticelli, T. J. Tsagaris, J. A. Walker, M. Gani, R. A. Bustamente: Diagnostic signs in compressive cardiac disorders. Constrictive pericarditis, pericardial effusion and tamponade. Circulation 33 (1966) 763
Lavender, J. P., J. Doppman: The hilus in pulmonary venous hypertension. Brit. J. Radiol. 35 (1962) 303
Lavender, J. P., J. Doppman, H. Shawson, R. E. Steiner: Pulmonary veins in left ventricular failure and mitral stenosis. Brit. J. Radiol. 35 (1962) 293
Lester, R. G., R. C. Anderson, K. Amplatz, P. Adams: Roentgenologic diagnosis of congenitally corrected transposition of the great vessels. Amer. J. Roentgenol. 83 (1960) 985
Lichtlen, P. R.: Koronarangiographie. Perimed, Erlangen 1979
Linder, F., W. Schmitz, M. Trede, H. H. Wolter: Bivalvulärer Herzklappensatz bei kombinierten Mitral-Aortenfehlern. Münch. med. Wschr. 107 (1965) 749
Linzbach, A. J.: Die quantitative Anatomie des normalen und vergrößerten Herzens im Hinblick auf die Herzinsuffizienz. Verh. dtsch. Ges. Kreisl.-Forsch. 16 (1950) 43
Linzbach, A. J.: Die Herzdilatation. Klin. Wschr. 29 (1951) 621

Linzbach, A. J.: Die pathologische Anatomie der röntgenologisch feststellbaren Form- und Größenveränderungen des menschlichen Herzens. Fortschr. Röntgenstr. 77 (1952) 1

Loogen, F., R. Rippert: Anomalien der großen Körper- und Lungenvenen. Z. Kreisl.-Forsch. 47 (1958) 677

Lück, J., D. Schwepper, A. Both, K. Haerten, J. A. Herzer, F. Loogen: Komplikationen nach prothetischem Klappenersatz. Z. Kardiol. 66 (1977) 436

McMym, J. K.: Tetralogy of Fallot. Angiocardiographic diagnosis compared with surgical findings. Aust. Radiol. 13 (1969) 37

Marks, M. O., H. A. Zimmermann: The roentgen and differential diagnosis of chronic cor pulmonale. Amer. J. Roentgenol. 66 (1951) 9

Maurer, H., H. Vitz: Röntgenuntersuchungen zur Herzgröße. Röntgen-Bl. 31 (1978) 21

Mehlman, P. J.: A guide to the radiographic identification of prosthetic least values. Circulation 69 (1984) 102

Meschan, I.: Analyse der Röntgenbilder, Bd. 2. Enke, Stuttgart 1981

Milne, E. N. C.: Physiological interpretation of the plain radiograph in mitral stenosis, including a review of criteria for the radiological estimation of pulmonary arterial and venous pressures. Brit. J. Radiol. 36 (1963) 902

Moller, J. H., R. V. Lucas, P. Adams, R. C. Andersen, J. Jorgens, J. E. Edwards: Endocardial fibroelastosis. A. clinical and anatomic study of 47 patients with emphasis on its relationship to mitral insufficiency. Circulation 30 (1964) 759

Murphy, M. L., L. R. Blue, P. N. Thenabadu, H. R. Philipps, E. J. Ferris: The reliability of the routine chest roentgenogram for determination of heart size based on specific ventricular chamber evaluation at postmortem. Invest. Radiol. 20 (1985) 21

Musshoff, K., H. Reindell, W. Gebhardt, K. König, H. Roskamm: Die Methode der röntgenologischen Volumenbestimmung des Herzens. Radiologe 6 (1967) 161

Nath, O. H., C. Zollikofer, W. R. Casteneda-Zuniga, V. Velasquez, A. Formanek, D. Nicoloff, K. Amplatz: Radiological evaluation of composite aortic grafts. Radiology 131 (1979) 43

Neufang, K. F., V. Carstens: Der vergrößerte linke Vorhof bei Mitralvitien – Vergleich nativröntgendiagnostischer Zeichen und Meßmethoden. Röntgen-Bl. 34 (1981) 280

Neufang, K. F., W. du Mesnil de Rochemont, B. Niehues: Kriterien in der Röntgennativdiagnostik für die Beurteilung der pulmonalen Hämodynamik bei Mitralvitien. Röntgen-Bl. 31 (1978) 549

Plauth, W. H., A. S. Nadas, W. F. Bernhard, D. C. Fyler: Changing hemodynamics in patients with transposition of the great arteries. Circulation 42 (1970) 131

Reindell, H., H. Roskamm: Herzkrankheiten. Springer, Berlin 1977

Reindell, H., K. Musshoff, W. Gebhardt, K. König, H. Roskamm: Die Dynamik des gesunden und kranken Herzens als Grundlage einer Beurteilung seiner Größe und Form. Radiologe 6 (1967) 169

Robb, G. P., I. Steinberg: Visualization of the chambers of the heart, the pulmonary circulation and the blood vessels in man. Amer. J. Roentgenol. 41 (1939) 1

Robb, G. P., I. Steinberg: Visualization of the chambers of the heart, the pulmonary circulation and the great blood vessels in heart disease. Amer. J. Roentgenol. 42 (1939) 14

Roskamm, H., H. Gauly, H. Hilsmann, H. Reindell: Neuere Untersuchungen zur Form des Herzens in den verschiedenen Altersstufen. Radiologe 6 (1967) 168

Rösler, H., K. Weiss: Über die Veränderungen des Ösophagusverlaufes durch den vergrößerten linken Vorhof. Fortschr. Röntgenstr. 33 (1925) 717

Rothlin, M., P. Bardons, B. J. Messmer: Mitralklappenchirurgie: Spätresultate bis 10 Jahre nach der Operation bei 501 Patienten. Thoraxchirurgie 23 (1975) 538

Sakalzibara, S., S. Konno: Congenital aneurysm of the sinus Valsalva, anatomy and classification. Amer. Heart J. 63 (1962) 405

Samuels, D. A., G. D. Curfmann, A. L. Friedlich, M. J. Buckley, W. G. Austen: Valve replacement for aortic regurgitation: longterm follow-up with factors influencing the results. Circulation 60 (1979) 647

Schad, H., R. Künzler, T. Onat: Differentialdiagnose kongenitaler Herzfehler. Synopsis von Röntgenbild, Elektrokardiogramm und Phonokardiogramm. Thieme, Stuttgart 1963

Schettler, G.: Innere Medizin. Thieme, Stuttgart 1990

Schinz, H. R.: Radiologische Diagnostik in Klinik und Praxis. Band II. Thieme, Stuttgart 1983

Schmiel, F. K., H. Kreuzer, P. Spiller: Bestimmung des Ventrikelvolumens aus drei Querdurchmessern und Längsachse im Vergleich zur Flächen-Längen-Methode. Fortschr. Röntgenstr. 123 (1975) 26

Schorr, S., F. Dreyfuß, M. Fränkel: Evaluation of the recumbent oesophagogram in the early detection of the left atrial enlargement. Radiology 67 (1956) 186

Sobbe, A., P. Thurn, H. H. Hilger, A. Düx, A. Schaede: Die graduelle Beurteilung der Aorteninsuffizienz im thorakalen Aortogramm. Fortschr. Röntgenstr. 108 (1968) 434

Sobbe, A., P. Thurn, H. H. Hilger, A. Düx, A. Schaede: Die Endokardfibrose, ihre Röntgensymptomatik und Differentialdiagnose. Fortschr. Röntgenstr. 109 (1968) 411

Sperbe, G. O.: The inherent mathematical error factors in the radiological determination of heart volume. Upsala J. med. Sci. 83 (1978) 89

Spiller, P., H. Kreuzer, K. L. Neuhaus, H. R. Schelbert, F. Loogen: Beziehungen zwischen Koronargefäßveränderungen und Myokardfunktion. Dtsch. med. Wschr. 99 (1974) 2547

Starr, A., G. Grunkemeier, L. Lambert, J. E. Okies, D. Thomas: Mitralvalve replacement: a 10-year follow-up of non-cloth-covered vs. cloth-covered caged-ball prostheses. Circulation 54, Suppl. 3 (1967) 47

Staube, K. R., J. C. McMillan, V. D. Menashe, C. T. Dotter: Poststenotic aortic dilatation as a roentgenologic sign in congenital valvular aortic stenosis. Amer. J. Roentgenol. 90 (1963) 571

Stein, P. D., H. Lewinson, K. H. Potts: Cardiac size and left ventricular performance. Lack of correlation with silhouette measurement. J. Amer. med. Ass. 229 (1974) 1401

Steinbach, H. L., T. E. Keats, P. D. Sheline: The roentgen appearance of the pulmonary veins in heart failure. Radiology 65 (1955) 157

Steinbrunn, W., K. E. Chon, A. Selzer: Atrial septal defect associated with mitral stenosis. The Lutembacher-Syndrome. Amer. J. Med. 48 (1970) 295

Stender, H. St., W. Schermuly: Das interstitielle Lungenödem im Röntgenbild. Fortschr. Röntgenstr. 95 (1961) 461

Stöver, B.: Herzgrößenbestimmung und Gefäßmessungen auf Thoraxübersichtsaufnahmen 4–15jähriger herz- und kreislaufgesunder Kinder. Radiologe 26 (1986) 259

Strauer, B. E.: Ventrikelfunktion und koronare Hämodynamik der essentiellen Hypertonie. Verh. dtsch. Ges. Kreisl.-Forsch. 43 (1977) 91

Sussmann, M. L., Th. T. Frost: Secondary vascular changes in the lung. Amer. J. Roentgenol. 75 (1956) 758

Sussmann, M. L., G. Jacobson: A critical evaluation of the roentgen criteria of right ventricular enlargement. Circulation 11 (1955) 391

Szamosi, A.: Anterior border of the left atrium on conventional heart films. Acta radiol., Diagn. 19 (1978) 57

Teschendorf, W., H. Anacker, P. Thurn: Röntgenologische Differentialdiagnostik, Bd. I. Thieme, Stuttgart 1977

Thauer, R., K. Pleschka: Herzklappenersatz. Steinkopff, Darmstadt 1970

Thelen, M.: Lävokardiographische Untersuchung zur Leistungsbeurteilung des linken Ventrikels. Fortschr. Röntgenstr. 122 (1975) 42; 123 (1975) 222

Thurn, P.: Hämodynamik des Herzens im Röntgenbild. Thieme, Stuttgart 1956

Thurn, P.: Zur röntgenologischen Volumenmessung des Herzens. Fortschr. Röntgenstr. 90 (1959) 290

Thurn, P.: Die röntgenologische Beurteilung der Leistungsfähigkeit des Herzens. Fortschr. Röntgenstr. 90 (1959) 1

Thurn, P.: Die Röntgenaufnahme des Cor pulmonale. Schweiz. Rdsch. Med. Prax. 59 (1970) 1506

Thurn, P., A. Düx, A. Schaede, H. H. Hilger: Die Koronarographie: Methoden, Indikationen und Ergebnisse. Radiologe 3 (1963) 442

Thurner, B.: Die angeborenen Anomalien der Aorta thoracica im Röntgenbild. Wien. Z. inn. Med. 32 (1951) 289

Voegeli, E.: Praktische Thoraxradiologie. Huber, Bern 1988

Wigle, E. D., R. O. Heimbecker, R. W. Gunton: Idiopathic ventricular septal hypertrophy causing muscular subaortic stenosis. Circulation 26 (1962) 325

Wood, P.: Chronic constrictive pericarditis. Amer. J. Cardiol. 7 (1961) 48

Woodruff, J. H.: Calcified heart valves: comparison of methods for their demonstration. Radiology 79 (1962) 384

Zdansky, E.: Röntgendiagnostik des Herzens und der großen Gefäße. Springer, Wien 1962

Digitale Subtraktionsangiographie

Bargon, G., I. P. Arlart: Die intravenöse digitale Subtraktionsangiographie (DSA) zur Darstellung der Pulmonalgefäße. Fortschr. Röntgenstr. 140 (1984) 431

Bogren, H. G., J. H. Bürsch: Digital angiography in the diagnosis of coronary heart disease. Cardiovasc. intervent. Radiol. 7 (1984) 180

Buonocore, E., W. Pavlicek, M. T. Modic: Anatomic and functional imaging on congenital heart disease in subtraction angiography. Radiology 147 (1983) 647

Bürsch, J. H.: Kardiologische Funktionsdiagnostik mit der digitalen Angiographie. In: Digitale Radiologie. Schnetztor, Konstanz 1985

Carey, P. H., R. A. Slutsky, W. L. Ashburn: Validation of cardiac output estimates by digital video subtraction angiography in dogs. Radiology 143 (1982) 623

Christ, F., T. Franken, J. Nitsch, H. Becher: Intravenöse DSA des Herzens: Funktionsuntersuchungen des linken Ventrikels bei koronarer Herzkrankheit in Ruhe und nach Belastung. Z. Kardiol. 75 (1986) 256

Detrano, R., W. J. MacIntyre, E. E. Salcedo, J. O'Donnell, D. A. Underwood, C. Simpfendorfer, R. T. Go, H. Jones, K. Butters, J. Leatherman: Videodensitometric ejection fractions from intravenous digital subtraction left ventriculograms: correlation with conventional direct contrast and radionuclide ventriculography. Radiology 155 (1985) 19

Engels, P. H., J. W. Ludwig, L. A. Verhoeven: Left ventricle evaluation by digital video subtraction angiocardiography. Radiology 144 (1982) 471

Felix, R., K. J. Wolf, E. Zeitler: Neues im Kontrastbild Herz und große Gefäße. Schering, Berlin 1987

Franken, T., P. Thurn, Th. Harder, K. Lackner, H. Simon, G. Fricke: Die digitale Subtraktionsangiographie. Fortschr. Röntgenstr. 138 (1983) 647

Franken, T., F. Christ, H. Becher, P. Thurn: Zur morphometrischen und densitometrischen Beurteilung der Funktion des linken Ventrikels im digitalen Subtraktionsangiogramm. Fortschr. Röntgenstr. 143 (1985) 268

Gmelin, E., I. P. Arlat: Digitale Subtraktionsangiographie. Thieme, Stuttgart 1987

Heintzen, P. H., R. Brennecke: Digital Imaging in Cardiovascular Radiology. Thieme, Stuttgart 1983

Higgins, Ch. B., S. L. Norris, K. H. Gerber, R. A. Slutsky, W. A. Ashburn, N. Baily: Quantitation of left ventricular dimensions and function by digital video subtraction angiography. Radiology 144 (1982) 461

Jehle, H., V. Hoffmann, A. Lauber, P. Spiller: Linksventrikuläre Funktion in Ruhe und unter Belastung bei Patienten mit arterieller Hypertonie. Untersuchungen mit Hilfe der digitalen Subtraktionsangiographie. Z. Kardiol. 73 (1984) 248

Kempter, H., R. Felix, D. Banzer: Digitale Subtraktionsangiographie (DSA). Darstellung von aortocoronaren Venenbypässen. Fortschr. Röntgenstr. 138 (1983) 137

Lackner, K., Th. Harder, Th. Franken, H. Mattern, G. R. Fricke: Nachweis intrakardialer Tumoren mit der digitalen Videosubtraktionsangiographie (DVSA). Fortschr. Röntgenstr. 137 (1982) 632

Lauber, A., W. Deetjen, J. Jehle, B. Pölitz, F. K. Schmiel, P. Spiller: Digitale Subtraktionsangiographie: Genauigkeit der Messung von linksventrikulären Wanddicken und Wandvolumina bei intravenöser Kontrastmittelinjektion. Z. Kardiol. 73 (1984) 257

Mancini, G. B., C. B. Higgins, L. Sharon: Cardiac imaging with digital subtraction angiography. Cardiovasc. intervent. Radiol. 6 (1983) 522

Meaney, T. F., M. A. Weinstein, E. Buonocore, W. Pavlicek, G. P. Borkowski, J. H. Gallagher, B. Sufka, J. MacIntyre: Digital subtraction angiography of the human cardiovascular system. Amer. J. Roentgenol. 135 (1980) 1153

Neufang, K. F., D. Beyer: Digitale Subtraktionsangiographie in Klinik und Praxis. Springer, Berlin 1988

Rauber, K., J. Kollath: Die intravenöse digitale Subtraktionsangiographie bei Patienten mit Aortenisthmusstenosen. Röntgen-Bl. 38 (1985) 45

Thuengerthal, S., N. Reifart, R. Standke: Bestimmung der globalen und regionalen Auswurffraktion des linken Ventrikels in DSA-Technik. Fortschr. Röntgenstr. 141 (1984) 607

Thurn, P., R. Felix: Standortbestimmung der digitalen Subtraktionsangiographie (DSA). Schering, Berlin 1984

Computertomographie

Adams, D. F., S. J. Hessel, P. F. Judy, J. A. Stein, H. L. Abrams: Computed tomography of the normal and infarcted myocardium. Radiology 126 (1976) 786

Albrechtsson, U., E. Stahl, U. Tylen: Evaluation of coronary artery bypass graft patency with computed tomography. J. Comput. assist. Tomogr. 5 (1981) 822

Baim, R. S., I. L. MacDonald, D. J. Wise, D. C. Lenkel: Computed tomography of absent left pericardium. Radiology 135 (1980) 127

Bali, D., E. V. Chomka, E. A. Fisher, B. H. Brundage: Ultrafast computed tomography in congenital heart disease. Circulation 72 (1985) 28

Baron, R. L., R. F. Gutierrez, S. S. Sagel, R. G. Levitt, R. C. McKnight: CT of anomalies of the mediastinal vessels. Amer. J. Roentgenol. 137 (1981) 571

Brundage, B. H., M. J. Lipton, R. J. Herfkens: Detection of patent coronary bypass grafts by computed tomography: a preliminary report. Circulation 61 (1980) 826

Carlsson, E., R. G. Palmer, Y. Masuda: Cardiac computed tomography. Amer. J. Cardiol. 49 (1982) 1362

Farmer, D. W., M. J. Lipton, W. R. Webb, H. Ringertz, C. B. Higgins: Computed tomography in congenital heart disease. J. Comput. assist. Tomogr. 8 (1984) 677

Felix, R., K. Lackner, H. Simon, E. Grube, P. Thurn: Das Herz im schnellen Computertomogramm; Computer-Kardio-Tomographie (CKT). Methode und Ergebnisse. Fortschr. Röntgenstr. 129 (1978) 401

Godwin, J. D., R. M. Califf, M. Korobkin, A. V. Moore, R. S. Vreimann, Y. Kong: Clinical value of coronary bypass graft evaluation with CT. Amer. J. Roentgenol. 140 (1983) 649

Godwin, J. D., R. J. Herfkins, B. H. Brundage, M. J. Lipton: Evaluation of coarctation of the aorta by computed tomography. J. Comput. assist. Tomogr. 5 (1981) 153

Goldstein, J., M. J. Lipton, N. Schiller, T. Ports, B. Brundage: Evaluation of left ventricular aneurysms with contrast enhanced computed tomography and two-dimensional echocardiography. Clin. Res. 30 (1982) 10A

Guthaner, D. F., W. R. Brody, M. Ricci, P. W. Oyer, L. Wexler: The use of computed tomography in the diagnosis of coronary artery bypass graft patency. Cardiovasc. intervent. Radiol. 3 (1980) 3

Hessel, S. J., D. F. Adams, P. F. Judy, M. C. Fishbein, H. L. Abrams: Detection of myocardial ischemia in vitro by computed tomography. Radiology 127 (1978) 413

Heuser, L., M. Tauchert, B. Niehues, G. Friedmann, D. W. Behrenbeck: Die axiale Computertomographie in der Diagnostik der Erkrankungen des Herzens und der Aorta. Dtsch. med. Wschr. 104 (1979) 243

Higgins, C. B.: Computed tomography of the heart. Radiology 140 (1981) 525
Isner, J. M., B. L. Carter, M. S. Bankoff: Differentiation of constrictive pericarditis from restrictive cardiomyopathy by computed tomographic imaging. Amer. Heart J. 105 (1983) 1019
Kahl, F. R., N. T. Wolfman, L. W. Watts: Evaluation of aortocoronary bypass graft status by computed tomography. Amer. J. Cardiol. 48 (1981) 304
Lackner, K., P. Thurn: Computed tomography of the heart: ECG-gated and continuous scans. Radiology 140 (1981) 413
Lee, J. K. T., S. S. Sagel, R. J. Stanley: Computed body tomography. Raven Press, New York 1983
Lipton, M. J., C. B. Higgins: Evaluation of ischemic heart disease by computerized transmission tomography. Radiol. Clin. N. Amer. 18 (1980) 557
Lipton, M. J., D. W. Farmer, E. J. Killebrew: Regional myocardial dysfunction: evaluation of patients with prior myocardial infarction with fast CT. Radiology 157 (1985) 735
Lipton, M. J., C. B. Higgins, D. Farmer, D. P. Boyd: Cardiac imaging with a high-speed cine-CT scanner: preliminary results. Radiology 152 (1984) 579
Lipton, M. J., C. B. Higgins, D. P. Boyd: Computed tomography of the heart: evaluation of anatomy and function. J. Amer. Coll. Cardiol. 5 (1985) 55S
Mavroudis, C., C. Skiöldebrand, M. J. Lipton, P. A. Ebert: Myocardial computed tomography can determine left ventricular mass and differentiate left ventricular hypertrophy. Current surgery (1981) 216
Moncarda, R. M., M. Baker, M. Salinas: Diagnostic role of computed tomography in pericardial heart disease: congenital defects, thickening, neoplasms and effusions. Amer. Heart J. 103 (1982) 263
Mühlberger, V.: Kardio-Computertomographie. Röntgenpraxis 39 (1986) 329
Oyama, Y., T. Uji, T. Hirayama, Y. Inada, T. Ishikawa, M. Fuji: Gated cardiac imaging using a continiously rotating CT scanner: clinical evaluation of 91 patients. Amer. J. Roentgenol. 141 (1984) 865
Petersilka, E.: Zur Technik der Computertomographie. Röntgen-Ber. 6 (1977) 233
Sagel, S., E. S. Weiss, P. G. Gillard. Gated computed tomography of the human heart. Invest. Radiol. 12 (1977) 563
Silverman, P. M., G. S. Harell, M. Korobkin: Computed tomography of the abnormal pericardium. Amer. J. Roentgenol. 140 (1983) 1125
Skiöldebrand, C. G., M. J. Lipton, C. Mavroudis, T. T. Hayashi: Determination of left ventricular mass by computed tomography. Amer. J. Cardiol. 49 (1982) 63
Ter-Pogossian, M. M., E. S. Weiss, R. E. Coleman: Computed tomography of the heart. Amer. J. Roentgenol. 127 (1976) 79
Tomoda, H., M. Hoshiai, R. Tagawa: Evaluation of left atrial thrombus with computed tomography. Amer. Heart J. 100 (1980) 306
Tomoda, H., M. Hoshiai, H. Furuya, A. Shotsu, M. Ootaki, S. Matsuyama: Evaluation of left ventricular thrombus with computed tomography. Amer. J. Cardiol. 48 (1981) 573
Tsuchiya, F., A. Kohno, R. Saitoh, A. Shigeta: CT findings of atrial myxoma. Radiology 151 (1984) 139

Magnetresonanztomographie

Akins, E. W., J. A. Hill, J. R. Fitzsimmons, C. J. Pepine, C. M. Williams: Importance of imaging plane for magnetic resonance imaging of the normal left ventricle. Amer. J. Cardiol. 56 (1985) 366
Allgayer, B., N. Rupp, P. Bosiljanoff, M. Reiser, P. Lukas: Einsatzmöglichkeiten der Kernspintomographie bei Erkrankungen des Herzens. Fortschr. Röntgenstr. 144 (1986) 1
Amparo, E. G., C. B. Higgins, D. Farmer, G. Gansu, M. McNamara: Gated MRI of cardiac and paracardial masses: initial experience. Amer. J. Roentgenol. 143 (1984) 1151
Buschsiwieke, U., H. Kutzim, P. v. Dijk, J. Groen, J. den Boer, P. Huisman: Funktionelle Analyse von NMR-Studien des Herzens. NUC-Compact 15 (1984) 121
Crooks, L. E., B. Barker, H. Chang: Magnetic resonance imaging strategies for heart studies. Radiology 153 (1984) 459
Didier, D., C. B. Higgins: Estimation of pulmonary vascular resistance by MRI in patients with congenital cardiovascular shunt lesions. Amer. J. Roentgenol. 146 (1986) 919
Didier, D., C. B. Higgins, M. R. Fisher, L. Osaki, N. H. Silverman, M. D. Cheitlin: Congenital heart disease: gated MR imaging in 72 patients. Radiology 158 (1986) 227
Diethelm, L., R. Dery, M. J. Lipton, C. B. Higgins: Atrial level shunts: sensitivity and specificity of MR in diagnosis. Radiology 162 (1986) 181
van Dijk, P.: Direct cardiac NMR imaging of heart wall and blood flow velocity. J. Comput. assist. Tomogr. 8 (1984) 429
Dinsmore, R. E., G. L. Wismer, D. Guyer: Magnetic resonance imaging of the interatrial septum and atrial septal defects. Amer. J. Roentgenol. 145 (1985) 697
Dinsmore, R. E., G. L. Wismer, S. W. Miller: Magnetic resonance imaging of the heart using image planes oriented to cardiac axes: experience with 100 cases. Amer. J. Roentgenol. 145 (1985) 1177
Dinsmore, R. E., G. L. Wismer, R. A. Leurne, R. D. Ikada, T. J. Brady: Magnetic resonance imaging of the heart: positioning and gradient angle selection for optimal imaging planes. Amer. J. Roentgenol. 143 (1984) 1135
Dooms, G. C., C. B. Higgins: MR imaging of cardiac thrombi. J. Comput. assist. Tomogr. 10 (1986) 415
Fisher, M. R., M. T. McNamara, C. B. Higgins: Acute myocardial infarction: MR evaluation in 29 patients. Amer. J. Roentgenol. 148 (1987) 247
Flechter, B. D., M. D. Jacobstein: MRI of congenital abnormalities of the great arteries. Amer. J. Roentgenol. 146 (1986) 941
Flechter, B. D., M. D. Jacobstein, A. D. Nelson, T. A. Riemenschneider, R. J. Alfidi: Gated magnetic resonance imaging of congenital cardiac malformations. Radiology 150 (1984) 137
Glazer, H. S., F. R. Gutierrez, R. G. Levitt, J. K. T. Lee, W. A. Murphy: The thoracic aorta studied by MR imaging. Radiology 157 (1985) 149
Higgins, C. B.: Overview of the heart. Amer. J. Roentgenol. 146 (1986) 907
Higgins, C. B., B. F. Byrd, M. McNamara: Magnetic resonance imaging of the heart: a review of the experience in 172 subjects. Radiology 155 (1985) 671
Higgins, C. B., B. D. Byrd, D. Stark: Magnetic resonance imaging in hypertrophic cardiomyopathy. Amer. J. Cardiol. 55 (1985) 1121
Higgins, C. B., P. Lanzer, D. Stark: Imaging by nuclear magnetic resonance in patients with chronic ischemic heart disease. Circulation 69 (1984) 523
Higgins, C. B., B. F. Byrd, D. W. Farmer, L. Osaki, N. H. Silverman, M. D. Cheitlin: Magnetic resonance imaging in patients with congenital heart disease. Circulation 70 (1984) 851
Higgins, C. B., D. Stark, M. McNamara, P. Lanzer, L. E. Crooks, L. Kaufman: Multiplane magnetic resonance imaging of the heart and major vessels: studies in normal volunteers. Amer. J. Roentgenol. 142 (1984) 661
Higgins, C. B., R. Herfkens, M. J. Lipton, R. Sievers, P. Sheldon, L. Kaufman, L. E. Crooks: Nuclear magnetic resonance imaging of acute myocardial infarction in dogs: alteration in magnetic relaxation times. Amer. J. Cardiol. 52 (1983) 184
Huggins, T. J., M. J. Huggins, D. J. Schnapf, W. H. Brott, R. C. Sinott, F. A. Shawl: Left atrial myxoma: computed tomography as a diagnostic modality. J. Comput. assist. Tomogr. 4 (1980) 235
Jacobstein, M. D., B. D. Flechter, S. Goldstein, T. A. Riemenschneider: Evaluation of atrioventricular septal defect by magnetic resonance imaging. Amer. J. Cardiol. 55 (1985) 1158
Jacobstein, M. D., B. D. Flechter, A. D. Nelson, S. Goldstein, R. Alfidi, T. A. Riemenschneider: ECG-gated nuclear

magnetic resonance imaging: appearence of the congenitally malformed heart. Amer. Heart J. 107 (1984) 1014
Just, H., C. Holubarsch, H. Friedburg: Estimation of left ventricular volume and mass by magnetic resonance imaging: comparison with quantitative biplane angiography. Cardiovasc. intervent. Radiol. 10 (1987) 1
Kaul, S., G. L. Wismer, T. J. Brady: Measurement of normal left ventricular heart dimensions using optimally oriented MR images. Amer. J. Roentgenol. 146 (1986) 75
Lanzer, P., C. Barta, E. H. Botvinick, H. U. D. Wiesendanger, G. Modin, C. B. Higgins: ECG-synchronized cardiac MR imaging: method and evaluation. Radiology 155 (1985) 681
Lanzer, P., E. H. Botvinick, N. B. Schiller, L. E. Crooks, M. Arakawa, L. Kaufman, P. L. Davis, R. Herfkens, M. J. Lipton, C. B. Higgins: Cardiac imaging using gated magnetic resonance. Radiology 150 (1984) 121
Laubenberger, Th.: Technik der medizinischen Radiologie. Deutscher Ärzte Verlag, Köln 1986
Lieberman, J. M., R. J. Alfidi, A. D. Nelson: Gated magnetic resonance imaging of the normal and diseased heart. Radiology 152 (1984) 465
Lissner, J., M. Seiderer: Klinische Kernspintomographie. Enke, Stuttgart 1987
Margulis, A. R., C. B. Higgins, L. Kaufman, L. E. Crooks: Clinical magnetic resonance imaging. Radiology Research and Education Foundation, San Francisco 1983
McNamara, M. T., C. B. Higgins: Magnetic resonance imaging of chronic myocardial infarction in man. Amer. J. Roentgenol. 146 (1986) 315
McNamara, M. T., C. B. Higgins, N. Schechtmann, E. Botvinick, E. G. Amparo, K. Chatterjee: Detection and characterization of acute myocardial infarctions in man using gated magnetic resonance imaging. Circulation 71 (1985) 717
Pflugfelder, P. W., U. P. Sechtem, R. D. White, C. B. Higgins: Quantification of regional myocardial function by rapid cine MR imaging. Amer. J. Roentgenol. 150 (1988) 523
Rholl, K. S., R. G. Levitt, H. S. Glazer: Oblique magnetic resonance imaging of the cardiovascular system. Radiographics 6 (1986) 177
Schneider, R., D. Köhler, G. Berghöfer, H. Paperer, R. Felix, I. Thormann, W. Schörner, H. Schmutzler: Nachweis der regionalen Hypertrophie bei hypertrophischer Kardiomyopathie mit der EKG-getriggerten Kernspintomographie – Vergleich mit Hypertonikern und Herzgesunden. Z. Kardiol. 74 (1985) 144
von Schulthess, G. K., M. Fisher, L. E. Crooks, C. B. Higgins: Gated MR imaging of the heart: intracardiac signals in patients and healthy subjects. Radiology 156 (1985) 125
von Schulthess, G. K., S. M. Higashino, S. S. Higgins, D. Didier, M. R. Fisher, C. B. Higgins: Coarctation of the aorta: MR imaging. Radiology 158 (1986) 469
Sechtem, V., D. Tscholakoff, C. B. Higgins: MRI of the normal pericardium. Amer. J. Roentgenol. 147 (1986) 239
Sechtem, V., D. Tscholakoff, C. B. Higgins: MRI of the abnormal pericardium. Amer. J. Roentgenol. 147 (1986) 245
Sechtem, V., P. W. Pflugfelder, R. D. White, R. G. Gould, W. Holt, M. J. Lipton, C. B. Higgins: Cine MR imaging: potential for the evaluation of cardiovascular function. Amer. J. Roentgenol. 148 (1987) 239
Seiderer, M., T. von Armin, E. Moser, R. Rienmüller, D. Hahn: Gd-DTPA in der kernspintomographischen Diagnostik chronischer Myokardinfarkte. Fortschr. Röntgenstr. 145 (1986) 666
Soulen, R. L., T. F. Budinger, C. B. Higgins: Magnetic resonance imaging of prosthetic heart valves. Radiology 154 (1985) 705
Soulen, R. L., D. Stark, C. B. Higgins: Magnetic resonance imaging of constrictive pericardial disease. Amer. J. Cardiol. 55 (1985) 480
Spielmann, R. P., P. Weber, U. Eltner-Goblitschke, H. Kooijman, M. Heller, E. Bücheler: Cine-MRT zur Untersuchung der regionalen Myokardfunktion. Fortschr. Röntgenstr. 149 (1988) 249
Stark, D. D., C. B. Higgins, P. Lanzer: Magnetic resonance imaging of the pericardium: normal and pathologic findings. Radiology 150 (1984) 469
Steiner, G., H. Eichstädt, M. Langer, E. Schultz, R. Felix: Eine einfache Methode zur Abbildung von Herzwandkontraktionsstörungen mittels MRT. Fortschr. Röntgenstr. 143 (1985) 186
Steiner, R. E., G. M. Bydder, A. Selwyn, J. Deanfield, D. Longmore, R. H. Klipstein, D. Firmin: Nuclear magnetic resonance imaging of the heart: current status and future prospects. Brit. Heart J. 50 (1983) 202
Stratemeier, E. J., R. Thompson, T. J. Brady: Ejection fraction determination by MR imaging: comparison with left ventricular angiography. Radiology 158 (1986) 775
Tiling, R., U. Fink, M. Deimling, W. M. Bauer, T. Yousry, B. Krauß: Klinische Anwendung von Gradientenecho-Sequenzen mit längeren Repetitionszeiten. Fortschr. Röntgenstr. 149 (1988) 303
Webb, W. R., B. G. Jensen, G. Gansu, R. Sollitto, E. H. Moore: Coronal magnetic resonance imaging of the chest: normal and abnormal. Radiology 153 (1984) 7
Wesbey, G., C. B. Higgins, P. Lanzer, E. Botvinick, M. J. Lipton: Imaging and characterization of acute myocardial infarction in vivo by gated nuclear magnetic resonance. Circulation 69 (1984) 125
Wolff, P., G. Schreiner, C. Düber, A. Halbsguth, R. Lochner, R. Erbel, J. Meyer, M. Thelen: Computertomographie, Magnetresonanztomographie und Echokardiographie bei der hypertrophen Kardiomyopathie. Fortschr. Röntgenstr. 142 (1985) 633
Zeitler, E.: Kernspintomographie. Deutscher Ärzte-Verlag, Köln 1984

Echokardiographie

von Bibra, H., K. Schober, R. Jenni, R. Busch, H. Sebening, H. Blömer: Diagnosis of constrictive pericarditis by pulse Doppler echocardiography of hepatic vein. Amer. J. Cardiol. 63 (1989) 483–488
Boudoulas, H., C. F. Wooby: Mitral valve prolapse. Futura, New York 1988
De Brujin, N. P., F. M. Clements: Transoesophageal echocardiography. Nijhoff, Dordrecht 1987
Bubenheimer, P.: Zweidimensionale echocardiographische Befunde nach Myokardinfarkt. Edition Medizin, Weinheim 1985
Bubenheimer, P., G. D. Kneissl: Doppler-Echokardiographie, Edition Medizin, Weinheim 1989
Cikes, I.: Echocardiography in cardiac interventions. Kluwer, Boston 1989
Curtius, J. M.: Diagnostische Sicherheit der Echokardiographie. Springer, Berlin 1990
Drexler, M., R. Erbel, U. Müller, N. Wittlich, S. Mohr-Kahaly, J. Meyer: Measurement of intracardiac dimensions and structures in normal young adult subjects by transoesophageal echocardiography. Amer. J. Cardiol. 65 (1990) 1491–1496
Effert, S., P. Hanrath, W. Bleifeld: Echokardiographie. Springer, Berlin 1989
Erbel, R.: Funktionsdiagnostik des linken Ventrikels mittels zweidimensionaler Echokardiographie. Steinkopff, Darmstadt 1983
Erbel, R., J. Meyer, R. Brennecke: Fortschritte der Echokardiographie. Springer, Berlin 1985
Erbel, R., D. Eißner, C. J. Schuster, J. Meyer: Spezielle technische Verfahren in der Diagnostik auf der Intensivstation. In: Schuster, H. P., P. Schölmerich, H. Schönborn, P. P. Baum: Intensivmedizin. Thieme, Stuttgart 1988 (30–55)
Erbel, R., C. Pfeiffer, G. Schreiner, J. Meyer: Perkutane Perikarddrainage. In: Günther, W. R., M. Thelen: Interventionelle Radiologie. Thieme, Stuttgart 1988 (S. 291)
Erbel, R., P. Schweizer, J. Meyer, S. Effert: Apikale zweidimensionale Echokardiographie. Normalwerte für monoplane und biplane Bestimmung der Volumina und Ejektionsfraktion des linken Ventrikels. Dtsch. med. Wschr. 107 (1982) 1872–1877

Erbel, R., A. Mortasawi, G. Krämer, H. Oelert, J. Meyer: Das Mitralklappenprolaps-Syndrom. Dtsch. med. Wschr. 114 (1989) 678–687

Erbel, R., P. Schweizer, W. Krebs, J. Meyer, S. Effert: Sensitivity and specificity of two-dimensional echocardiography in detection of impaired left ventricular function. Europ. Heart J. 5 (1984) 477–489

Erbel, R., P. Schweizer, H. Lambertz, J. Meyer, S. Effert: Stellenwert der zweidimensionalen echokardiographischen Diagnostik bei Komplikationen des akuten Myokardinfarktes. Z. Kardiol. 72 (1983) 135–146

Erbel, R., R. Brennecke, S. Mohr-Kahaly, M. Drexler, N. Wittlich, J. Meyer: Farbkodierte Dopplerbild-Echokardiographie. Ultraschall. Klin. Prax. 1 (1986) 53–61

Erbel, R., R. Engberding, W. Daniel, J. Roelandt, C. Visser, H. Rennollet: Echocardiography in diagnosis of aortic dissection. Lancet 1989/I, 457–461

Erbel, R., B. Henkel, C. Ostländer, W. Clas, R. Brennecke, J. Meyer: Normalwerte für die zweidimensionale Echokardiographie. Dtsch. med. Wschr. 110 (1985) 123–128

Erbel, R., B. K. Khandheria, R. Brennecke, J. Meyer, J. B. Seward, A. J. Tajik: Transesophageal echocardiography. Springer, Berlin 1989

Erbel, R., R. Brennecke, G. Görge, S. Mohr-Kahaly, N. Wittlich, R. Zotz, J. Meyer; Möglichkeiten und Grenzen der zweidimensionalen Echokardiographie in der quantitativen Bildanalyse. Z. Kardiol. 78, Suppl. 7 (1989) 131–142

Erbel, R., S. Mohr-Kahaly, N. Wittlich, M. Drexler, K. J. Henrichs, H. Darius, J. Meyer: Indikationen zur transösophagealen Echokardiographie. Ultraschall Klin. Prax. 4 (1989) 60–75

Erbel, R., H. Zschiedrich, M. Drexler, K. J. Henrichs, N. Wittlich, C. Braun, J. Meyer: Wertigkeit der Echokardiographie bei der Beurteilung der Linksherzhypertrophie. MMW 130 (Spezial) (1988) 26–37

Erbel, R., S. Mohr-Kahaly, M. Drexler, N. Wittlich, H. Kersting, S. Iversen, H. Oelert, J. Meyer: Erweiterung der kardialen Notfalldiagnostik bei Ventrikelseptumruptur nach akutem Myokardinfarkt mittels Farbdopplerechokardiographie. Z. Kardiol. 75 (1986) 468–472

Erbel, R., H. A. Richter, W. Krebs, P. Schweizer, J. Massberg, R. Zotz, J. Meyer, S. Effert: Right ventricular volume determination in isolated human hearts. J. clin. Ultrasound 14 (1986) 89–97

Erbel, R., H. Stern, W. Ehrenthal, G. Schreiner, N. Treese, G. Krämer, M. Thelen, P. Schweizer, J. Meyer: Detection of spontaneous echocardiographic contrast within the left atrium by transoesophageal echocardiography: spontaneous echocardiographic contrast. Clin. Cardiol. 9 (1986) 245–252

Erbel, R., S. Mohr-Kahaly, M. Zimmer, P. Gräf, M. Klein, E. Faust-Tinnefeldt, P. Fischer, R. Dreher, H. J. Engel, J. Meyer: The value of echocardiography in collagen diseases. Europ. Heart J. 8, Suppl. J (1987) 89–93

Feigenbaum, H.: Echocardiography. Lea & Febiger, Philadelphia 1986

Gabrielsen, F. G.: Klinische Doppler-Echokardiographie. Schattauer, Stuttgart 1988

Grube, E.: Farbdoppler- und Kontrastechokardiographie. Thieme, Stuttgart 1989

Hanrath, P., W. Bleifeld, J. Souqué: Cardiovascular diagnosis by ultrasound. Martinus Nijhoff, The Haag 1982

Harrigan, P., R. Lie: Principals of interpretation in echocardiography. Wiley & Sons, New York 1985

Hatle, L., B. Angelsen: Doppler-Ultrasound in Cardiology. 2nd ed. Lea & Febiger, Philadelphia 1985

Hatle, L. K., C. P. Appleton, R. L. Popp: Differentiation of constrictive pericarditis and restrictive cardiomyopathy by Doppler echocardiography. Circulation 79 (1989) 357–370

Heger, J. J., A. E. Weyman, L. S. Wang, J. C. Dillon, H. Feigenbaum: Cross-sectional echocardiography in acute myocardial infarction. Circulation 60 (1979) 531–538

Henry, W. L., A. DeMaria, R. Gramiak, et al.: Report of the American Society of Echocardiography. Committee on nomenclature and standards in two-dimensional echocardiography. Circulation 62 (1980) 212–217

Horrowitz, M. S., C. S. Schultz, E. B. Stinson, T. C. Harrison, R. L. Popp: Sensitivity and specificity of echocardiographic diagnosis of pericardial effusion. Circulation 50 (1974) 239–247

Hurst, J. W.: The heart. MacGraw Hill, New York 1986

Kisslo, J. A.: Two-dimensional echocardiography. Churchill Livingston, New York 1980

Kisslo, J., D. Adams, D. B. Mark: Basic Doppler-Echocardiography. Churchill, Livingstone 1986

Loogen, F., L. Seipel, U. Gleichmann, H. Fieten: IV. Erworbene Herzklappenfehler. In Diethelm, L., O. Olson, F. Strand, H. Fieten, A. Supinger: Handbuch der medizinischen Radiologie. Springer, Berlin 1977

Ludomirksi, A., J. C. Huhta: Color Doppler of congenital heart desease in the child and adult. Futura, New York 1987

Meltzer, R. S., E. G. Tickner, T. P. Sahiness, R. L. Popp: The source of ultrasound contrast effect. J. clin. Ultrasound 8 (1980) 121–127

Merx, W., P. Schweizer, W. Krebs, S. Effert: Verbesserte Punktionstechnik des Perikards und Quantifizierung von Perikardergüssen mittels Ultraschall. Dtsch. med. Wschr. 104 (1979) 19–28

Mohr-Kahaly, S., R. Erbel, H. Rennollet, N. Wittlich, M. Drexler, H. Oelert, J. Meyer: Ambulatory follow-up of aortic dissection by transoesophageal two-dimensional and color-coded Doppler-Echocardiography. Circulation 80 (1989) 24

Nanda, N. C.: Textbook of color Doppler-Echocardiography. Lea & Febiger, Philadelphia 1989

Nanda, N. C.: Atlas of color Doppler-Echocardiography. Lea & Febiger, Philadelphia 1989

Omoto, R.: Color Atlas of real time two-dimensional Doppler-Echocardiography. Shindan-To-Chiryo, Tokyo 1987

Roelandt, J.: Color Doppler Flow Imaging. Nijhoff, Dortrecht 1986

Roelandt, J.: Digital Techniques in Echocardiography. Nijhoff, Dordrecht 1987

Rückel, H., R. Erbel, B. Henkel, G. Krämer, J. Meyer: Mitral valve aneurysm revealed by cross-sectional echocardiography in a patient with mitral valve prolapse. Int. J. Cardiol. 6 (1984) 633–637

Sahn, D. J., F. Anderson: Two-dimensional anatomy of the heart. Wiley & Sons, New York 1982

Sahn, D. J., A. DeMaria, J. Kisslo, A. Weyman: Recommendations regarding quantitation in M-mode-echocardiography: results of a survey of echocardiographic measurements. Circulation 58 (1978) 1072–1084

Schweizer, P., R. Erbel, H. Lambertz: Der Einsatz der Echokardiographie in der kardiologischen Notfallmedizin. Internist 25 (1984) 329–335

Seward, J. B., A. J. Tajik, W. D. Edwards, D. J. Hakler: Two-dimensional echocardiographic atlas. Springer, New York 1987

Sold, G.: Zweidimensionale Echokardiographie. Urban & Schwarzenberg, München 1987

Stern, H., R. Erbel, G. Schreiner, B. Henkel, J. Meyer: Coarctation of the aorta: quantitative analysis by transoesophageal echocardiography. Echocardiography 4 (1987) 387–395

Tajik, A. J., J. B. Seward, D. J. Hagler, et al.: Two-dimensional real-time ultrasonic imaging of the heart and great vessels: technique, image orientation, structure identification and validation. Mayo Clin. Proc. 53 (1978) 271–303

Treese, N., A. Baeza, S. Mohr-Kahaly, N. Wittlich, R. Erbel, M. Thelen, J. Meyer: 18 Jahre nach penetrierender Herzverletzung. Eine Nachbeobachtung. Z. Kardiol. 75 (1986) 695–699

Visser, C., G. Kan, R. Meltzer: Echocardiography in coronary artery disease. Kluwer, Boston 1988

Wittlich, N., R. Erbel, M. Drexler, S. Mohr-Kahaly, R. Brennecke, J. Meyer: Color-Doppler flow mapping of the heart in normal subjects. Echocardiography 5 (1988) 157–172

Zenker, G., R. Erbel, G. Krämer, S. Mohr-Kahaly, M. Drexler, K. Harnoncourt, J. Meyer: Transoesophageal two-dimensional echocardiography in young patients with cerebral ischemic events. Stroke 19 (1988) 345–348

Nuklearmedizin

Adam, W. E., A. Tarkowska, F. Bitter, M. Stauch, H. Geffers: Equilibrium (gated) radionuclide ventriculography. In: Holman, B. L., H. L. Abrams, E. Zeitler: Cardiac Nuclear Medicine. Springer, Berlin 1979 (p. 21)

Armbrecht, J. J., H. R. Schelbert: Myokardischämie und klinische Anwendung der Positronenemissionstomographie. Nuklearmediziner 2, 12 (1989) 93

Baillet, G. Y., I. G. Mena, J. H. Kuperus, J. M. Robertson, W. J. French: Simultaneous Technetium-99m MiBi Angiography and Myocardial Perfusion Imaging. J. nucl. Med. 30 (1989) 38

Baum, R. P., H. Klepzig jr., A. Hertel, G. Hör: Nachweis, Größenbestimmung und Differentialdiagnostik des akuten Myokardinfarktes mit Indium-111-markierten monoklonalen Antimyosin-Antikörpern. Nuklearmediziner 2, 12 (1989) 121

Bett, R., J. G. Cuninghame, H. E. Sims, H. H. Willis, D. S. Dymond, W. Flatman, D. L. Stone, A. T. Elliot: Development and Use of the ^{195m}Hg-^{195m}Au Generator for First Pass Radionuclide Angiography of the Heart. Int. J. Appl. radiat. Isot. 34, 7 (1983) 959

Hör, G., W. D. Bussmann: Kardiovaskuläre Nuklearmedizin. Fischer, Stuttgart 1984

Hör, G., R. Felix: Kardiovaskuläre Nuklearmedizin. Schnetzler, Konstanz 1981

Hör, G., N. Kanemoto: 201-Tl-myocardial scintigraphy: current status in coronary artery disease, results of sensitivity/specificity in 3092 patients and clinical recommendations. Nucl. Med. 20 (1981) 136

Kirsch, C. M., E. Moser, B. Hoefling, P. Knesewitsch: Zur klinischen Einordnung der 201-Tl Myokardszintigraphie in SPECT-Technik mit Hilfe der Bayes'schen Analyse. Nuklearmediziner 1, 12 (1989) 25

Machulla, H. J., E. J. Knust: ^{123}J-markierte Fettsäuren für die Funktionsdiagnostik des Myokards. Radiologe 24 (1984) 264

Parkey, R. W., F. J. Bonte, E. M. Stokely, S. E. Lewis, K. D. Graham, L. M. Buja, J. T. Willerson: Acute myocardial infarction imaged with 99m-Tc-stannous pyrophosphate and 201-Tl: a clinical evaluation. J. nucl. Med. 17 (1986) 771

Pollock, M. L., D. H. Schmidt: Heart Disease and Rehabilitation. Houghton Miffin, Boston 1979

Schad, N., E. J. Andrews, J. W. Flemming: Colour atlas of first pass functional imaging of the heart. MTP Press, Lancaster 1985

Schad, N., O. Nickel, H. Schön, F. Bruzzone, O. Le Thi, W. Baumgartl, A. Hartmann: Nichtinvasive First Pass-Untersuchung des Herzens mit dem kurzlebigen Radionuklid Aurum 195m. Radiologe 24 (1984) 257

Schicha, H., D. Emrich: Nuklearmedizin in der Kardiologischen Praxis. Nuc Compact. Giebeler, Darmstadt 1983

Van der Wall, E. E.: Myocardial imaging with radiolabeled free fatty acids. In: Simoons, M. L., J. H. C. Reiber: Nuclear Imaging in Clinical Cardiology. Nijhoff, Boston 1984 (p. 83)

Sachverzeichnis

A

Accretio pericardii 169
Akinesie, Ventrikelwand 17, 136
Alias-Effekt 8, 48, 76
Angiographie (s. auch Angiokardiographie), Koronarographie 27
– digitale 208
– – Subtraktionsangiographie 206
– selektive 26
Angiokardiographie 23 f.
– Indikationen 26
– Komplikationen 26
– Kontraindikationen 26
– Zugangswege 24
Annulus fibrosus, Verkalkung 5, 52
Äquilibrium-Radionuklidventrikulographie 218
Aortenaneurysma, thorakales
– – Computertomographie 193
– – dissezierendes 193
– – Echokardiographie 70
Aortenbogen 178 f.
– Abgangsanomalien 178
– Anatomie 178
– Aortographie 181
– Computertomographie 181 f.
– Ösophagogramm 179 f.
Aortenbogenäste 178
Aortenbogendurchmesser 33
Aortenbogenelongation 154
Aortendextroposition 178
Aortendissektion
– Computertomographie 193
– Echokardiographie 70
– Klassifikation 193
– Magnetresonanztomographie 202
Aortendurchmesser, radiologischer 33
Aortenektasie, echokardiographisch 70
Aortenisthmusstenose 120 f.
– Anatomie 120
– Angiokardiographie 123
– Echokardiographie 121
– Erwachsenentyp 120
– infantile Form 120
– Hämodynamik 120
– Klinik 120
– Ösophagogramm 123
– postduktale 120
– präduktale 120
– Röntgenbild 122

Aortenklappen
– Bewegungsmuster, M-Mode-echokardiographisch 19 f.
– Darstellung, echokardiographisch 11
– Druckgradientenbestimmung
– – angiographische 24
– – echokardiographische 20 f.
– Verkalkung im Röntgenbild 5, 66
Aortenklappenendokarditis, echokardiographisch 70
Aortenklappenersatz, Darstellung im Röntgenbild 31
– Echokardiographie 84
Aortenklappenfehler
– angeborener 118
– erworbener 61 f., 67 f.
Aortenklappeninsuffizienz, erworbene 67 f.
– – Ätiologie 67
– – Angiokardiographie 74
– – Echokardiographie 68 f.
– – Gradeinteilung
– – – angiokardiographische 74
– – – echokardiographische 68
– – – klinische 68
– – Hämodynamik 67
– – Herzumformung 73
– – Klinik 67
– – Lungenstauung 74
– – Regurgitations-Jet, echokardiographischer 69
– – Regurgitationsschweregrade
– – – angiokardiographische 74
– – – echokardiographische 68
– – Röntgenbild 73
Aortenklappenöffnungsfläche, echokardiographisch 23
Aortenklappensklerose 70
Aortenklappenstenose
– angeborene 118 f.
– – Anatomie 118
– – Angiokardiographie 120
– – Echokardiographie 119
– – Hämodynamik 119
– – Klassifikation 118
– – Klinik 119
– – Röntgenbild 120
– erworbene 61 f.
– – Ätiologie 61
– – Angiokardiographie 67
– – Druckgradientenberechnung
– – – angiographische 62
– – – echokardiographische 62
– – Echokardiographie 62 f.

– – Gradeinteilung, echokardiographisch 62
– – Hämodynamik 61
– – Herzumformung 65
– – Klappenöffnungsfläche, echokardiographisch 65
– – Klappenverkalkung 66
– – Klinik 61
– – Kombination mit Mitralfehler 75
– – pulmonalarterielle Hypertonie 66
– – Röntgenbild 65
Aortensegelprolaps, echokardiographisch 70
Aortensegelruptur, echokardiographisch 70
Aortographie 26
Arcus aortae 179 f.
– circumflexus 179
– dexter 179
– duplex 179
– mit Arteria subclavia Abgangsanomalie 179
– Ösophagusimpression 179 f.
– sinister 179
Arteria lusoria 179, 181 f.
Arteriosklerose 135
Ascites 76, 78, 133
ASE (American Society of Echocardiography) 9, 152
Atrialisierung, rechter Ventrikel 109

B

Belastungsechokardiographie 138
Bernoulli-Gleichung 20
Bjoerk-Shiley-Klappe 85
Blalock-Taussig-Operation 115
Bocksbeutelform 173
Bypass
– aortokoronarer, Computertomographie 190
– – digitale Subtraktionsangiographie 208

C

Canalis atrioventricularis communis 96
Cardio-thoracic-Ratio 33
Carpentier-Edwards-Klappe 85
Chordae tendineae 44
– – Abriß, echokardiographisch 55

Computertomographie 188 f.
- Cine-CT 194
- EKG-Triggerung 194
- Indikationen 189 f.
- Prinzip 188
- Technik 189
Conus pulmonalis 29, 92, 155
Cor pulmonale 35, 37, 154 f.
CT-Quotient 33

D

Dextrokardiographie 26
Digitale Angiographie 208
- Subtraktionsangiographie 206 f.
- - Indikation 208
- - intraarterielle 207 f.
- - intravenöse 207 f.
- - Kontrastmittel 207
- - Prinzip 206
- - Technik 207
- - Zugangswege 207
Dip-Plateau-Phänomen 175, 177
Dirty chest 155
Dressler-Syndrom 149
Ductus arteriosus apertus 101 f.
- - - Anatomie 101
- - - Angiokardiographie 102
- - - Echokardiographie 102
- - - Gradeinteilung, hämodynamische 101
- - - - radiologische 102
- - - Hämodynamik 101
- - - Klinik 101
- - - Lungengefäße 102
- - - Röntgenbild 102
Durchleuchtung des Herzens 4
Durchmesserverkürzung, prozentuale 9
Druckgradientenberechnung, dopplerechokardiographische 20
Druckhalbwertszeit 23
Dyskinesie, Ventrikelwand 17 f.
Dysphagia lusoria 179

E

Ebstein-Anomalie 109 f.
- Anatomie 109
- Angiokardiographie 110
- Echokardiographie 109
- Hämodynamik 109
- Klinik 109
- Röntgenbild 110
Echokardiographie, allgemein 6 f.
- CD-Doppler, Farbdoppler 9
- CW-Doppler, Continuous-wavedoppler 6 f.
- 2D-Mode 6 f., 12 f.
- Grundlagen 6 f.
- Kontrastechokardiographie 14
- M-Mode 6, 9 f.
- Meßlinien 12 f.
- Normwerte, Diameter, M-Mode 9
- - - 2D-Mode 16
- - transösophageale 17

- - klappenassoziierte Regurgitation 59, 69, 79, 81
- - Klappenprothesen, doppler-echokardiographisch 84
- - Volumina, 2D-Mode 17
- PW-Doppler, Pulsed-wave-doppler 6 f.
- Schallkopfpositionen, M-Mode 10
- - - 2D-Mode 13 f.
- transösophageale 14
Eisenmenger-Reaktion 90, 98, 100
Ejektionsfraktion, linksventrikuläre
- - digitale Subtraktionsangiographie 208
- - echokardiographische Bestimmung 16
- - Radionuklidventrikulographie 219
Emphysem 154
Endocarditis fibroplastica 163
Endokarditis 44, 52, 61, 67, 75, 78, 80, 95
Endomyokardfibrose 163
- Differenzierung Pericarditis constrictiva 191
- Echokardiographie 134, 166
Epimyokardiale Fettlinie 173
Epsilon-Zeichen 123
EPSS, Klappenbewegungsablauf 9 f.
Euler-Liljestrand-Reflex 154

F

Fahrradergometrie 138
Fallot-Tetralogie 112 f.
- Anatomie 112
- Angiokardiographie 116
- Echokardiographie 113
- Hämodynamik 113
- Lungengefäßzeichnung 114
- Röntgenbild 114
Fallot-Trilogie 112
Fettlinie, epimyokardiale 173
Fick-Prinzip 24
First-pass-Radionuklid-Ventrikulographie 219
Foramen ovale, offenes
- - - Ebstein-Anomalie 109
- - - Fallot-Tetralogie 88
- - - fehleinmündende Lungenvenen 103
- - - Trikuspidalatresie 111

G

Gadolinium 199
Gammakamera 210
Globalinsuffizienz 135

H

Hatle-Formel 20
Herz
- Druckbelastung 40
- kindliches 32

- Volumenbelastung 40
Herzanatomie
- Computertomographie 189
- Magnetresonanztomographie 200
- Röntgenbild 29
Herzbeuteltamponade 170
Herzbinnenraumszintigraphie 218
Herzbreitendurchmesser 34
Herzdiagonaldurchmesser 30
Herzdilatation, myogene
- - linksventrikulär 40 f., 67, 102, 125, 156
- - rechtsventrikulär 81, 88, 133
Herzfehler, angeborene, Häufigkeit und Typen 88
Herzfernaufnahme 3
Herzgröße, Einflußfaktoren 3
Herzhöhlenvergrößerung 34 f.
Herzinsuffizienz
- Linksherzinsuffizienz 125 f.
- Rechtsherzinsuffizienz 133 f.
Herzkatheterisierung
- transfemorale 24
- transseptale 24
- transbrachiale 24
Herzkatheteruntersuchung 24 f.
- Druckmessung 24
- Indikationen 26
- Komplikationen 26
- Sauerstoffsättigung 24
- Volumenmessung 24
- Zugangswege 24
Herzklappenersatz (s. auch Klappenprothesen) 84 f.
Herzklappenthrombose nach Prothese 86
Herzkonfiguration
- Achterkonfiguration 104
- aortale 65
- bei angeborenen Herzvitien 124
- bei erworbenen Klappenfehlern 83
- Bocksbeutelform 173
- Eiform 106
- mitrale 49
- Holzschuhform 114
- pseudoaortale 114
- Veränderung der normalen Konfiguration 34 f.
Herzkontraktionsstörung
- globale 15 f.
- regionale 17 f.
Herzkonturen 29 f.
Herzmaße 33
Herzminutenvolumen 25
Herzohr 29
Herzszintigraphie
- Infarktszintigraphie 217
- Myokardszintigraphie 211
- Prinzip 210
- Radionuklid-Ventrikulographie 218
Herz-Thorax-Quotient 33
Herztiefendurchmesser 34
Herztransversaldurchmesser 33
Herztumoren
- Computertomographie 191
- Magnetresonanztomographie 201
Herzvolumenmessung
- angiographische 24

Sachverzeichnis

– echokardiographische 16
– konventionell radiologische 34
Herzwandaneurysma (s. auch Ventrikelaneurysma) 140 f., 145 f., 151
Herzzeitvolumen (s. auch Herzminutenvolumen) 25
Hyperkinesie, Ventrikelwand 17 f.
Hypertonie
– arterielle 151 f.
– pulmonalarterielle 37, 154 f.
– pulmonalvenöse 37
Hypokinesie, Ventrikelwand 17 f., 136

I

Idiopathische hypertrophische Subaortenstenose (s. auch Kardiomyopathie, hypertrophe) 159
Indikatorverdünnungsmethode 25
Infarktszintigraphie 217
Insuffizienz-Jet, echokardiographische
– – Aorteninsuffizienz 68
– – Mitralinsuffizienz 58
– – Pulmonalinsuffizienz 81
– – Trikuspidalinsuffizienz 79

K

Kardiocomputertomographie
– EKG-gesteuerte 194
– Indikationen 189 f.
– Technik 189
Kardiomyopathie
– Amyloidose 168
– Angiokardiographie 159, 163, 166
– alkoholtoxische 168
– Computertomographie 158, 165, 190
– dilative 156 f.
– Echokardiographie 157, 160, 166
– Glykogenose 168
– Hämodynamik 157, 159, 166
– hypertrophe 159
– Magnetresonanztomographie 164, 200
– obliterative 163 f., 168
– primäre 156 f.
– Radionuklidventrikulographie 220
– restriktive 163 f.
– Röntgenbild 157, 163, 166
– sekundäre 167 f.
Kerley-Linien 39, 49, 127, 159
Klappenbewegungsmuster, echokardiographische 9 f.
Klappenpositionen, radiologische 30
Klappenprothesentypen 84 f.
– echokardiographische Darstellung 84
– Komplikationserkennung, echokardiographische 84 f.
– radiologische Darstellung 85
Koronarangiographie 27 f.
– Indikation 27
– Komplikationen 27
– Technik 27

– Zugangswege 27
Koronararterien 135 f.
– Anatomie 135
– aortokoronarer Venen-Bypass 190, 208
– Darstellung, echokardiographische 136 f.
– Dreigefäßerkrankung 136
– Nomenklatur 136
– Stenosen 136
– Thrombose 136, 140
Koronare Herzkrankheit 135 f.
– – Ätiologie 135
– – Computertomographie 189
– – digitale Subtraktionsangiographie 208
– – Echokardiographie 136 f.
– – Magnetresonanztomographie 200
– – Myokardszintigraphie 211
– – Radionuklidventrikulographie 219
– – Röntgenbild 139
Koronarographie (s. auch Koronarangiographie) 27 f.
Koronarspasmus 137
Kreuzshunt, Transposition der großen Gefäße 104
– Truncus arteriosus communis 107

L

Lävokardiographie 26
Lamorfrequenz 195
Linksherzinsuffizienz 125 f.
– Ätiologie 125
– chronische Lungenstauung 125
– Echokardiographie 125
– Funktionsstörung, M-Mode-echokardiographische 128
– Lungenödem 130
– pulmonalvenöse Hypertension 126
– Röntgenbild 127 f.
– sekundäre Rechtsherzinsuffizienz 133, 135
Links-rechts-Shunt
– Ductus arteriosus apertus 101
– fehleinmündende Lungenvenen 103
– Truncus arteriosus communis 107
– Ventrikelseptumdefekt 97
– Vorhofseptumdefekt 88
Lipom, parakardiales 192
Lungendurchblutung, allgemein 36 f.
– Hypoämie 37
– Hyperämie 37
Lungengefäßzeichnung 36 f.
Lungenstauung, Pathomechanismus 37
Lungenvenenfehleinmündung 103
Lutembacher Syndrom 95 f.
Lymphgefäße 39

M

Magnetresonanztomographie 195 f.
– Cine-MRT 203
– Geräte 199

– Indikationen 199 f.
– Multiechotechnik 196
– Multislicetechnik 196
– Prinzip 195
– Pulssequenzen 196
– Schnellbildverfahren 203
Mitral-Aortenfehler 75
Mitralklappe, Bewegungsmuster, M-Mode-echokardiographische 21, 22
– Darstellung, echokardiographische 11
– – radiologisch 30
Mitralklappenendokarditis, echokardiographisch 55
Mitralklappenersatz
– Echokardiographie 84
– Röntgenbild 31
Mitralklappeninsuffizienz 52 f.
– Ätiologie 52
– Angiokardiographie 60
– Differenzierung von der Mitralstenose 59
– Echokardiographie 53 f.
– Gradeinteilung 53
– – angiographische 60
– – echokardiographische 53
– Hämodynamik 52
– Insuffizienz-Jet 58
– Klinik 53
– Lungengefäßveränderungen 58
– Rechtsbelastung 60
– relative Insuffizienz 52, 125, 160
– Röntgenbild 58
Mitralklappenöffnungsfläche, echokardiographisch 23
Mitralklappenprolaps, echokardiographisch 54
Mitralklappenstenose 44 f.
– Ätiologie 44
– Angiokardiographie 52
– Druckgradienten, doppler-echokardiographisch 48
– Echokardiographie 46 f.
– Gradeinteilung 46
– Hämodynamik 44
– Herzumformung 49
– Hypertonie, pulmonal-arterielle 45, 49
– Klappenöffnungsfläche, echokardiographische 23, 48
– Klinik 46
– Kombination mit Aortenfehler 75
– – mit Vorhofseptumdefekt 95
– Lungenödem 45
– Lungenstrukturveränderungen 45
– Röntgenbild 49
– Verkalkungen 49
Multivalvuläre Vitien 82
Myokarddickenmessung, echokardiographische 152
Myokardinfarkt 140 f.
– Ätiologie 140
– Computertomographie 190
– Echokardiographie 140 f.
– Infarktszintigraphie 217
– Magnetresonanztomographie 200
– Myokardszintigraphie 211
– Rechtsinfarkt 148

Myokardinfarkt
– röntgenologische Untersuchung 149
Myokarditis 167
Myokardmasse 152
Myokardszintigraphie 211 f.
– Infarktszintigraphie 217
– Myokardperfusion 211
– Myokardstoffwechsel 218

N

Normokinesie, Ventrikelwand 17 f.
Normwerte, echokardiographisch
– – Diameter 9, 19
– – dopplerechokardiographische, klappenassoziierte Regurgitation 59, 69, 79, 81
– – – Klappenprothesen 84
– – transösophageal 17
– – Volumina 17

O

Ödem, interstitiell 49, 130, 149
– intraalveolär 130, 149
Ösophagogramm 4, 34 f.
Ösophagusimpressionen
– bei Aortenbogenanomalien 179 f.
– bei Mitralstenose 49
Ostium primum, secundum 88

P

Panzerherz 174
Papillarmuskelabriß, echokardiographisch 55, 144
Paravalvuläres Leck nach Klappenersatz 87
PENN-Convention 9, 152
Perikard 168 f.
– Anatomie 168
– Computertomographie 191
– Echokardiographie 169 f., 175
– Magnetresonanztomographie 202
Perikardaplasie 177
Perikarddivertikel 169
Perikarderguß 170 f.
– akuter 170 f.
– Computertomographie 191
– echokardiographische Größenbestimmung 172
– Magnetresonanztomographie 202
– radiologische Zeichen 173
Perikarditis 170 f.
– akute 170
– chronische 170
– Computertomographie 191
– Echokardiographie 170 f., 175
– exsudative 169
– fibrinöse 172
– kalzifizierende 174
– konstriktive 174
– Röntgenbild 173, 176
Perikardtamponade 170

Perikardverkalkungen 176, 191
Perikardzyste 169, 192, 202
PET (Positronen-Emissions-Computertomographie) 218
Pfauenaugenphänomen 23, 48, 76, 96
Pink Fallot 113
Pleuraerguß 39
Positronen-Emissions-Computertomographie 218
Postkardiotomiesyndrom 168, 191
Pseudoaneurysma, echokardiographisch 145 f.
Pseudotruncus arteriosus 112
Pulmonalarteriendruck 25, 44
Pulmonalarterienembolie, Computertomographie 194
Pulmonalarterienweite, Computertomographie 194
– Röntgenbild 37
Pulmonalisangiographie 26
Pulmonalissegment 82, 92, 100, 102, 117
Pulmonalkapillardruck 24
Pulmonalklappendarstellung
– echokardiographische 13, 81, 116
– radiologische 30
Pulmonalklappeninsuffizienz, erworbene 80 f.
– – Ätiologie 80
– – Angiokardiographie 82
– – Echokardiographie 81 f.
– – Hämodynamik 81
– – Klinik 81
– – Regurgitations-Jet, echokardiographisch 81
– – Röntgenbild 82
Pulmonalklappenstenose, angeborene 116 f.
– – Anatomie 116
– – Angiokardiographie 118
– – Druckgradient, echokardiographisch 116
– – Echokardiographie 116
– – Fallot-Tetralogie 112
– – Hämodynamik 116
– – Röntgenbild 117

R

Radionuklidventrikulographie 218 f.
Radiopharmaka 210
Rechtsherzinsuffizienz 133
– Ätiologie 133
– Echokardiographie 134
– relative Trikuspidalinsuffizienz 135, 155
– Röntgenbild 135
Rechtsinfarkt 148
Rechts-links-Shunt
– Ebstein-Anomalie 109
– Eisenmenger-Reaktion 98, 100
– Fallot-Tetralogie 113
– Truncus arteriosus communis 113
Regurgitationsnormwerte, klappenassoziierte 59, 69, 79, 81
Regurgitations-Jet (s. auch Insuffizienz-Jet) 58, 68, 79, 81

Relaxationszeiten 195
Resonanzfrequenz 195
Rippenusuren 123
Rotationsscanner 188

S

SAM, systolische Anteriorbewegung 159 f.
Sauerstoffsättigung 24
Schnittbildechokardiographie
– kurze Achse 13
– lange Achse 12 f.
Septumhypertrophie 160 f.
Septumlinien, kostodiaphragmale 39, 49, 127, 159
Septum-primum-Defekt 88
Septum-secundum-Defekt 88
Shunterkennung
– Kontrastechokardiographie 14
– Sondierung 25
Shuntumkehr 90, 98, 100
Single-Photon-Emissions-Computertomographie 210, 213 f.
Single ventricle 104
Sinus-venosus-Defekt 88
SPECT (Single-Photon-Emissions-Computertomographie) 210, 213 f.
Spin-Echo-Pulssequenz 197
Stauungspneumonie 131
Subtraktionsangiographie, digitale 206 f
Supraleitender Magnet 199
Swinging heart 171, 173

T

Taussig-Bing-Anomalie 104
Technetium-Infarktszintigraphie 217
Technetium-Myokardszintigraphie 213
Thallium-Myokardszintigraphie 211
– nach Arbeitsbelastung 211
– Frühszintigramm 212
– Redistribution 212
– Spätszintigramm 212
Thermodilutionsmethode 25
Translationsscanner 188
Transposition der großen Gefäße 104 f.
– – – Anatomie 104
– – – Angiokardiographie 107
– – – Echokardiographie 106
– – – Hämodynamik 104
– – – kombinierte Herzfehler 105
– – – korrigierte Transposition 104
– – – Röntgenbild 106
Transversaldurchmesser des Herzens 32
Trikuspidalklappenatresie 111
Trikuspidalklappeninsuffizienz 78 f.
– Anatomie 78
– Angiokardiographie 80
– Echokardiographie 79 f.

– Gradeinteilung, echokardiographische 79
– Hämodynamik 78
– Klinik 78
– Regurgitations-Jet 79
– relative 134, 155
– Röntgenbild 80
Trikuspidalklappenöffnungsfläche, echokardiographische 76
Trikuspidalklappenstenose 75 f.
– Anatomie 75
– Angiokardiographie 78
– Echokardiographie 76 f.
– Hämodynamik 76
– Klappenöffnungsfläche 76
– Klinik 76
– Lungengefäßzeichnung 76
– Röntgenbild 77
Truncus arteriosus communis 107
– – – Anatomie 107
– – – Angiokardiographie 108
– – – Echokardiographie 108
– – – Hämodynamik 107
– – – Klinik 108
– – – Lungengefäßzeichnung 108
– – – Röntgenbild 108
– – – Typen 107
– pulmonalis 29

V

Vena azygos 183
– cava inferior, superior, Anomalien 182
– hemiazygos, persistierende 183

Venenanomalien 183 f.
– Echokardiographie 183
– Röntgenbild 184
Venen-Bypass (s. auch Bypass, aortokoronarer) 190, 208
Ventrikelaneurysma
– Echokardiographie 140, 142 f.
– Pseudoaneurysma, echokardiographisch 145 f.
– Röntgenbild 151
Ventrikeldilatation 40
Ventrikeldruckwerte 25
Ventrikelfunktionsstörungen, M-Mode-Echo 128
Ventrikelhypertrophie 40
Ventrikelkontraktion 17 f.
– Kinesiebeurteilung, echokardiographische 17
Ventrikelwandsegmente 18 f.
Ventrikelseptumdefekt 97 f.
– Anatomie 97
– Angiokardiographie 101
– Echokardiographie 98 f.
– Gradeinteilung, radiologische 99 f.
– Hämodynamik 97
– Klinik 98
– Kontrastechokardiographie 98
– Lungengefäßzeichnung 100
– Röntgenbild 99 f.
– Shuntumkehr 100
Ventrikelseptumruptur, echokardiographisch 145
Ventrikelthromben
– Computertomographie 190
– Echokardiographie 140, 142

Ventrikelvoluminabestimmung
– digitale Subtraktionsangiographie 208
– Echokardiographie 16 f.
– Radionuklidventrikulographie 219
Venturi-Effekt 159
Verkalkungen 4 f.
– intrakardiale 4 f.
– Klappenkalk 4 f.
– Koronararterienkalk 4
Vorhof, linker
– Dilatation 30
– – Doppelkontur 49
– – Ösophagogramm 4
Vorhofmyxom 4
– Computertomographie 191
– Magnetresonanztomographie 202
Vorhofseptumdefekt 88 f.
– Anatomie 88
– Angiokardiographie 95
– Echokardiographie, Untersuchung 90
– Hämodynamik 88
– Kombination mit Mitralstenose 95 f
– Kontrastechokardi ographie 92
– Lungengefäßzeichnung 92
– Pulmonal-arterielle Hypertonie 92
– Röntgenbild 92
Vorhofstimulation 139
Vorhoftumor 44, 191, 202

W

Wanddickenmessung, echokardiographische 9, 152
Widerstandsmagnet 199